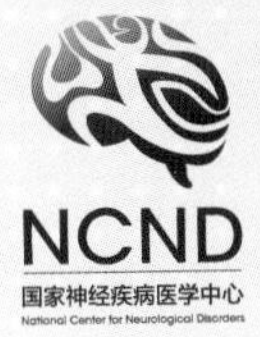

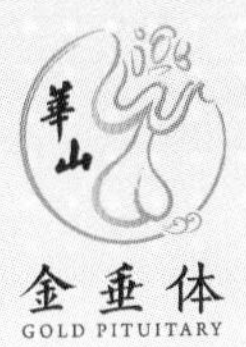

"金垂体"怎么做

鞍区疾病临床诊疗规范

"华山·金垂体"多学科融合团队集体编撰

名誉主编　周良辅
主　　审　李士其　李益明　潘　力
主　　编　赵　曜　叶红英　张朝云　王镛斐
副 主 编　龚　伟　寿雪飞　沈　明　向博妮

復旦大學出版社

编 者（按姓氏笔画排序）

复旦大学附属华山医院神经外科
马增翼　王镛斐　叶　钊　史之峰　乔霓丹　寿雪飞　杨伯捷　李士其　何文强
沈　明　张启麟　张　荣　张逸超　陈政源　周良辅　周　翔　赵　曜　黄　翔
曹晓运

复旦大学附属华山医院内分泌科
王　熠　叶红英　向博妮　孙全娅　李益明　吴　蔚　何　敏　张朝云　苗　青
季立津　俞一飞　龚　伟　鹿　斌　曾芳芳

复旦大学附属华山医院放射科
王卫卫　吴　越　姚振威　王恩敏

复旦大学附属华山医院放疗及放射外科
王　鑫　汤旭群　吴瀚峰　汪　洋　张　南　盛晓芳　梁丽萍　潘　力

复旦大学附属华山医院眼科
肖以钦

复旦大学附属华山医院肿瘤科
黄若凡

复旦大学附属华山医院麻醉科
车薛华

复旦大学附属华山医院病理科
陈　宏　程海霞

复旦大学附属华山医院感染科
王　璇　刘其会　孙　峰　李　宁　金嘉琳

复旦大学附属华山医院护理部
任　琳　庄　鹓　张　铮　陈晓琛　金煜峰　郎黎薇　顾　静　殷志雯　赖　兰

上海交通大学医学院附属新华医院生殖医学中心
张　逸

主编简介

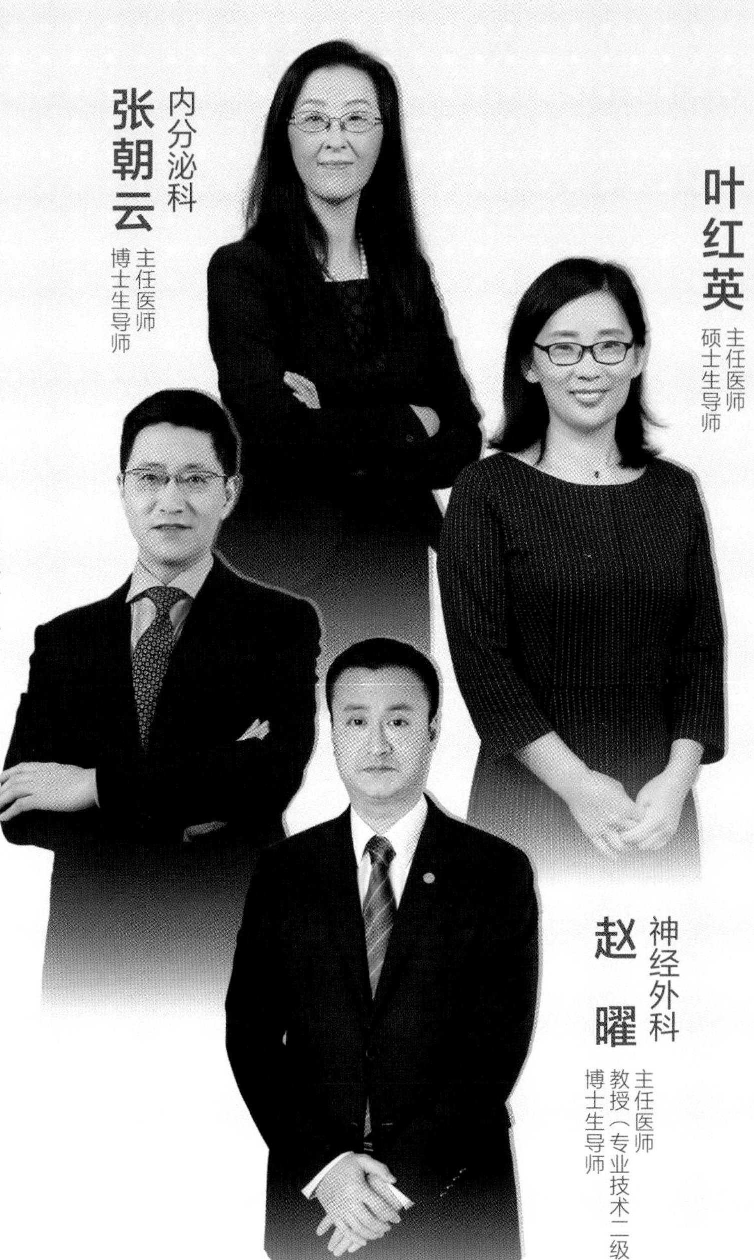

张朝云

内分泌科

主任医师

博士生导师

叶红英

内分泌科

主任医师

硕士生导师

王镛斐

神经外科

主任医师

硕士生导师

赵曜

神经外科

主任医师

教授（专业技术二级）

博士生导师

主编简介

赵曜

复旦大学附属华山医院西院副院长、华山医院神经外科副主任、复旦大学神经外科研究所副所长。教育部长江学者特聘教授、国家杰出青年科学基金获得者，并入选国家万人计划（科技部中青年科技创新领军人才、中组部首届青年拔尖人才）。兼任中国老年医学学会神经外科分会副会长、中华医学会神经外科分会青年委员会副主任委员、上海市抗癌协会神经肿瘤分会候任主任委员等学术职务。

先后师从著名神经外科专家李士其教授和周良辅院士，擅长鞍区肿瘤（垂体瘤、颅咽管瘤、脊索瘤等）的微创手术及综合治疗。目前是华山医院下丘脑-垂体瘤多学科融合创新团队的学科带头人，“华山·金垂体”之临床和学术品牌的首倡者，所率团队是目前国际上规模最大的鞍区疾病诊疗团队之一，各类鞍区疾病的综合疗效达到国际先进。并在国际上首次发现若干具有重要临床转化潜能的垂体瘤新致病基因突变和信号转导通路，对开展垂体瘤的精准治疗具有重要指导意义。

作为通讯作者在*Nature Genetics*、*Nature Communications*、*Cell Research*、*American Journal of Human Genetics*、*Neuro-oncology*等国际权威学术期刊上发表SCI论文40多篇。主持国家杰出青年科学基金1项，国家863课题1项、国家自然科学区域重点基金1项、面上项目4项和省部级科研基金8项。作为主要完成人，获包括国家科技进步二等奖、教育部科技进步一等奖和上海市科技进步一等奖等在内的8个科研奖项。

获王忠诚中国神经外科医师年度奖、中国青年科技奖、上海卫生系统青年人才最高荣誉奖——银蛇奖一等奖及全国卫生系统青年岗位能手、上海市十大青年科技英才、上海十大杰出青年等荣誉称号。

叶红英

复旦大学附属华山医院教育处处长、华山医院内分泌科副主任。中国垂体瘤协作组成员，中华医学会内分泌分会垂体学组委员，中国罕见病联盟下丘脑垂体病学组委员，中国康复医学会糖尿病预防和康复专业委员会常委，上海医学会内分泌分会委员，上海市医师协会内分泌代谢科医师分会委员，上海市中西医结合学会糖尿病专委会委员，上海中西医结合学会不孕不育专家委员会副主任委员等。

《中华内分泌代谢杂志》通讯编委、《上海医药》编委等。

亚专业方向为神经内分泌和肥胖。2013年开始促进华山医院内分泌科、神经外科等多学科在垂体病诊疗的全方位合作；2014年7月作为组长开设华山医院首个MDT门诊——垂体病MDT门诊。重点推进各种垂体瘤的规范化多学科合作综合治疗，尿崩症、垂体柄增粗和下丘脑病变的病因鉴别和综合管理治疗，库欣综合征的鉴别诊断，难治性库欣病和泌乳素瘤等综合治疗。为院内血糖管理华山模式的主要创建者之一，是国家级继续教育学习班“院内血糖管理——华山模式和实践”的负责人。同时关注内分泌代谢罕见病领域工作。

作为主要参与人完成上海市2011年度科技创新重点项目“皮质醇增多症诊断与治疗规范化研究”。先后承担国家和上海市自然科学基金和重点研发计划重点专项子课题。近5年发表论文20余篇。先后获上海市医学科技进步奖三等奖、上海市中西医结合科技奖一等奖及复旦大学医学院优秀教师、复旦大学三八红旗手、复旦大学优秀医生、复旦-复星健康梦基金优秀教师等荣誉称号。主编《华山医院垂体疑难病多学科诊治病例精选》，参编《实用内科学》《实用外科学》等书籍。

张朝云

复旦大学附属华山医院内分泌科副主任，复旦大学附属华山医院虹桥院区内分泌科执行主任。担任中华医学会糖尿病学分会青年委员、中华医学会糖尿病分会微血管并发症学组副组长、中国微循环学会糖尿病与微循环委员会肾病学组副组长、中国神经科学学会神经内稳态和内分泌分会委员、中国垂体瘤协作组委员、上海市医学会糖尿病分会委员、上海市医学会糖尿病学分会微血管并发症学组副组长、上海市医学会遗传学分会委员、《中华糖尿病杂志》通讯编委、复旦大学内分泌代谢病研究所办公室主任等学术职务。

长期从事内分泌代谢疾病的临床诊治和研究，专注于鞍区疾病与糖尿病肾病。作为主要成员参与华山金垂体融合病房的建设与管理，与神经外科等多专业合作开展鞍区疾病的规范化诊治、随访及相关学术活动，负责组织与筹办“华山垂体瘤神经内分泌论坛”。担任国家级继续教育学习班“神经内分泌疾病新理论新技术”的主要组织者、“糖尿病肾病新理论新技术”的负责人。

先后承担国家自然科学基金项目4项，获上海市浦江人才计划、上海市卫生局优秀青年人才计划及上海市医苑新星杰出青年医师资助。作为通讯和第一作者在*Kidney International*、*FASEB Journal*、*Journal of Clinical Endocrinology & Metabolism*及*European Journal of Endocrinology*等期刊发表中、英文论文30余篇。参与《实用内科学》（第14、15、16版）编写并担任秘书，参编《垂体疑难病多学科诊治病例精选》《糖尿病血管病变》《糖尿病肾病》等书籍。

王镛斐

中国医师协会内镜医师分会神经内镜专委会副主任委员，中国医师协会神经外科分会神经内镜专委会副主任委员，欧美同学会医师协会神经内镜分会副主任委员，中国垂体腺瘤协作组副组长，中国抗癌协会神经肿瘤专委会垂体瘤学组副组长，中国医药教育协会神经内镜与微创医学专业委员会常委，上海抗癌协会神经肿瘤专业委员会常委，上海市医师协会神经外科医师分会秘书，中国医师协会内镜医师分会委员，上海市垂体瘤研究中心秘书兼内镜组组长，中国神经科学学会神经肿瘤分会委员，中国医疗保健国际交流促进会颅底外科分会委员，复旦大学神经外科研究所神经解剖室副主任。

长期从事以鞍区肿瘤为主的各种颅脑肿瘤的微创手术治疗，在经鼻蝶手术治疗垂体瘤方面积累了丰富的临床经验，硕士和博士分别师承李士其教授和周良辅院士。主要研究方向是垂体腺瘤的显微外科手术基础和临床研究、神经内镜应用的解剖与临床研究、神经肿瘤的微创手术治疗。2001年在德国美因茨大学神经外科学习神经内镜和锁孔技术，回国后积极开展神经内镜临床和解剖研究工作，目前是国家级继续教育项目“全国脑窥镜辅助显微外科学习班”和“中国垂体瘤诊治新进展学习班”主要负责人，每年垂体瘤和内镜手术量达到900余台次。

获2004年上海市医学科技进步一等奖、2004年中华医学科技奖三等奖、2009年国家科学技术进步奖一等奖、2018年度上海市杰出专科医师奖、2020年中华医学科技奖三等奖。主编《垂体疑难病多学科诊治病例精选》，参编《现代神经外科学》《内分泌外科学》《内镜神经外科学》等著作。

前　言

复旦大学附属华山医院（以下简称华山医院）是国内最早开展鞍区疾病临床诊治和基础研究的单位之一。中国神经外科学奠基者之一、华山医院神经外科创始人史玉泉、朱祯卿、蒋大介和杨德泰教授，在20世纪50年代极其艰苦的条件下，即开展了垂体腺瘤诊断和治疗的开创性工作：史玉泉和朱祯卿教授于1952年实施首台垂体腺瘤开颅手术，杨德泰教授在20世纪70年代开始开展垂体腺瘤的经唇下-蝶窦入路手术治疗。同期中国内分泌学奠基者之一的钟学礼教授，创建了华山医院内分泌科，带领沙松林、王宗根、陈白蒂等教授开展下丘脑垂体疾病诊治的开创性研究，包括下丘脑综合征的临床分析、肢端肥大症的诊治及垂体腺瘤分类新方法的建立等。

20世纪90年代，在神经外科主任周良辅院士的支持下，由李士其、鲍伟民、潘力教授领衔，正式成立垂体腺瘤亚专科，全方位开展了高新技术辅助下的以垂体腺瘤为特色的各类鞍区疾病手术和伽玛刀治

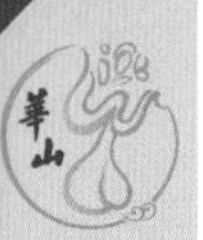

疗。内分泌科的两届主任，胡仁明和李益明教授，在下丘脑垂体疾病的内分泌功能评估和重建方面，做了大量基础性的研究工作。两个科室间的合作不断增强，业务量逐年攀升，使华山医院成为国内鞍区疾病诊治的领先单位之一。

近10年来，在华山医院院长毛颖教授的倡导下，神经外科王镛斐和赵曜教授、内分泌科叶红英和张朝云教授，进一步深入开展多学科的交叉融合，组建了多学科融合的一站式综合诊疗新体系，实现各项诊疗技术之间的无缝衔接，使各类鞍区疾病的综合疗效达国内领先和国际先进。2012年起成为中国垂体腺瘤协作组副组长单位，2013年牵头成立上海市垂体瘤研究中心。2018年12月5日，在华山医院虹桥院区（西院）成立了国际上第一个真正意义上的鞍区疾病多学科融合诊疗病房，由神经外科和内分泌科专职医生同时进驻，进行鞍区疾病患者的联合查房、内分泌功能评估、联合多学科的疑难病例讨论和长期随访，从而为患者提供最佳的个体化治疗。赵曜教授率先提出"华山·金垂体"之临床和学术品牌的概念，寓意"金质的"高水平专家治疗团队，"金质的"治愈性综合治疗效果、"金质的"人性化患者就医体验。2019年，"华山医院垂体腺瘤多学科联合诊疗团队建设"入选"国家重大疾病多学科合作诊疗能力建设"项目（国家卫健委疑难病症诊治能力提升工程）。

目前，华山医院是全球临床规模最大的鞍区疾病诊疗中心之一：各类鞍区疾病的年手术量突破2000例，年专病门诊量逾20000例，累计病理样本数近30000例；70%～80%患者来自上海以外的全国各省市，5%来自国外；其中60%～70%为疑难病例。2021年4月，华山医院获批成为国家神经疾病医学中心，鞍区疾病的规范化诊疗是中心建设的重点内容之一。有鉴于此，我们联合华山医院相关临床学科的专家，基于国内外相关的各类临床指南共识，融合了华山医院多学科老中青三代专

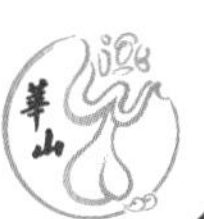

家几十载的临床实践经验，集体编撰了第一版《“金垂体”怎么做——鞍区疾病临床诊疗规范》，供同道们参考和应用，这不仅体现我们多学科融合团队的进取心，同时也为践行国家医学中心的使命而贡献华山医院的智慧。

由于本书成稿时间较短，我们的临床诊治经验尚在不断积累中，因此本书难免存在各种不足，期待同道们的批评指正。

赵　曜

目录

第 1 章　鞍区疾病和多学科融合诊疗概述 …… 001
第 2 章　鞍区疾病的诊疗流程 …… 007
第 3 章　鞍区疾病的影像学诊断要点 …… 018
第 4 章　鞍区疾病的内分泌功能试验标准操作规范 …… 038
第 5 章　鞍区疾病的眼科检查要点 …… 058
第 6 章　鞍区肿瘤的外科处理流程 …… 068
第 7 章　鞍区肿瘤的围手术期管理 …… 082
第 8 章　高泌乳素血症和泌乳素垂体腺瘤的诊疗规范 …… 092
第 9 章　肢端肥大症的诊疗规范 …… 102
第 10 章　库欣病的诊疗规范 …… 114

第 11 章　促甲状腺激素垂体腺瘤的诊疗规范 …… 133
第 12 章　临床无功能垂体腺瘤的诊疗规范 …… 139
第 13 章　颅咽管瘤的诊疗规范 …… 145
第 14 章　鞍区脑膜瘤的诊疗规范 …… 159
第 15 章　鞍区生殖细胞肿瘤的诊疗规范 …… 170
第 16 章　颅底骨源性肿瘤的诊疗规范 …… 182
第 17 章　Rathke 囊肿的诊疗规范 …… 190
第 18 章　垂体脓肿的诊疗规范 …… 196
第 19 章　垂体炎的诊疗规范 …… 202
第 20 章　垂体柄增粗相关疾病的诊疗规范 …… 210
第 21 章　鞍区疾病的病理学诊断和解读 …… 221
第 22 章　鞍区肿瘤术后水、电解质紊乱纠正的诊疗规范 …… 235
第 23 章　鞍区肿瘤术后中枢神经系统感染的诊疗规范 …… 243
第 24 章　垂体功能减退症的诊疗规范 …… 256
第 25 章　鞍区肿瘤的伽玛刀治疗规范 …… 268
第 26 章　鞍区肿瘤的射波刀治疗规范 …… 286
第 27 章　鞍区肿瘤的常规放射治疗规范 …… 299
第 28 章　鞍区肿瘤围手术期的护理规范 …… 306

附录　手术视频索引 …… 324

第1章 鞍区疾病和多学科融合诊疗概述

鞍区是蝶鞍及周围解剖区域的总称。蝶鞍是指颅中窝正中部、蝶骨体上部的马鞍状结构。人体重要的内分泌器官垂体位于鞍区，即前床突和后床突之间的垂体窝内，垂体柄穿过上方的鞍膈与下丘脑相连。垂体窝两侧为海绵窦，其中有脑神经及颈内动脉穿过，垂体的上方毗邻视交叉。鞍区疾病，即指位于该部位的各种病变，种类繁多，如垂体腺瘤、颅咽管瘤、脑膜瘤、脊索瘤、生殖细胞肿瘤及垂体脓肿等。由于其位置的特殊性，鞍区疾病无论位于鞍内、鞍上或鞍旁，均有可能影响垂体及其周围的重要结构而导致相应的临床表现，如视神经功能受损、内分泌功能异常、代谢紊乱等。由于鞍区疾病的病变性质复杂，其诊断、治疗和随访也各不相同。如鞍区最常见的疾病——垂体腺瘤，目前多以手术治疗为主，但因肿瘤同时位于神经和内分泌两大中枢，故其并非是单纯的神经外科疾病，而是同时涉及内分泌科、妇产科、男性科、眼科、放疗科、放射科、感染科及护理等诸多学科的复杂疾病。此外，垂体腺瘤按其分泌激素种类的不同，可分为若干个亚型，临床表现和诊疗方法迥异。既要最大限度地切除肿瘤，又要尽可能地减少神经血管损伤；既要充分解除垂体受压，又要彻底纠正垂体激素异常分泌，保障患者生活质量；还须防止肿瘤复发，是国际性的临床治疗难题。单一学科的诊疗模式不仅无法给予患者最优治疗，甚至还会导致误诊误治，如部分手术治疗带有盲目性、内分泌功能减退未得到及时合理的替代治疗等。随着学科交叉、循证医学、影像医学等的发展，医学界逐步认识到鞍区疾病的诊疗需要多个学科共同参与完成，多学科合作的诊疗模式（multi-disciplinary team，MDT）逐步贯穿于整个诊疗过程，已在国内外众多的

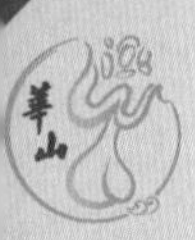

大型综合性医院里开展。

一、鞍区疾病的诊断

鞍区疾病的诊断遵循功能诊断、定位诊断和病因学诊断的思路。

功能诊断是指判断垂体前叶、后叶功能是否存在亢进或减退，需对患者进行系统全面的问诊和查体，包括垂体前后叶功能、周围结构受压的相关临床表现，并进行内分泌激素测定，必要时进行相关功能试验。

定位诊断是指通过影像学检查、功能试验、介入采血检查寻找病灶的部位。磁共振成像（magnetic resonance imaging，MRI）是鞍区疾病最常采用的影像学检查方法，计算机断层扫描（computed tomography，CT）对部分鞍区疾病患者（如颅咽管瘤、脊索瘤）和有 MRI 检查禁忌证的患者有诊断价值。而氟 18 -脱氧葡萄糖正电子发射计算机断层显像（^{18}F-fluorodeoxyglucose positron emission tomography-computed tomography，^{18}F-FDG PET-CT）扫描有助于发现可疑恶性病变，DOTA-TATE 正电子发射计算机断层显像（DOTA-TATE positron emission tomography-computed tomography，DOTA-TATE PET-CT）扫描有助于寻找表达生长抑素受体的病变。双侧岩下窦静脉采血（bilateral inferior petrosal sinus sampling，BIPSS）是部分库欣病患者术前确诊的“金标准”。

病因诊断是指在功能诊断、定位诊断的基础上明确病变的性质。鞍区疾病的性质复杂，包括各种垂体腺瘤、垂体增生、颅咽管瘤、生殖细胞肿瘤、转移癌等恶性肿瘤、囊性病变、脓肿或炎症性病变等。不同的病因可能导致类似的临床表现。因此，需进一步根据临床表现、实验室检测和影像学检查综合判断病因。例如，当通过功能诊断和定位诊断确认为鞍区病变导致垂体功能减退时，需进一步明确鞍区病变是垂体腺瘤、颅咽管瘤、炎症、抑或其他病变。垂体腺瘤、颅咽管瘤等通常能通过 MRI 检查得到较为准确的诊断；而部分累及垂体柄和下丘脑的病变常常病因诊断困难，需要结合全身系统性检查，如 PET-CT 找到间接诊断依据，如肺、骨病变活体组织检查有助于朗格汉斯细胞组织细胞增生

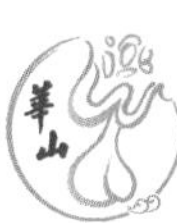

症（Langerhans cell histiocytosis，LCH）的诊断，如疑诊生殖细胞肿瘤可检测人绒毛膜促性腺激素（human chorionic gonadotrophin，HCG）、甲胎蛋白（alpha fetoprotein，AFP）等肿瘤标志物以及肿瘤细胞学的检查来帮助诊断。对鞍区不明原因的病变可进行内镜下经鼻病变活体组织检查或立体定向病灶穿刺活体组织检查直接获得病理学证据。分子诊断学的进步也为部分累及鞍区的遗传综合征的诊断和鉴别诊断提供了有效的手段。

二、鞍区疾病的治疗

鞍区疾病的治疗分为两大方面。一方面是针对原发病的治疗，不同病因采用相应的治疗手段。如泌乳素（prolactin，PRL）垂体腺瘤常首选多巴胺受体激动剂的药物治疗；生长激素（growth hormone，GH）垂体腺瘤和促肾上腺皮质激素（adrenocorticotrophic hormone，ACTH）垂体腺瘤常首选手术治疗，部分患者尚需联合药物和放疗；而临床无功能垂体大腺瘤需通过手术以缓解其对正常垂体及其周围结构的压迫；临床无功能垂体微腺瘤则可随访观察。颅咽管瘤、脑膜瘤等鞍区良性肿瘤需要手术治疗。垂体脓肿经内科抗感染治疗无效，常需要联合手术和针对病原的足量、足疗程的抗感染治疗。生殖细胞肿瘤需根据病理分型和累及部位制订个体化放化疗方案。LCH 累及多系统时需行化疗。淋巴细胞性垂体炎、免疫球蛋白 G4（immunoglobulin G4，IgG4）相关性疾病常对糖皮质激素治疗有良好的反应。另一方面，绝大部分鞍区疾病的患者存在不同程度的垂体前后叶功能减退，需进行详细的功能评估，并根据患者的年龄、病情等进行生理剂量的靶腺激素替代治疗。对于部分有生育需求的患者，需给予个体化激素替代以进行生殖重建。

手术是鞍区疾病最重要的治疗方法，也是不明原因鞍区病变的重要诊断手段。神经外科对于鞍区病变的手术方式主要包括经鼻蝶微创手术、开颅手术和立体定向穿刺活体组织检查。近年来，随着神经外科微创手术理念的更新以及对于内镜鼻颅底解剖的深入探索，加之神经导航、术中超声多普勒、术中神经电生理和术中 MRI 等高新辅助技术的运用，肿瘤的全切除率得到了有效的提高，手术安全性显著增强，患者术后并发症明显降低；随着手术机器人技术的不断成熟和发展，手术机器人完成鞍区病灶穿刺活体组织检查术也成为现实。虽然患者术后并发症发生率下降，但一旦发生也可能导致严重后果。水、电解质紊乱是鞍区术后主要并发症之一，低钠血症和高钠血症均很常见，原因包括抗利尿激素分泌不当综合征（syndrome of inappropriate antidiuretic hormone secretion，SIADH）、脑性盐耗综合征（cerebral salt wasting syndrome，CSWS）及尿崩症等，但抗利尿激素、糖皮质激素及不适当补液等也是可能的诱因。感染也是影响患者预后的重要因素。总结鞍区疾病术后水、电解质代谢紊乱、感染部位和病原菌的特点并制订相应的诊疗规范，对于确保患者平稳地度过围手术期，提高治疗效果，十分重要。

由于垂体毗邻视神经，视力下降和视野缺损也是鞍区疾病的常见症状，严重影响患者生活。有相当比例的患者因视力下降、视野缺损而发现鞍区疾病，严重者视神经受压萎缩，即使解除压迫，视神经功能也难以恢复。因此，治疗前专业的视力视野评估对于发现鞍区疾病和制订治疗策略具有重要的指导意义。治疗原发病解除对视交叉的压迫以后，同样需要眼科医师对视功能进行评估，对于视神经功能恢复不佳或加重的患者，需给予积极的神经康复治疗。

三、鞍区疾病的随访

鞍区疾病患者治疗后需密切随访。随访内容包括影像学检查、内分泌激素检查以及其他实验室检查。激素检查和功能试验有助于评估功能性垂体腺瘤术后激素高分泌是否缓解，肿瘤是否复发，也用于评价各类鞍区疾病治疗后是否存在垂体功能减退而需要启动替代治疗。HCG、AFP 可用于部分生殖细胞肿瘤疗效和复发的监测。IgG4 检测有助于 IgG4 相关性疾病的疗效评价。影像学检查用于评估治疗后肿瘤是否缩小、是否残留以及复发。此外，某些鞍区疾病极易伴发各类代谢异常。

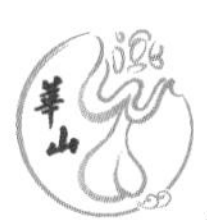

例如，颅咽管瘤患者，除了影像学和垂体功能评估外，需密切监测患者的血糖、血脂及尿酸等代谢指标。

四、多学科融合诊疗模式对诊治鞍区疾病的重要性

如前所述，鞍区疾病的病种繁多，临床表现与诊疗手段复杂，涉及神经外科、内分泌科、放疗科、影像医学科、眼科、生殖医学科、感染科等众多专科。作为行业先行者之一，我们进一步将“多学科合作”升级为“多学科融合”，即打破学科间的界限，组建了鞍区疾病的多学科融合诊疗新体系，首次建成包括术前影像学诊断＋内分泌评估＋药物干预、术中高新设备辅助下各类微创外科手术、术后新型放疗＋药物治疗＋长期随访等在内的鞍区疾病“一站式”综合诊疗新平台。并开设了多学科融合的专病门诊和专病病房，围绕每一位患者，同时开展多学科联合诊疗，使得就诊效率和安全性更高，疗效更好，患者就医更省心。尽管目前还没有关于多学科融合团队协作对于提高鞍区疾病诊疗效果的大型临床研究，但临床实践和案例报道均显示这种诊疗模式能使患者获益。例如，国际上报道的多例确诊为垂体腺瘤、鞍膈脑膜瘤及颅咽管瘤的孕期患者，通过多学科融合团队的努力，在孕程中顺利完成了经鼻蝶肿瘤切除手术，除去个人意愿，大部分患者都顺利生产，这样的理想结果单靠神经外科医师显然是无法实现的。因此，多学科融合模式必将是鞍区疾病诊疗的标准路径。此外，多学科融合诊疗模式对于提高不同学科医师的专业水平也具有积极的作用，各专业充分发挥各自学科优势，制订个体化诊疗方案，这也是发展精准医学的要求之一。

随着内分泌学和影像学的飞速发展，鞍区疾病的检出率日渐增高。目前，鞍区疾病已被证实并不是一种少见疾病。近十几年来，鞍区疾病的研究发展迅速，影像学检查、激素检测、药物治疗、激素替代、手术及放射治疗均取得了巨大进步，循证医学证据不断积累，关于各种鞍区疾病的指南和共识陆续推出，但目前仍缺乏一部综合性、系统性、实用性的跨学科诊疗规范。在“国家重大疾病多学科合作诊疗能力建设”项

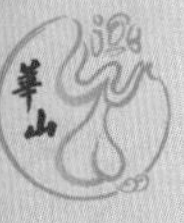

目的支持下，华山医院的"金垂体"团队各学科专家，在国内外循证医学和诊疗指南的基础上，结合自身团队的经验，共同编写了《"金垂体"怎么做——鞍区疾病临床诊疗规范》，供同道们参考和交流，以期提升国内鞍区疾病诊疗的整体水平。

（撰写者：史之峰、何　敏；审校者：张朝云、叶红英、王镛斐、赵　曜）

第 2 章 鞍区疾病的诊疗流程

一、概况

鞍区疾病种类繁多，包括良性和恶性肿瘤以及非肿瘤性病变。患者常因为出现神经系统症状而就诊，如视力下降、视野缺损、复视或头痛，或因出现内分泌激素异常相关的临床表现而被发现；也有患者因其他原因行头部影像学检查时偶然发现。垂体腺瘤是鞍区最常见的疾病，其他包括垂体增生、其他良性肿瘤（如颅咽管瘤及脑膜瘤等）、恶性肿瘤（如生殖细胞肿瘤、脊索瘤、垂体腺癌、转移癌及淋巴瘤等）、囊肿性疾病（如 Rathke 囊肿、蛛网膜囊肿及皮样囊肿等）及炎症性病变（垂体脓肿及垂体炎）等，详见表 2-1。其他尚有包含垂体腺瘤的遗传综合征，如多发性内分泌腺瘤病 1 型、McCune Albright 综合征及 Carney 综合征等。

表 2-1　鞍区疾病的分类

鞍区疾病	分　类
腺垂体疾病	垂体腺瘤
	生长激素腺瘤(肢端肥大症/巨人症)
	泌乳素腺瘤
	促甲状腺激素腺瘤
	促肾上腺皮质激素腺瘤(库欣病)
	促性腺激素腺瘤
	零细胞腺瘤
	多激素腺瘤
	双腺瘤
	垂体癌
	垂体腺瘤卒中
	垂体增生(主要见于严重原发性甲状腺功能减退症)
	垂体母细胞瘤

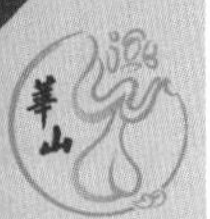

（续表）

鞍区疾病	分类
神经垂体疾病	
	垂体细胞瘤
	鞍区颗粒细胞瘤
	梭形细胞嗜酸细胞瘤
	鞍区室管膜瘤
垂体炎症性疾病	
	垂体脓肿
	结核
	原发性垂体炎
	淋巴细胞性垂体炎
	肉芽肿性垂体炎
	黄瘤病性垂体炎
	继发性垂体炎
	免疫球蛋白 G4（IgG4）相关性垂体炎
	结节病
	药物性（免疫检查点抑制剂等）
	韦格纳肉芽肿等
颅咽管瘤	
	造釉细胞型颅咽管瘤
	乳头型颅咽管瘤
生殖细胞肿瘤	
	生殖细胞瘤
	卵黄囊瘤
	胚胎癌
	绒毛膜癌
	畸胎瘤
	成熟畸胎瘤
	未成熟畸胎瘤
	畸胎瘤伴体细胞恶变
	混合性生殖细胞肿瘤
鞍区其他原发性肿瘤	
	神经元和副神经元肿瘤
	神经节细胞瘤和混合垂体腺瘤-神经节细胞瘤
	神经细胞瘤
	副神经节瘤
	神经母细胞瘤
	间质和间充质肿瘤
	脑膜瘤
	神经鞘瘤

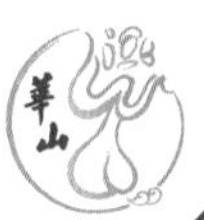

（续表）

鞍区疾病	分　类
	脊索瘤
	软骨样脊索瘤
	“去分化”脊索瘤
	软骨肉瘤
	孤立性纤维瘤/血管外皮细胞瘤
	淋巴造血系统肿瘤
	组织细胞增生症
	朗格汉斯细胞组织细胞增生症
	非朗格汉斯细胞组织细胞增生症（Erdheim-Chenter 病、Rosai-Dorfman 病）、幼年性黄色肉芽肿，组织细胞肉瘤
	淋巴瘤等
囊肿性疾病	
	Rathke 囊肿
	蛛网膜囊肿
转移性肿瘤	
	肺癌
	乳腺癌
	肾癌等

二、鞍区疾病的临床表现

（一）病变占位效应

占位效应相关症状的严重程度与病变的部位、大小及生长方向有关。最常见的症状是头痛。当病变压迫正常垂体，可出现垂体功能减退相关的临床症状；病变累及垂体后叶或垂体柄，可表现为尿崩症；病变压迫视路可出现视力下降、视野缺损等表现，长期压迫可致视神经萎缩；病变累及海绵窦，可出现复视、上睑下垂以及面部感觉减退等症状；病变侵犯蝶窦，可引起鼻塞、鼻出血。垂体炎症性或浸润性病变，易导致垂体功能减退。

（二）垂体激素分泌过度的症状和体征

根据垂体激素类型的不同，其分泌过度的症状和体征亦不相同，详见表 2-2。

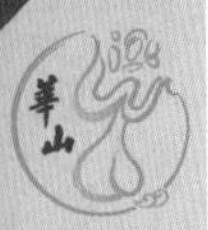

表 2-2　垂体激素分泌过度的症状和体征

激素类型	症状/体征
生长激素	成人:头痛,眉弓颧骨突出、手足肥大、下颌前突、牙缝增宽,舌头肥大、声音变粗、打鼾,皮肤粗糙多汗,性功能障碍等 儿童和青少年:超过正常年龄平均身高的 3 个标准差以上,或超过父母平均身高(校正后)的 2 个标准差以上;青春期后起病者可兼有成人肢端肥大症表现
促肾上腺皮质激素	面部及颈项部脂肪堆积(满月脸、水牛背),多毛痤疮,皮肤菲薄、紫纹,皮肤瘀斑,乏力,月经紊乱,高血压,高血糖,骨量丢失和肌肉萎缩等
促甲状腺激素	甲状腺肿大、甲亢症状(乏力,食欲增加但体重减轻,多汗,心悸,失眠,情绪急躁易激惹,月经紊乱等)和占位症状(头痛、视力下降、视野缺损等),早期轻者无症状
泌乳素	女性月经稀发或闭经,不孕,溢乳等;男性性欲下降,性功能障碍,少精或无精;头痛、视力下降、视野缺损等

(三) 垂体激素分泌不足的症状和体征

各种垂体激素分泌不足的症状和体征见表 2-3。

表 2-3　垂体激素分泌不足的症状和体征

激素类型	症状/体征
生长激素	儿童:生长迟缓、矮小 成人:缺乏特异性,体力下降,机体组分改变(脂肪增加、肌肉减少),心血管疾病风险增加
卵泡刺激素/黄体生成素	女性:闭经或经量减少,不育,性欲减退,阴道干燥,骨量丢失 男性:性欲减退,勃起功能障碍,少精或无精不育,骨量丢失
促肾上腺皮质激素	疲乏、纳差,体重减轻,应激情况下出现恶心、呕吐、腹痛,低血压,严重者昏迷甚至死亡
促甲状腺激素	疲乏、纳差,皮肤干燥,畏寒,便秘,记忆力减退等;轻者无症状
泌乳素	哺乳期无乳,无其他症状
抗利尿激素	多尿,烦渴多饮

垂体腺瘤较少发生垂体前叶功能减退，除垂体腺瘤卒中外极少出现尿崩症；而炎症性或浸润性病变极易表现为垂体前叶功能减退和/或尿崩症。

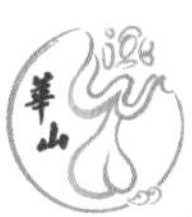

三、鞍区病变治疗前主要评估内容和诊断

（一）内分泌评估

所有鞍区疾病患者均应行垂体功能评估，包括垂体前叶和后叶功能，以了解是否存在激素分泌过多或不足（详见各相关章节）。

（二）神经放射影像学评估

发现或评估鞍区病变性质，磁共振成像（MRI）检查优于其他影像学检查方法。鞍区增强 MRI 检查是所有鞍区病变患者必须完成的检查，3T 高场强 MRI 能够提供更好的空间分辨率，有利于发现垂体微腺瘤和判断病变的性质。冠状位利于观察和评估海绵窦是否受侵犯及其程度，矢状位有助于区分海绵窦内可能被侵袭的不同解剖结构，在必要时可以使用水平位。动态及特殊序列如三维可变翻转角加权快速自旋回波成像技术（three dimensional-sampling perfection with application-optimized contrasts by using different flip angle evolutions，3D-SPACE）可显示垂体微腺瘤，适用于促肾上腺皮质激素（ACTH）依赖性库欣综合征（Cushing's syndrome，CS）患者的定位诊断和泌乳素（PRL）垂体微腺瘤的定位诊断。

垂体腺瘤、鞍区其他肿瘤、增生、囊肿等不同病变的影像特征详见第 3 章“鞍区疾病的影像学诊断要点”。

（三）眼科评估

建议进行完整的眼科评估，特别是存在视力相关临床表现或鞍区病灶向上累及视神经者。眼科检查应包括视力、瞳孔和眼球运动、眼压、眼底、视野检查，必要时可完善视觉通路评估，如神经纤维层以及神经节细胞厚度测定、图形视觉诱发电位、多焦视觉诱发电位、功能磁共振成像等，详见第 5 章“鞍区疾病的眼科检查要点”。

与垂体腺瘤相比，鞍区其他非垂体腺瘤性病变的判定更复杂，需要更全面系统评估，包括甲胎蛋白（AFP）、人绒毛膜促性腺激素

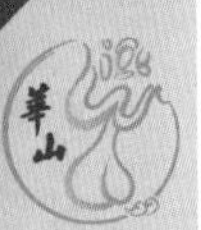

(HCG)、结核感染T细胞斑点试验（T cell spot test of tuberculosis infection，T-SPOT）、IgG4、血管紧张素转化酶（angiotensin converting enzyme，ACE）、胸部CT、全身扁骨摄片、骨扫描、甲状腺超声及正电子发射计算机断层显像（PET-CT）等，以综合病情进一步明确诊断。经过上述检查仍无法明确病变性质者，有条件者应行活体组织检查以明确诊断。

四、鞍区疾病治疗的基本原则

鞍区疾病总体治疗原则是全面评估下丘脑垂体功能和全身合并症、明确病因及给予有效治疗。“金垂体”中心对于复杂鞍区疾病或严重影响全身脏器功能和代谢的疾病，建立了完整的诊治流程。在全面系统的临床评估基础上强调多学科协作，为患者制订个体化诊治策略，以达到提高诊疗效果和改善预后的目的。

以“垂体柄增粗（pituitary stalk thickening，PST）”这一影像学诊断为例，临床表现多为中枢性尿崩症、垂体前叶功能减退症等，但其病因谱相当广泛，包括先天性疾病、炎症/感染性疾病以及肿瘤性疾病，而每一大类疾病中又包含有很多不同的病种，临床诊断存在挑战。为此我们制订了垂体柄增粗诊治临床路径，详见第20章“垂体柄增粗相关疾病的诊疗规范”。患者起病年龄小、垂体柄增粗合并有垂体功能减退患者往往提示肿瘤性疾病可能，应争取活体组织检查明确病因。

五、鞍区疾病的治疗原则

（一）鞍区疾病的内科治疗

1. 内分泌激素替代治疗的原则　尽可能模拟人体激素的生理性分泌，补充缺乏的垂体促激素或相应的靶腺激素；多种激素缺乏时，首先补充糖皮质激素，后补充甲状腺激素、性激素和生长激素（GH），具体方法详见第24章“垂体功能减退症的诊疗规范”。

鞍区疾病患者拟手术或放疗者，如术前存在垂体肾上腺轴和甲状腺

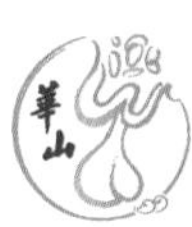

轴功能减退症、中枢性尿崩症，术前即应接受相应激素的补充，术后需再次评估垂体功能，如功能持续低下，应继续维持激素替代治疗，如功能恢复正常，可暂停相应激素替代，但应持续随访（特别是接受放疗者），一旦发现功能减退，应及时重启激素替代治疗。

2. 其他药物应用 对于库欣病、肢端肥大症和促甲状腺激素垂体腺瘤患者，术前可能需要相应药物治疗以控制术前激素高分泌状态，改善临床症状，从而提高手术效果和/或降低围手术期风险，详见各具体章节。

鞍区疾病患者常伴有代谢异常（如高血糖、高脂血症及高尿酸血症等），心血管疾病（高血压、心律失常等），电解质紊乱（如低钾血症、高钠血症及低钠血症等），应注意监测相关指标，并及时予以治疗。

（二）鞍区疾病的外科治疗

1. 适应证

1）病灶压迫视路、下丘脑、脑神经和脑干，阻塞脑脊液循环通路，或经药物治疗无法改善压迫症状者。

2）鞍区病变广泛破坏颅底解剖结构导致脑脊液漏或者鼻出血者。

3）鞍区肿瘤、囊肿或脓肿累及正常垂体组织，导致垂体前后叶功能减退者。

4）鞍区病灶经全面检查仍无法明确病因，但病情仍继续进展，需行活体组织检查明确病理学诊断。

5）功能性垂体腺瘤，除泌乳素垂体腺瘤外，首选手术治疗。

6）泌乳素垂体腺瘤首选多巴胺受体激动剂药物治疗，但对于手术全切预期＞90％的腺瘤、药物抵抗、不能耐受药物不良反应者，可以考虑手术治疗。

7）垂体腺瘤卒中引起严重视神经功能障碍，甚至出现下丘脑压迫症状时，应进行急诊外科手术。

8）鞍区脑膜瘤、颅咽管瘤及骨源性肿瘤。

2. 术前准备 术前应详细了解患者全身系统疾病史，既往住院史、手术史、用药史（特别注意阿司匹林、氯吡格雷、华法林、利伐沙班等抗凝药物，此类药物术前至少应停用1周以上，并根据凝血功能、血栓弹力图、阿司匹林抑制率等检查结果调整停药时间，如仍需抗凝治疗，可改低分子肝素桥接抗凝；也需停用北京降压0号、利舍平类等传统降压药物，改用其他降压药物，维持血压平稳）。

（1）完善实验室检测指标

1）血常规、肝肾功能、凝血功能、血糖、电解质、各项内分泌激素［包括ACTH、皮质醇、PRL、甲状腺功能、GH、胰岛素样生长因子1（insulin-like growth factor 1，IGF-1）、卵泡刺激素（follicle-stimulating hormone，FSH）、黄体生成素（luteinizing hormone，LH）、雌二醇（estradiol，E_2）、睾酮（testosterone，T）］、血型。

2）鞍上占位加查HCG、癌胚抗原（carcino-embryonic antigen，CEA）、AFP。

3）各类功能性垂体腺瘤的特殊术前准备：以库欣病为例，需关注凝血功能指标和血管栓塞情况，完善下肢静脉B超检查，必要时应行肺CT血管造影（computerized tomography angiography，CTA）检查；有低钾血症者予口服补钾和/或螺内酯（常用剂量为20 mg bid），必要时静脉补钾。术前1 d和手术当天复查电解质，手术当天给予含钾补液进手术室。

（2）完善影像学检查

1）MRI检查：包括鞍区或垂体MRI检查（平扫＋增强）和头颅MRI检查（平扫＋增强）。以下情况者必须临手术前再次复查MRI：①距术前最近一次MRI检查间隔时间超过3个月；②垂体腺瘤囊变、垂体囊肿和垂体腺瘤卒中患者非近期（2周）MRI检查；③生长激素垂体腺瘤有生长抑素类似物（somatostatin analogs，SSAs）治疗史；④泌乳素垂体腺瘤有多巴胺受体激动剂治疗史。

2）头颅CTA或头颅磁共振血管造影（magnetic resonance angiography，MRA）：鞍区疾病合并动脉瘤或其他血管畸形并不罕见，故建议术前常规行此项检查。尤其是：①患者年龄≥60周岁；②既往有

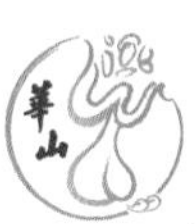

开颅或者经鼻手术史；③垂体腺瘤侵犯海绵窦（Knosp 4 级）和鞍上（突破鞍膈）；④需扩大经鼻手术者：巨大垂体腺瘤、鞍结节脑膜瘤、颅咽管瘤、脊索瘤及垂体柄占位等。

3）神经导航：①既往经鼻手术史，且蝶窦气化不良或结构紊乱者；②甲介型蝶窦；③病变体积巨大和/或形态不规则，广泛侵犯颅底结构；④病灶微小或所处解剖位置深在。

3. 手术目的和手术分类 手术切除是目前治疗鞍区肿瘤的主要手段。目的是为了解除肿瘤对视路、正常垂体和其他神经组织的压迫，恢复正常激素水平。手术入路受包括肿瘤特征（肿瘤类型、大小、形状及生长方向）、患者特征（年龄、健康状况及治疗需求）、视路受损特征和蝶鞍解剖等诸多因素的影响。

手术分类包括经鼻和经颅入路手术切除肿瘤，以及病变的手术活体组织检查。

（1）经鼻手术

95％鞍区疾病可凭借经鼻手术获得满意疗效。最常用的术式是经鼻蝶窦入路，采用显微或者内镜技术，对鞍区病灶作选择性全切除，保留正常垂体组织，恢复内分泌功能。近 10 余年来，内镜技术用于经鼻入路切除鞍区肿瘤的比例升高。内镜已经从作为显微镜的辅助工具，成为直接内镜下经鼻入路手术的主要工具。内镜的使用可增加手术视野和肿瘤的暴露，提高手术效果。经鼻手术的优点是术野显露好，手术安全性高，死亡率≤1％，并发症相对较少。

（2）开颅手术

在目前经鼻手术日渐普及的情况下，开颅手术在鞍区肿瘤的手术治疗中仍扮演重要角色。其主要适应证有：

1）肿瘤体积巨大，向鞍上生长呈哑铃状或不规则形状，包绕周边重要神经和血管。

2）肿瘤向鞍外侧方生长至颅前、中或后窝。

3）患者有严重鼻腔或鼻旁窦炎症，不适合经鼻手术。

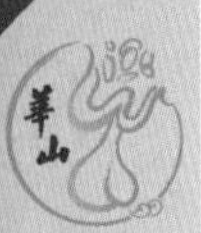

主要的开颅手术入路包括经额下、经翼点、经前纵裂、经侧脑室、眶上锁孔以及开颅经鼻联合入路。

（3）病灶活体组织检查

包括开颅活体组织检查、经鼻活体组织检查和立体定向穿刺活体组织检查。可根据病灶与主要神经血管结构（如下丘脑、视神经、垂体柄和垂体、颈内动脉及大脑前动脉）的相对解剖位置，以及脑室大小、副鼻窦气化情况，灵活选择手术方式。目前的立体定向技术是通过 MRI 引导，对位于鞍上区的垂体柄、下丘脑等部位的病灶进行精准的三维靶点定位穿刺，误差能控制在 1.0 mm 内。创伤小，主要风险为穿刺出血。通过活体组织检查获取的组织标本，可为明确诊断提供病理学证据。

（三）鞍区疾病的药物治疗

详见功能性垂体腺瘤各个章节以及颅咽管瘤、生殖细胞肿瘤、骨源性肿瘤、垂体炎等章节。

（四）鞍区疾病的放射外科治疗

详见第 25 章“鞍区肿瘤的伽玛刀治疗规范”、第 26 章“鞍区肿瘤的射波刀治疗规范”及第 27 章“鞍区肿瘤的常规放射治疗规范”等章节。

六、鞍区疾病随访

鞍区疾病明确诊断者，如接受手术或放射治疗，术后 1、3、6 个月，1 年以及此后每年需要定期随访；应结合病因，观察相关临床症状、体征及实验室指标的缓解情况，并对相关的并发症进行评估；在随访过程中如发现可疑复发，需及时复诊。如仅需药物治疗或仅需定期随访者，应结合病因，定期随访相关指标，制订后续治疗及随访计划。

鞍区疾病诊断未明者，如病灶过小无法或不愿活体组织检查者，需积极随访，以便制订进一步诊疗计划。

七、“金垂体”观点

鞍区疾病病种繁多，临床危害大，诊疗复杂，涉及诸多学科。必须

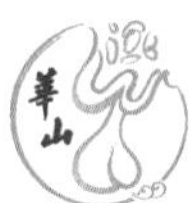

采用多学科联合诊疗模式，严格按照诊疗流程，对患者进行全面评估、病变的精确定位和定性诊断、合理和高质量的综合治疗（手术、药物及放疗），并对治疗后的患者进行长期随访。

（撰写者：龚　伟、寿雪飞；审校者：王镛斐、叶红英）

参考文献

[1] 吴蔚,姚振威,王镛斐,等．垂体柄增粗相关疾病——上海华山医院诊疗经验[J]. 中华内分泌代谢杂志,2020,36(7):569-571.

[2] AL-DAHMANI K, MOHAMMAD S, IMRAN F, et al. Sellar masses: an epidemiological study [J]. Can J Neurol Sci, 2016,43:291-297.

[3] KUGA D, TODA M, OZAWA H, et al. Endoscopic endonasal approach combined with a simultaneous transcranial approach for giant pituitary tumors [J]. World Neurosurg, 2019,121:173-179.

[4] LEUNG G K, LAW H Y, HUNG K N, et al. Combined simultaneous transcranial and transsphenoidal resection of large-to-giant pituitary adenomas [J]. Acta Neurochir (Wien), 2011,153:1401-1408.

[5] LOPES M B S. The 2017 World Health Organization classification of tumors of the pituitary gland: a summary [J]. Acta Neuropathol, 2017,134:521-535.

[6] LOUIS R G, EISENBERG A, BARKHOUDARIAN G, et al. Evolution of minimally invasive approaches to the sella and parasellar region [J]. Int Arch Otorhinolaryngol, 2014,18(Suppl 2):S136-148.

[7] MOUSSAZADEH N, PRABHU V, BANDER E D, et al. Endoscopic endonasal versus open transcranial resection of craniopharyngiomas: a case-matched single-institution analysis [J]. Neurosurg Focus, 2016,41:E7.

[8] SCHWETYE K E, DAHIYA S M. Sellar tumors [J]. Surg Pathol Clin, 2020,3:305-329.

[9] WHIPPLE S G, SAVARDEKAR A R, RAO S, et al. Primary tumors of the posterior pituitary gland: a systematic review of the literature in light of the new 2017 World Health Organization classification of pituitary tumors [J]. World Neurosurg, 2021,145:148-158.

第3章
鞍区疾病的影像学诊断要点

一、垂体腺瘤的影像学诊断

（一）成像方法的选择

1. **CT** 是观察垂体及其周围组织结构较好的影像学手段。冠状位薄层高分辨率CT扫描（1～1.5 mm）对垂体显示最有利。扫描层面与蝶鞍后床突平行或与鞍底垂直。CT的主要优势是对骨结构以及钙化的显示，缺点主要为软组织分辨率较低。目前，CT在垂体腺瘤诊断和评估中的作用如下：

1）显示鼻腔、蝶窦结构及其气化情况，为内镜经鼻蝶手术提供必要的指导。

2）观察肿瘤对鞍底、鞍旁和斜坡骨质破坏程度。

3）显示瘤内出血、钙化。

4）有MRI检查禁忌证的患者。

2. **MRI扫描** 是目前垂体腺瘤的首选影像学检查方法。具有软组织对比好及多轴位成像等优势。传统的常规序列基本可以满足垂体腺瘤的诊断，而对于特别微小的肿瘤需要补充扫描其他序列以提高病灶的检出率。

（1）常规序列

1）冠状位/矢状位：增强前后 T_1 加权自旋回波（spin echo，SE）序列及 T_2 加权快速自旋回波（fast spin echo，FSE）序列；2～3 mm层厚。巨大不规则的鞍区肿瘤，建议加做横断位的增强MRI检查。

2）推荐低剂量对比剂：0.05 mmol/kg（以免垂体过度强化而掩盖病灶本身）。

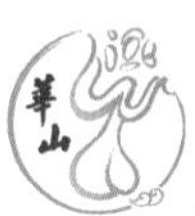

（2）补充序列

1）常规动态增强扫描：冠状位 T_1 加权 FSE 序列。需要较高的时间分辨率：10 个期相，每期 20s。

2）3D-梯度回波（gradient echo，GRE）序列（动态）增强扫描：冠状位（快速）扰相梯度回波序列（fast spoiled gradient-echo/spoiled gradient-echo，FSPGR/SPGR）。优点：时间分辨率高、三维图像、薄层（1 mm 及以下）、对小病灶具有较高的灵敏度。

（3）其他序列

对于有其他临床需求的患者可行以下特殊序列的扫描。其中弥散加权成像（diffusion-weighted imaging，DWI）、灌注成像（perfusion-weighted imaging，PWI）需要足够大的感兴趣区（region of interest，ROI），只适用于较大病灶的评估。

1）三维 T_2 可变翻转角加权快速自旋回波成像技术（three dimensional-T_2 weighted sampling perfection with application optimized contrasts using different flip angle evolutions，3D-T_2W-SPACE）序列：①海绵窦侵袭性评估；②与动态增强扫描结合可以提高微小病灶的检出率；③评估肿瘤质地。

2）流动衰减反转恢复（T_2-fluid-attenuated inversion recovery，T_2-flair）增强序列：与动态增强扫描结合可以提高微小病灶的检出率。

3）DWI：①鉴别垂体卒中、垂体脓肿；②评估肿瘤质地。

4）PWI：评估肿瘤血供。

5）磁共振血管造影（MRA）：①鉴别血管性病变（如动脉瘤）；②显示垂体腺瘤与 Willis 环的关系。

3. 放射性核素分子成像 当 MRI 和 CT 检查无法提供足够有效信息，限制临床决策时可以考虑放射性核素分子成像方法作为辅助影像学检查手段，如多序列组合后仍为 MRI 阴性的微腺瘤；无法鉴别手术或放射治疗后瘢痕与残余功能性肿瘤等。放射性核素分子成像主要的技术为 PET/CT 及 PET/MRI，其核心为放射性核素标记的示踪剂。

(1) 生长抑素受体显像

生长抑素受体显像(somatostatin receptor scintigraphy, SRS)利用垂体腺瘤表达生长抑素受体进行成像。但受空间分辨率低、受体表达个体差异及正常垂体背景摄取的干扰，成像效果会受到一定的影响。最近研究显示，^{68}Ga-DOTA-TATE 正电子发射断层扫描(^{68}Ga-DOTA-TATE positron emission tomography, ^{68}Ga-DOTA-TATE PET)被认为具有一定的前景，可用于鉴别复发/残留腺瘤与正常垂体组织。

(2) ^{18}F-脱氧葡萄糖正电子发射断层扫描

不同类型的垂体腺瘤(特别是大腺瘤)及增生性垂体组织均可表现为 FDG 摄取的增加。有研究显示 FDG PET 在 ACTH 垂体腺瘤(库欣病)中的检测与定位与常规 MRI 相仿，可达 60%，但敏感度仍低于扰相梯度回波(spoiled gradient-echo, SPGR)序列。

(3) ^{11}C-蛋氨酸正电子发射断层扫描

作为氨基酸分子成像，基于垂体腺瘤肽合成异常的特点，在^{11}C-蛋氨酸(^{11}C-methionin, ^{11}C-MET)成像中可表现为高摄取。与^{18}F-FDG 相比，具有脑本底低、敏感度高的特点。最近的研究显示，将^{11}C-蛋氨酸正电子发射计算机断层显像(^{11}C-methionine positron emission tomography/computed tomography, ^{11}C-MET PET/CT)与容积式 MRI 图像融合或 PET/MRI 的应用很大程度上提高了其解剖定位的准确性。该方法目前较多应用于 MRI 阴性的库欣病或少数隐匿性微腺瘤导致的肢端肥大症。

(二) 影像学诊断

1. 微腺瘤 指直径<1 cm 的垂体腺瘤，常局限于垂体窝。其症状主要与肿瘤激素高分泌有关。近期，业界文献将直径 3 mm 以下的垂体腺瘤定义为微微腺瘤。

(1) 直接征象

1) 常规平扫：T_1 加权像(T_1 weighted image, T_1WI)为低信号或等

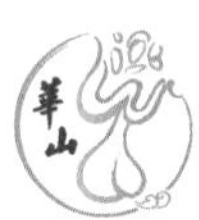

信号；T_2 加权像（T_2WI）以等信号及稍高信号为主（病灶中的小囊变可表现为明显高信号），但也可表现为低信号。常规平扫对于微腺瘤的诊断价值有限。

2）增强扫描：典型的垂体腺瘤由垂体门脉系统供血，其强化方式为“慢进慢出”，可与早期明显强化的正常垂体组织形成对比，表现为低强化改变（70 s左右显示最佳）。少数肿瘤会出现早期强化，此时与正常垂体组织难以区分，可能与颈内动脉分支直接供血或者腺瘤本身供血的个体化差异有关。

（2）间接征象

当直接征象诊断不明确时，可以凭借间接征象辅助诊断：①垂体上缘局部膨隆；②垂体柄移位；③鞍底局部骨质变薄或下陷。

（3）鉴别诊断

1）Rathke囊肿：①特殊的位置。大多位于中线，垂体前后叶之间；②特殊的信号。含有丰富的蛋白质及黏多糖，T_1WI 及 T_2WI 信号变化较大，常见表现为 T_1WI 低信号，T_2WI 高信号，当囊内蛋白含量较高时也可表现为 T_1WI 高信号、T_2WI 低信号结节；增强后无强化；③无或仅有轻微的蝶鞍改变。

2）伪影和假象：①部分容积效应。3 mm 层厚的图像可产生部分容积效应，即同一层面可包含不同的解剖结构，计算机将不同结构的平均信号值显示在同一层面。最常见的为矢状位垂体边缘层面，同一层面可包含垂体组织（明显强化）和颈内动脉海绵窦段的圆形切面（低信号），导致疑似鞍内低强化结节的影像；②垂体后叶和垂体深小窝。冠状位 T_2WI 图像上易被误认为后位垂体腺瘤。

（4）常规 MRI 检查阴性垂体腺瘤的影像诊断

当常规 MRI 检查无法明确显示病灶时，可行特殊序列扫描以提高检出率。

1）3D-梯度回波序列（动态）增强扫描：当扫描层厚＜1 mm 时，对于垂体微小腺瘤具有较大的诊断价值。垂体微腺瘤的分布较为多

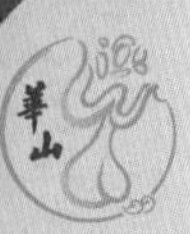

样。以位于垂体两侧海绵窦旁多见。部分病灶表现为平铺在鞍底的一层低信号改变，需要诊断者仔细观察。由于肿瘤生长分布方向的不同，多方位结合观察（冠状位、矢状位，必要时增加横断位）有助于诊断。

2）三维可变翻转角加权快速自旋回波成像技术（3D-SPACE）：3D-SPACE 序列具有层厚薄（<1 mm）及磁敏感伪影少的特点。“金垂体”团队研究显示，单独的 3D-T_2WI-SPACE 序列对于垂体微腺瘤的检出率并不高，当和 T_1WI 动态增强扫描结合，可有效提高诊断信心及检出率。特别是在库欣病垂体微腺瘤（<10 mm）/微微腺瘤（<3 mm）的检出中，SPACE 序列联合动态增强序列的灵敏度达 85.3%，诊断准确率达 84.4%（图 3-1）。

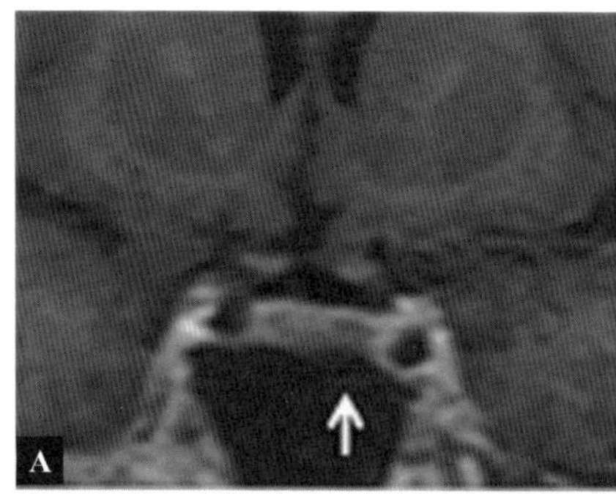

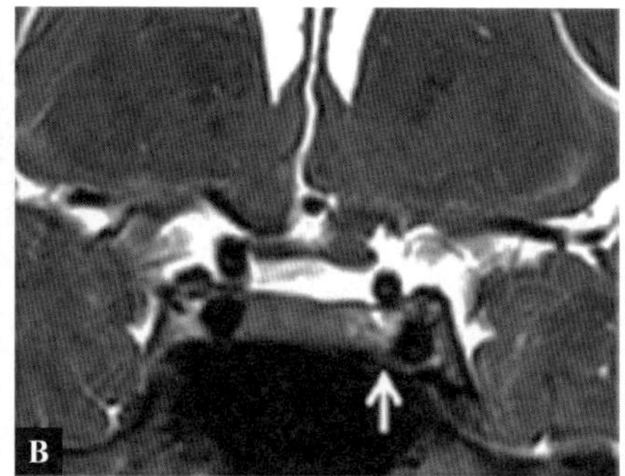

图 3-1　冠状位鞍区增强 T_1-SE 及 SPACE 序列图像

A. 增强 T_1-SE 图像上可在垂体左侧见一小片稍低信号灶，边界欠清晰。影像诊断：可疑微腺瘤。B. 增强 SPACE 图像上，垂体左侧可见混杂信号病灶，边界比较清晰（箭头）。综合 T_1-SE 及 SPACE 序列微腺瘤诊断较明确。手术证实垂体腺瘤位于左侧

3）T_2-flair 增强检查：T_2-flair 序列对微剂量的造影剂较为敏感，可以表现为明显的强化，而含有较高浓度造影剂的组织信号降低。由于垂体腺瘤的供血特点，其瘤内的造影剂具有“洗脱”效应，注射造影剂一段时间后，将有微量的钆剂残留其中（在常规 T_1WI 图像上无法显示）。此时行 T_2-flair 增强延迟扫描，部分垂体微腺瘤可以表现为明显强化的高信号，与正常垂体形成鲜明对比（图 3-2）。垂体囊肿则因无造影剂

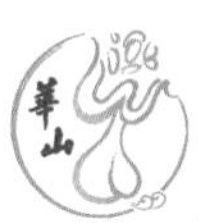

进入而无强化。临床经验提示，该序列具有较高的特异性，但灵敏度不高，并不是所有垂体微腺瘤均有 T_2-flair 序列的强化。

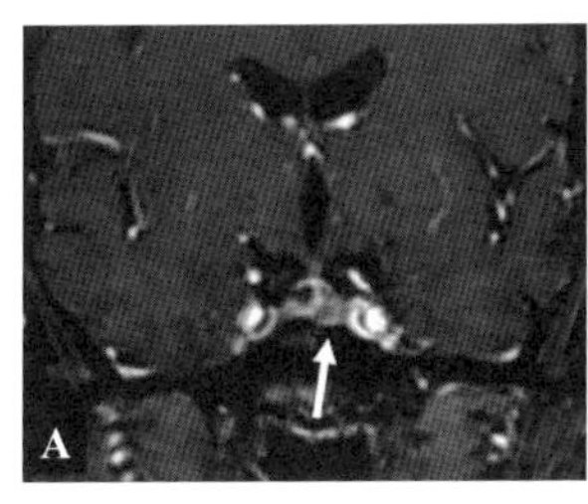

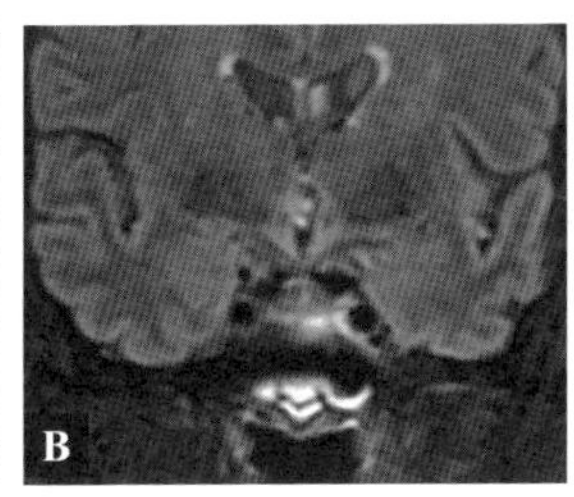

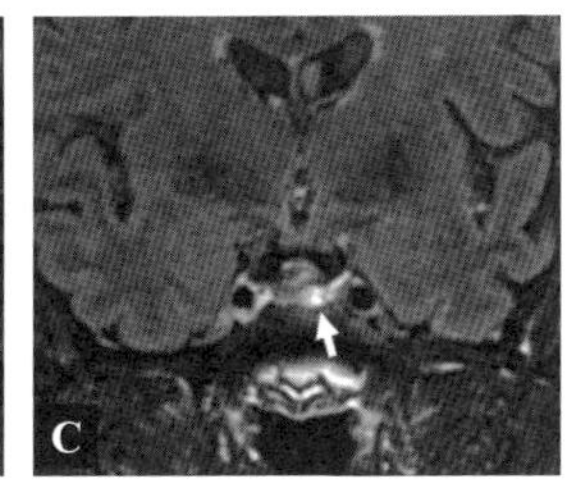

图 3-2　ACTH 垂体微腺瘤 T_1WI 动态增强、T_2-flair 平扫及 T_2-flair 增强图像

动态增强图像（A）在垂体左侧发现低强化灶（箭头）。T_2-flair 序列在增强（C）后与平扫（B）相比，发现同区域有明显强化（短箭头），增加了阅片者诊断信心

4）多序列联合诊断："金垂体"中心临床实践显示，3D-T_2W-SPACE 序列结合 3D-GRE 及 T_2-flair 增强等多模态薄层扫描方法，可显著提高垂体微腺瘤的检出。"金垂体"中心目前已完成 MRI 多序列联合检查库欣病患者 86 例，垂体微腺瘤检出率达 91.5%。通过与术中发现及病理对照，联合序列检出的灵敏度为 94.6%，特异度为 66.7%，符合度可达 93.2%。

2. 垂体大腺瘤　指最大直径＞1 cm 的垂体腺瘤。虽然垂体腺瘤为良性肿瘤，但可表现为侵袭性生长。因此，垂体大腺瘤的影像诊断重点是了解肿瘤与周边神经、血管结构的关系。

（1）直接征象

鞍区类圆形或分叶状肿块，向上生长过程中可受床突间韧带阻碍而见明显的切迹，又称"腰身征"或"雪人征"（图 3-3）。部分肿瘤瘤内可见长 T_1 长 T_2 信号囊变。增强扫描实性

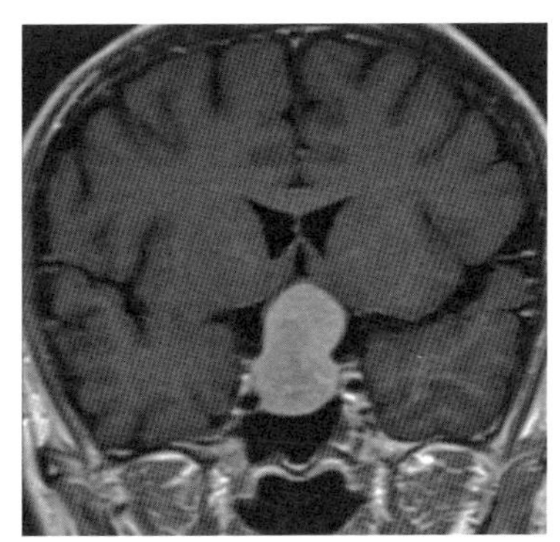

图 3-3　无功能垂体大脉瘤 T_1WI 增强

垂体大腺瘤突破鞍膈向鞍上区生长，两侧可见床突间韧带阻碍而引起的切迹，从而形成"雪人征"

部分明显强化，囊变区不强化。当垂体大腺瘤突然发生出血或梗死，将引起较为严重的急性并发症——垂体腺瘤卒中。早期在 T_1WI 上可看到“毛刷征”，即 T_1WI 略高信号和低信号交替存在以及 T_2WI 不均匀的低信号改变。随着时间进展，T_1WI 高信号逐渐升高，并从病灶边缘向中央发展。DWI 表现为弥散受限改变，弥散系数值较低。

（2）视交叉受压

垂体大腺瘤易向鞍上池生长压迫视神经。

1）视交叉移位测量：①矢状位图像。以额骨底及后床突的连线作为参考线，测量视交叉距参考线的最长距离；②冠状位图像。两侧颈内动脉海绵窦段上缘连线作为参考线，测量视交叉距参考线的最长距离。

2）提示视觉预后不良的征象：①矢状位视交叉移位＞8 mm，冠状位移位＞12 mm；②高分辨率冠状位 T_2WI：视交叉腹侧信号增高或一侧/双侧的视神经出现高信号；③DTI 检查显示视神经较低的各向异性分数（fractional anisotropy，FA）和较高的平均弥散率（mean diffusivity，MD）值，提示轴突损伤或脱髓鞘改变。

（3）海绵窦侵袭

判断垂体腺瘤是否侵袭海绵窦十分重要。海绵窦侵袭会导致手术难度增加，肿瘤术后残留及复发的概率增大。

1）宏观解剖学标志分级法：①Knosp 分级标志。若肿瘤向外侧超过颈内动脉海绵窦段与床突上段中点连线，提示海绵窦侵袭可能性大；②Cottier 分级标志。若肿瘤包绕颈内动脉范围超过 67％或海绵窦内的颈动脉沟静脉间隙消失，提示海绵窦侵袭可能性大，接触面积＜25％提示侵袭可能性小。

2）高分辨率 T_2WI：高分辨率 T_2WI 可显示海绵窦内侧壁，内侧壁侵袭表现为不完整和/或移位的低信号线影。海绵窦侵袭早期的好发部位为后部，因为此处海绵窦内侧壁最薄。其次为颈内动脉海绵窦段与床突上段之间的凹面。海绵窦后部侵袭以横轴位扫描显示为佳。“金垂体”中心经验显示：高分辨率 T_2WI 中的增强 3D-SPACE 序列能较好地显示

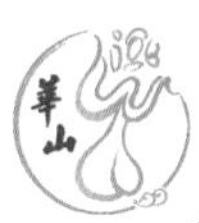

海绵窦、颈内动脉流空与肿瘤之间的软组织对比，可以更加精确地评估肿瘤包绕颈内动脉的程度。

图 3－4 示肿瘤右侧边界在常规增强 T_1-SE 序列图像上显示欠清，而在增强 SPACE 序列图像上，肿瘤右侧边界清晰，较易判断其与颈内动脉接触面积＜25％（3/12）。手术结果证实：肿瘤侵袭左侧海绵窦，但未侵袭右侧海绵窦。

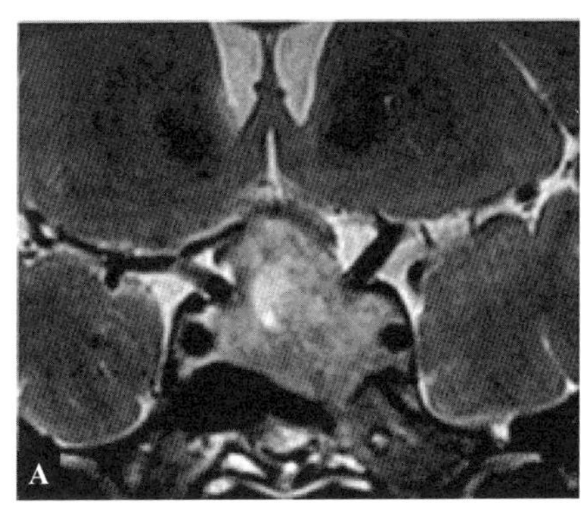

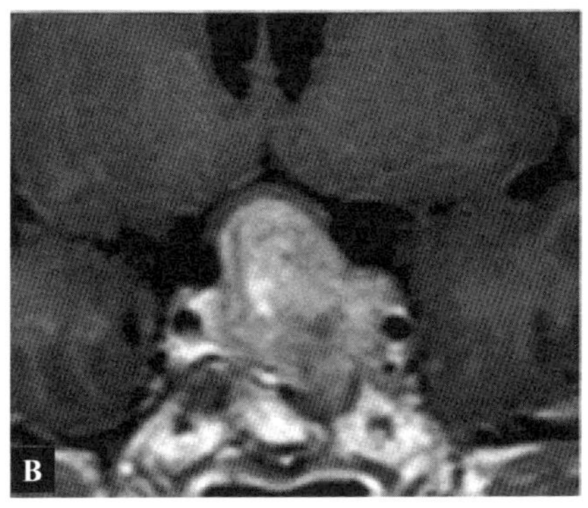

图 3－4 垂体大腺瘤增强 SPACE 序列（A）及 T_1-SE 序列（B）图像

（4）鞍底及蝶窦

部分垂体腺瘤可向下侵袭鞍底骨质，在 CT 影像表现为鞍底骨皮质变薄，最常见的为蝶窦顶部的局部破坏，肿瘤可直接侵入蝶窦。此时要与蝶窦内囊肿及其他病变进行鉴别，侵袭颅底的垂体腺瘤与鞍内肿瘤具有相同的信号特点及强化方式。

（5）肿瘤质地

垂体腺瘤质地的软硬程度是影响手术疗效的重要因素之一。“金垂体”团队开展的一项基于垂体大腺瘤质地评估的研究发现，T_1-SE 信号值与垂体腺瘤质地具有显著相关性，T_1-SE 信号值越低则肿瘤的胶原蛋白含量低，质地更趋向于柔软，提示该类肿瘤全切的概率大。此外，人工智能结合影像学数据对垂体大腺瘤质地的评估也有价值。“金垂体”团队另一项基于人工智能纹理分析的研究发现 3D-T_2WI-SPACE 序列联合负向纹理特征对肿瘤质地预测的准确率为81.9%，敏感度为88.9%，特异度为61.5%；联合正向纹理特征的预测准确率为83.6%，敏感度为85.2%，特异度为69.2%。该系统可在术前精确评估肿瘤质地情况，为制订手术计划提供依据。

（6）其他

在一项纳入92例肢端肥大症患者的研究中发现，T_2信号值与生长抑素类似物（SSAs）的药物敏感性具有较强的相关性，并与生长抑素5型受体的表达呈负相关。T_2值越低，提示患者对SSAs更敏感；另一项大样本研究共纳入了302例临床诊断为临床无功能垂体腺瘤（病理诊断146例为静默型ACTH垂体腺瘤，156例为其他无功能垂体腺瘤）的影像样本，通过影像组学的特征提取，利用集合模型的人工智能方法术前预测静默型ACTH垂体腺瘤，其准确性、特异性和灵敏度均为86.7%，曲线下的最大面积达0.927。

（三）术后影像评估

1. 术后早期（围手术期） 既往观点认为术后围手术期即行MRI复查有可能受术区血液以及填充物等干扰，图像效果不佳。但“金垂体”中心的实践证实术后3～4 d行常规MRI复查有助于早期发现并发症及肿瘤残留，并对于术后3个月MRI复查结果的判断有所帮助，故目前患者术后3～4 d，常规复查鞍区增强MRI。对于鞍区骨源性肿瘤，术后还需加做颅底薄层CT（平扫+骨窗位），以了解肿瘤切除情况。

（1）残留肿瘤

残余肿瘤信号一般与术前MRI信号一致，常见残留于海绵窦内、外侧或符合手术路径规律向上位于鞍上池、动眼神经三角，向下外位于蝶窦及翼腭窝等。如怀疑海绵窦后部有肿瘤残留，可以行轴位扫描。

（2）鞍区血肿

如患者术后视力突发下降、视野缺损、剧烈头痛等症状，则需要急诊行头颅CT检查，必要时行MRI检查。残留手术腔内可看到CT

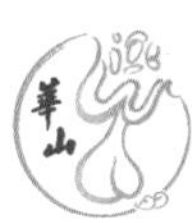

均匀高密度影，MRI 检查示 T_1WI 高信号 T_2WI 低信号则考虑出血可能。如血肿超过原有肿瘤边界或多部位出血，需加以重视，必要时手术治疗。

（3）填塞物

主要包括明胶海绵、速即纱及人工生物胶水等。表现为 T_1WI 等低信号，形态规则，周边可因含铁血黄素沉积而呈 T_2WI 低信号。有时候填塞物压力较大，可压迫视交叉。随着时间进展填充物将会被逐渐吸收。

（4）脑脊液漏

冠状位薄层重 T_2WI 图像有助于发现术后脑脊液鼻漏。表现为高信号液体从鞍底骨质缺损处流入蝶窦、鼻腔。当使用自体脂肪修补时，脂肪呈 T_1WI 及 T_2WI 高信号。对于存在脂肪填塞的患者建议加做 T_1WI 压脂序列。

2. 术后随访 术后长期随访（3 个月及之后）建议做高分辨率（1～2 mm）冠状位及矢状位平扫＋增强 T_1WI 加权序列及 T_2WI 序列。必要时包括轴位扫描。主要评估是否存在残留/复发肿瘤。在此阶段由于止血材料、填充物和脂肪基本被吸收殆尽，有利于观察肿瘤情况和正常垂体的形态；但此时往往会出现蝶窦炎症和瘢痕，影响对肿瘤的辨别。

（1）残留肿瘤

T_2WI 上残留肿瘤较正常垂体组织信号略高。与术后早期 MRI 结果综合比较，确定残留肿瘤大小、位置以及与视交叉的关系。建议每次冠状位扫描都采用相同的角度，如垂直于鞍底水平，有助于比较残瘤的变化。

（2）复发肿瘤

垂体术区结构紊乱，很难区别术后瘢痕与复发肿瘤，高分辨率扫描将有助于鉴别诊断。“金垂体”中心的实践显示，复发肿瘤通常发生于原位，与瘢痕相比更具有张力，信号相对均匀，复发肿瘤与术前垂体腺

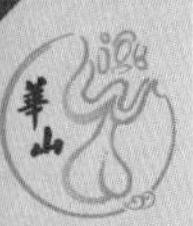

瘤信号相同，相比正常垂体组织和瘢痕组织，肿瘤多呈低强化表现。如果仍然难以区分手术瘢痕/正常组织与复发肿瘤，随访期间每次检查严格采用相同扫描参数和扫描角度，对比后可帮助发现复发病灶。或借助分子影像 PET（如 SRS）等检查方法进行鉴别。

二、鞍区其他疾病的影像学诊断特点

（一）垂体炎

垂体炎是一个非特异性术语，包括导致垂体和/或垂体柄局部炎症的多种情况。相关的垂体炎症可导致漏斗部和腺体本身的异常增大。原发性垂体炎被认为是特发性的，可能是自身免疫性的；继发性是由已知的相关病因（药物治疗或系统性疾病）引起的。最常见的原发性垂体炎是淋巴细胞性垂体炎，其特点为图 3－5 所示：

1）垂体前叶、后叶及垂体柄均可累及。

2）前叶增大、后叶高信号消失，垂体柄增粗，直径＞3.5 mm。

3）增强后漏斗部和/或腺体的增大和明显的均匀强化，硬膜、蝶窦黏膜可有异常强化。

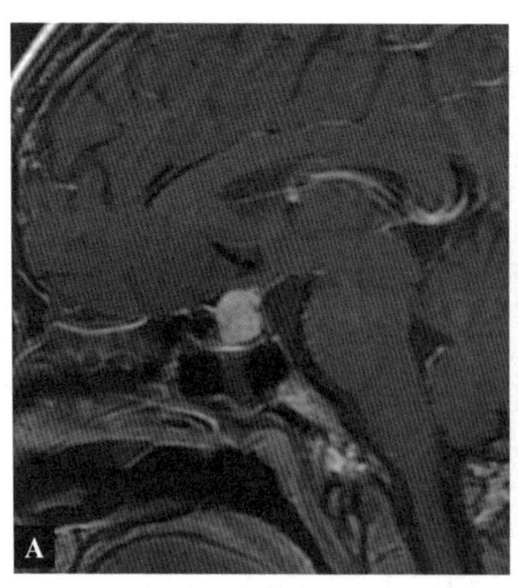

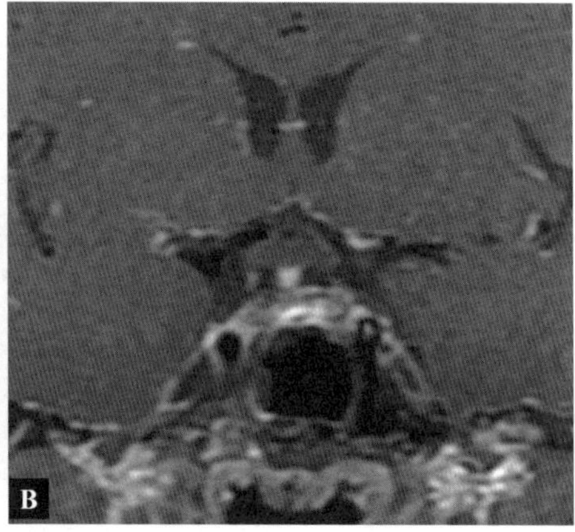

图 3－5　淋巴细胞性垂体炎的 MRI 表现

淋巴细胞性垂体炎 T_1WI 增强图像矢状位（A）及冠状位（B），显示垂体增大伴明显较均匀强化，累及垂体柄

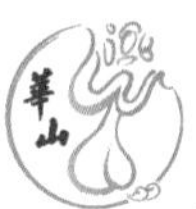

（二）垂体增生

垂体增生被简单定义为垂体细胞数量的非肿瘤性增加。如果增生明显，则腺体整体大小增加。这可能是一种正常的生理反应，不一定是病理性改变。严重原发性甲状腺功能减退的患者垂体可显著增生成瘤样。CT 及 MRI 检查显示垂体规则增大，均匀强化，垂体柄居中。甲状腺功能减退患者经甲状腺激素替代治疗后垂体体积恢复正常（图 3-6）。

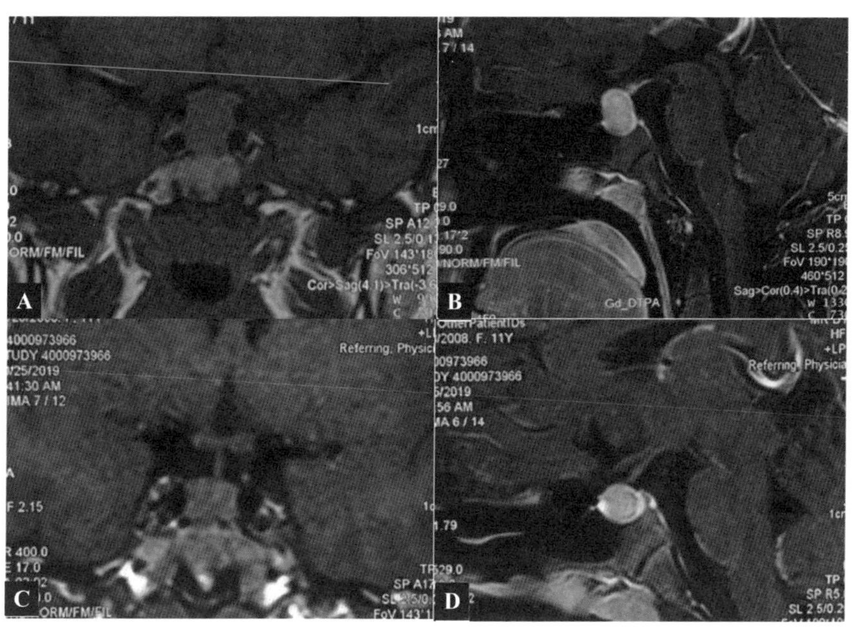

图 3-6　垂体增生的 MRI 表现

垂体增生 T_1WI 平扫（A）和增强图像（B），显示垂体增大，均匀强化。治疗后的 T_1WI 平扫（C）和增强图像（D），显示垂体体积明显缩小

（三）Rathke 囊肿

Rathke 囊肿是指起源于胚胎残余的非肿瘤性病变，通常表现为鞍内垂体前后叶之间的无症状囊肿，伴或不伴鞍上伸展。囊肿一般含有黏液或胶凝的物质，并可有不同浓度的液体。

1. CT　表现为不同于脑组织密度的均匀性肿块，罕有钙化。病灶

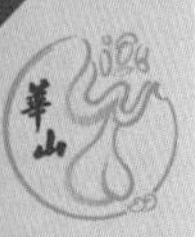

可局限在鞍内，也可突向鞍上，蝶鞍通常无扩大，可见受压的垂体，病灶与垂体分界清晰。

2. MRI　信号随囊肿内容物而变化，T_1WI 上约 50%为高信号，其余 50%为低信号。T_2WI 图像上，70%为高信号，30%为等信号/低信号。一些病灶内有小的囊内结节，典型的 T_1WI 高信号，T_2WI 低信号，病灶与垂体分界清晰（图 3-7）。

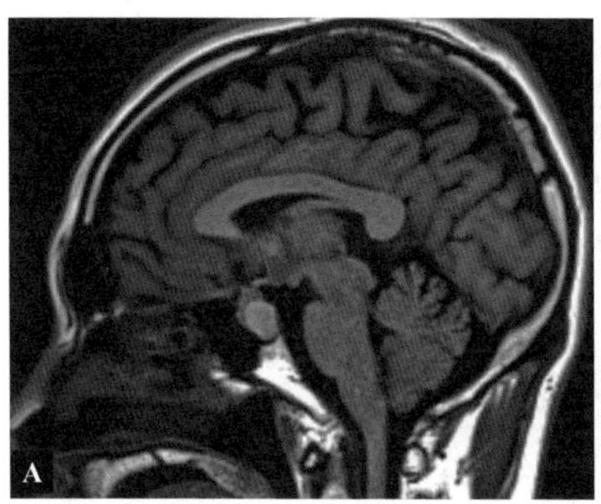

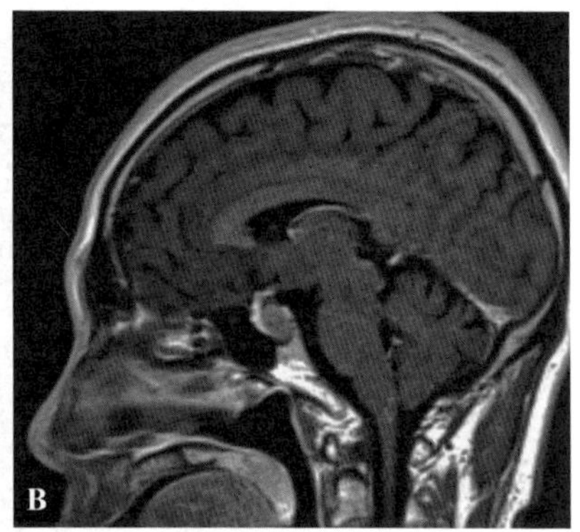

图 3-7　Rathke 囊肿的 MRI 表现

Rathke 囊肿 T_1WI 平扫（A）和增强图像（B），病灶位于垂体前后叶间，T_1WI 呈高信号，增强后未见强化

（四）颅咽管瘤

颅咽管瘤是一种罕见的上皮肿瘤，起源于 Rathke 囊，并沿颅咽管导管发生。影像学上约 20%的肿瘤位于鞍上并累及漏斗部，75%的肿瘤同时位于鞍内和鞍上区域，5%的肿瘤仅局限于鞍内。根据病理学检查，可将颅咽管瘤分为造釉细胞型和乳头型。

1. CT　典型表现是鞍上肿瘤，含钙化和囊变区。钙化是颅咽管瘤的特征之一，形状可以为囊壁钙化所形成的弧线状或斑点状高密度影，偶尔也可为块状高密度影，钙化区的密度也常不均匀。造釉细胞型一般表现为不均匀的实质性和囊性病变，90%在 CT 上有钙化。乳头型以实质性肿瘤为主，很少有钙化。实质性成分增强后可见强化。

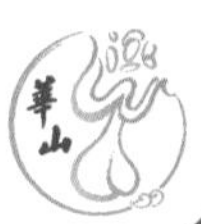

2. MRI　肿瘤的部位及主要特点如CT所述，MRI在显示肿瘤的囊变特点明显优于CT（图3-8）。肿瘤呈单个或多个囊变，由于囊液的成分各异，故其信号特征比较复杂。造釉细胞型大多在T_1WI表现为高信号，乳头型在T_1WI上多表现为低信号，伴垂体柄增粗。此外，“金垂体”团队研究显示，鼠类肉瘤病毒癌基因同源物B1（v-raf murine sarcoma viral oncogene homolog B1，BRAF）突变的颅咽管瘤具有以下特征：位于鞍上、呈球形、实性为主、均匀强化和垂体柄增粗。当存在至少3个以上特征时，存在BRAF突变的可能性大，敏感性为100%，特异性为91%。在MRI上描述颅咽管瘤时，确定肿瘤形态大小和边界，确定肿瘤与周围重要结构的关系非常重要，包括视交叉、Willis环、第三脑室、垂体、垂体柄和下丘脑等。

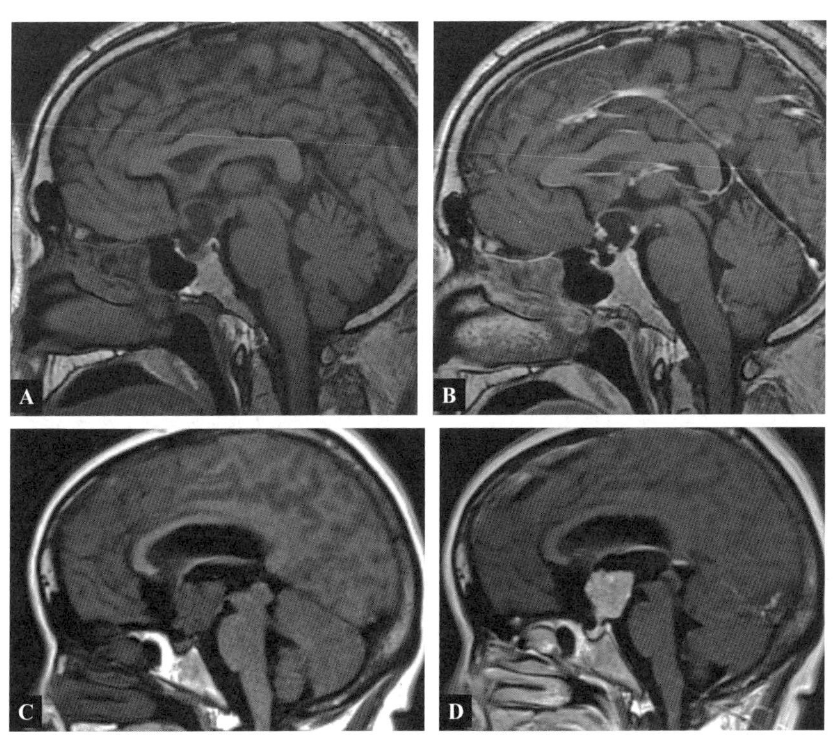

图3-8　颅咽管瘤的MRI表现

A、B. 为囊性颅咽管瘤T_1WI平扫及增强，病灶呈囊实性，增强后实性成分明显强化；C、D. 为实质性颅咽管瘤T_1WI平扫及增强，病灶呈实性为主，增强后明显强化

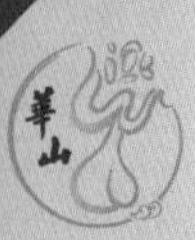

(五)生殖细胞肿瘤

颅内生殖细胞肿瘤约50%见于松果体区域，多见于男性。20%~40%位于鞍区，女性多见。累及两个区域的肿瘤称为“双灶性”肿瘤。鞍区生殖细胞肿瘤常呈侵袭性，可累及漏斗部、视交叉和下丘脑。该肿瘤易通过脑脊液播散，故对整个中枢神经系统（脑和脊髓）的影像学检查极为必要。

1. CT　肿瘤可侵占整个鞍上池。平扫呈略高密度，病灶为类圆形或多边形，边缘清楚，轮廓略不规则，无钙化。肿瘤早期可仅累及垂体柄，使之呈结节状增粗；向上累及下丘脑及第三脑室造成阻塞性脑积水；向下可侵入鞍区，压迫垂体，冠状面CT片显示为佳。增强后扫描病灶呈均匀强化。

2. MRI　T_1WI病灶呈等信号或略低信号，T_2WI为稍高信号。信号不均者，与肿瘤内出血、囊变、坏死有关。MRI可以清晰显示肿瘤特征，以及与垂体、垂体柄、下丘脑和视交叉的关系。增强后扫描可见单发或多发肿瘤明显强化（图3-9）。沿脑脊液种植于蛛网膜下腔者，脑室壁病灶呈结节状强化，软脑膜种植者可见脑膜条片状、结节状强化。

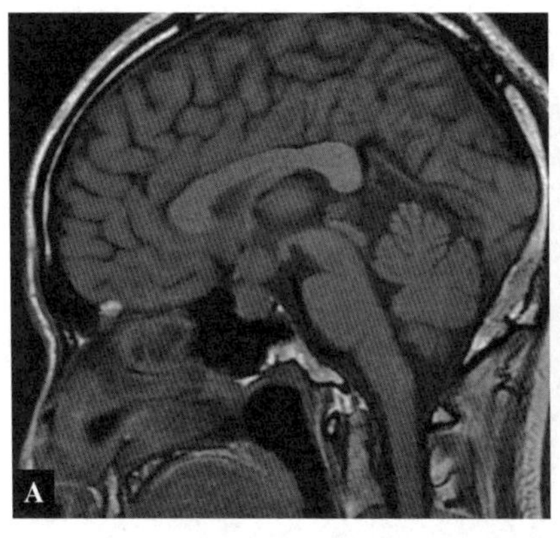

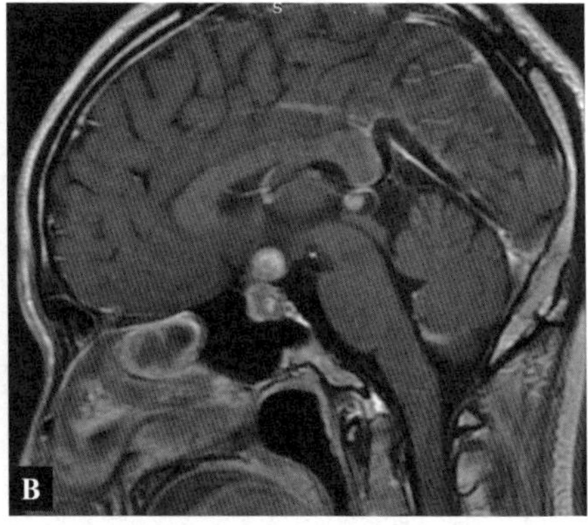

图3-9　生殖细胞瘤的MRI表现

鞍区、鞍上及松果体区生殖细胞瘤 T_1WI平扫（A）及增强（B），增强后病灶明显强化

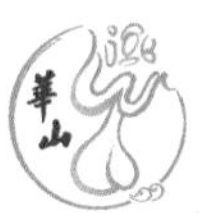

（六）垂体细胞瘤

垂体细胞瘤是一种罕见的世界卫生组织（World Health Organization，WHO）Ⅰ级鞍区和/或鞍上肿瘤，来源于神经垂体。病变在常规 CT 及 MRI 上与垂体腺瘤相似，表现为 T_1WI 等信号，T_2WI 为不均匀高信号，增强后可有不均匀强化（图 3－10）。但没有特征性的影像学表现可以帮助明确术前诊断。

（七）垂体颗粒细胞瘤

垂体颗粒细胞瘤起源于垂体后叶，影像上表现为以蝶鞍为中心的实质性占位病变，多为边界光整的球形或类球形病灶。通常 CT 平扫多呈高密度，MRI T_2WI 上呈低信号，增强扫描后呈均匀强化（图 3－11）。

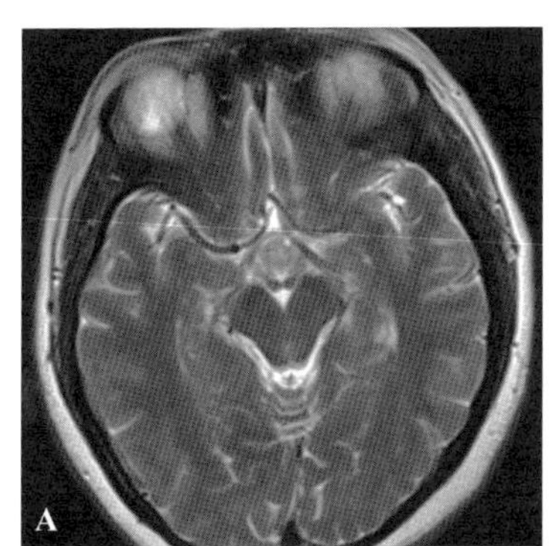

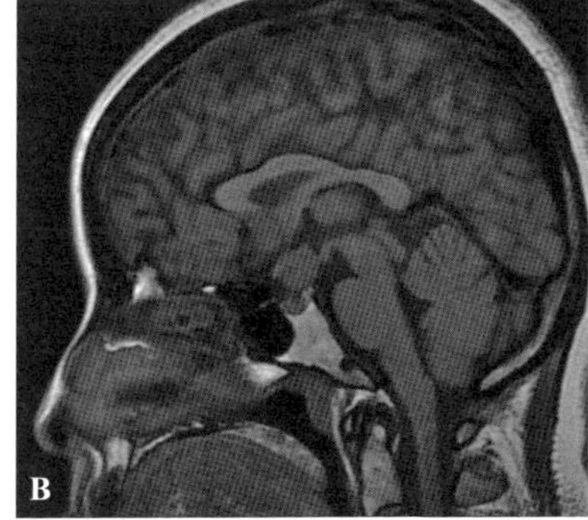

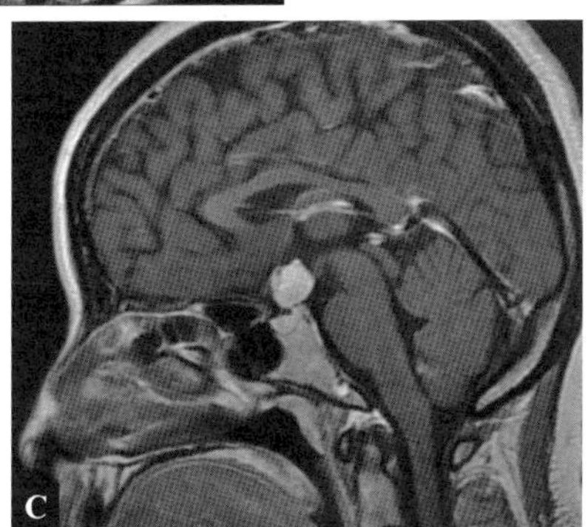

图 3－10　垂体细胞瘤的 MRI 表现

垂体细胞瘤 T_2WI 为不均匀高信号（A），T_1WI 平扫呈等信号（B），T_1WI 增强明显强化（C）

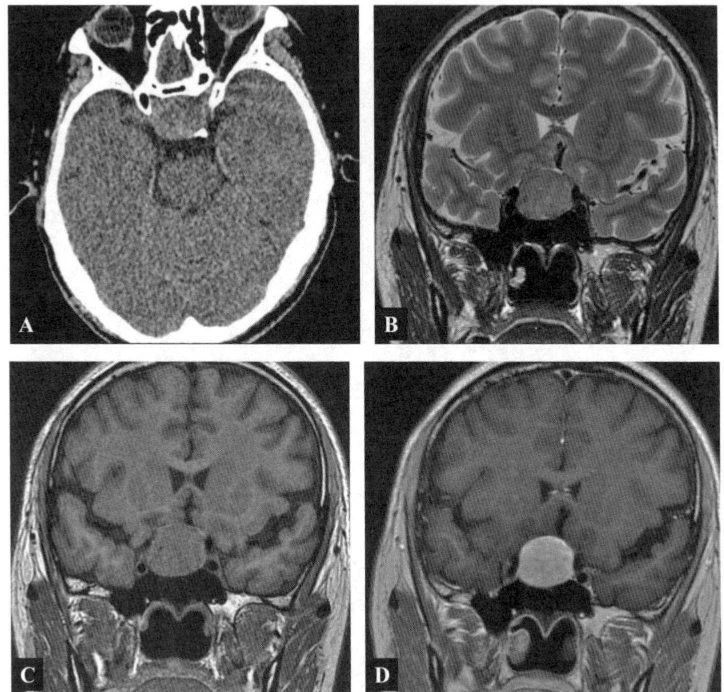

图 3－11　垂体颗粒细胞瘤的影像学表现

垂体颗粒细胞瘤 CT 呈高密度（A），T_2WI 为稍低信号（B），T_1WI 平扫呈低信号（C），T_1WI 增强明显强化（D）

（八）鞍区脑膜瘤

脑膜瘤起源于蛛网膜帽细胞，10%～15%位于蝶鞍和鞍旁区域，毗邻垂体、海绵窦、Willis 环和脑神经。

1．CT

1）平扫：邻近骨质呈增生增厚或受压变薄表现，沙砾体型脑膜瘤或钙化脑膜瘤可呈高密度。

2）增强检查：增强后肿瘤的实质部分往往呈明显的均匀强化，并见脑膜尾征。

2．MRI　较 CT 具有更高的诊断价值。信号特点与脑内其他部位脑膜瘤相仿，即 T_1WI 上呈等或稍低信号，T_2WI 上呈高信号，增强后硬

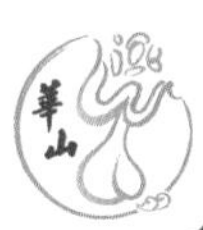

脑膜尾征常见（图3-12）。肿瘤可包绕颈内动脉（internal carotid artery，ICA），导致ICA狭窄，而包绕ICA的垂体腺瘤通常不会压迫ICA。

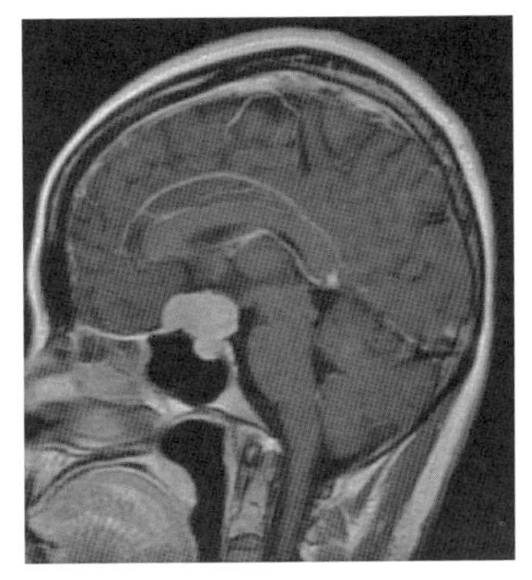

图3-12 鞍区脑膜瘤的MRI表现

T_1WI增强后显示脑膜尾征

（九）垂体癌

垂体癌非常罕见，据文献报道约占垂体肿瘤的0.1%。其本身并无特异的影像学特征，诊断取决于是否存在非连续软脑膜播散转移到颅内或脊髓蛛网膜下腔，或有证据表明通过血行或淋巴扩散的远处转移。

（十）垂体转移瘤

垂体转移瘤罕见。垂体丰富的血管可能促进微转移瘤的血行运输、种植和生长。垂体转移瘤多见于乳腺癌和肺癌，分别占37%和25%。

垂体转移性疾病的MRI影像和CT特征大多是非特异性的。提示垂体转移瘤的线索包括在原发疾病随访期间出现新的垂体肿块，并同时发现其他转移病灶，或癌症患者有可疑的偶发垂体腺瘤快速生长，并出现尿崩症或动眼神经麻痹症状。

1. CT　等信号或高信号的鞍区肿块，并伴有不均匀强化。床突或鞍底骨质可能被侵蚀。此外，肿瘤可延伸至鞍上池或向外侧延伸至海绵窦。

2. MRI　表现有时与垂体腺瘤难以区分。肿瘤明显的束腰征和垂体柄下丘脑异常强化提示肿瘤生长快且呈浸润性生长。常表现出坏死或出血相关的不均匀信号，强化不均匀，肿瘤边缘不清晰且形态不规则。

（撰写者：吴　越、王卫卫；审校者：姚振威）

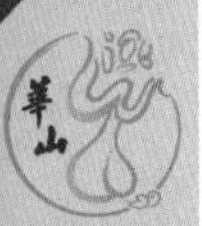

参考文献

[1] BASHARI W A, SENANAYAKE R, Fernández-Pombo A, et al. Modern imaging of pituitary adenomas [J]. Best Pract Res Clin Endocrinol Metab, 2019,33:101278.

[2] BONNEVILLE J F. A plea for the T_2W MR sequence for pituitary imaging [J]. Pituitary, 2019,22:195-197.

[3] CHAPMAN P R, SINGHAL A, GADDAMANUGU S, et al. Neuroimaging of the pituitary gland: Practical anatomy and pathology [J]. Radiol Clin North Am, 2020,58:1115-1133.

[4] CHATAIN G P, PATRONAS N, SMIRNIOTOPOULOS J G, et al. Potential utility of Flair in MRI-negative Cushing's disease [J]. J Neurosurg, 2018,129:620-628.

[5] CHITTIBOINA P, MONTGOMERY B K, MILLO C, et al. High-resolution ^{18}F-fluorodeoxyglucose positron emission tomography and magnetic resonance imaging for pituitary adenoma detection in Cushing disease [J]. J Neurosurg, 2015,122:791-797.

[6] COTTIER J P, DESTERIEUX C, BRUNEREAU L, et al. Cavernous sinus invasion by pituitary adenoma: MR imaging [J]. Radiology, 2000,215:463-469.

[7] COVINGTON M F, CHIN S S, OSBORN A G. Pituicytoma, spindle cell oncocytoma, and granular cell tumor: clarification and meta-analysis of the world literature since 1893[J]. Am J Neuroradiol, 2011,32:2067-2072.

[8] GO J L, RAJAMOHAN A G. Imaging of the sella and parasellar region [J]. Radiol Clin North Am, 2017,55:83-101.

[9] HASAN A Z, DAVID J C, Edward R L. Current imaging techniques for the diagnosis of pituitary adenoma [J]. Expert Rev Endocrinol Metab, 2016,2:163-170.

[10] JEAN-FRANCOIS BONNEVILLE, FABRIC BONNEVILLE, FRANCOIS CATTIN, et al. 垂体 MRI[M]. 北京:人民卫生出版社,2018:1-9.

[11] KNOSP E, STENINER E, KITZ K, et al. Pituitary adenoma with invasion of the cavernous sinus space: a magnetic resonance imaging classification compared with surgical findings [J]. Neurosurgery, 1993,33:610-618.

[12] MA Z, HE W, ZHAO Y, et al. Predictive value of PWI for blood supply and

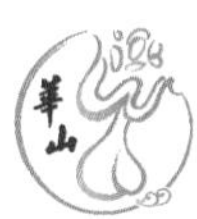

T_1 - spin echo MRI for consistency of pituitary adenoma [J]. Neuroradiology, 2016,58:51 - 57.

[13] MAHAJAN A, BRONEN R A, MIAN A Y, et al. Diagnosis and management of pituitary disease with focus on the role of magnetic resonance imaging [J]. Endocrine, 2020,68:489 - 501.

[14] REDDY M P, SAAD A F, DOUGHTY K E, et al. Intracranial germinoma [J]. Proc (Bayl Univ Med Cent), 2015,28:43 - 45.

[15] NAKATA Y, SATO N, MASUMOTO T, et al. Parasellar T_2 dark sign on MR imaging in patients with lymphocytic hypophysitis [J]. Am J Neuroradiol, 2010,31:1944 - 1950.

[16] OKUMARU A M, SAKATA I, TERADA H, et al Optic nerve hyperintensity on T_2-weighted images among patients with pituitary macroadenoma: correlation with visual impairment [J]. AJNR Am J Neuroradiol, 2006,27:250 - 254.

[17] RUI W, WU Y, MA Z, et al. MR textural analysis on contrast enhanced 3D-SPACE images in assessment of consistency of pituitary macroadenoma [J]. Eur J Radiol, 2019,110:219 - 224.

[18] RUTLAND J W, PADORMO F, YIM C K, et al. Quantitative assessment of secondary white matter injury in the visual pathway by pituitary adenomas: a multimodal study at 7-Tesla MRI [J]. J Neurosurg, 2019,132:333 - 342.

[19] SHEN M, ZHANG Q, LIU W, et al. Predictive value of T_2 relative signal intensity for response to somatostatin analogs in newly diagnosed acromegaly [J]. Neuroradiology, 2016,58:1057 - 1065.

[20] WANG J, WU Y, YAO Z, et al. Assessment of pituitary micro-lesions using 3D sampling perfection with application-optimized contrasts using different flip-angle evolutions [J]. Neuroradiology, 2014,56:1047 - 1053.

[21] WU Y, WANG J, YAO Z, et al. Effective performance of contrast enhanced SPACE imaging in clearly depicting the margin of pituitary adenoma [J]. Pituitary, 2015,18:480 - 486.

[22] YUE Q, YU Y, SHI Z, et al. Prediction of BRAF mutation status of craniopharyngioma using magnetic resonance imaging features [J]. J Neurosurg, 2017,129:27 - 34.

第 4 章 鞍区疾病的内分泌功能试验标准操作规范

一、口服葡萄糖耐量试验

（一）目的和意义

判断和明确人体糖代谢状态。

（二）试验方法

1）空腹抽血测定血糖。

2）75 g 无水葡萄糖或 82.5 g 一水合葡萄糖粉溶于 250 ml 水，“金垂体”中心使用 50%葡萄糖水 150 ml 加饮用水 100 ml，5 min 内服完。

3）服糖后 30 min、1 h、2 h 及 3 h 采血测定血糖。

4）简化口服葡萄糖耐量试验（oral glucose tolerance test，OGTT）仅在空腹和服糖后 2 h 两个点采血。

OGTT 临时医嘱

明天上午空腹行 OGTT：0 min、30 min、1 h、2 h、3 h 采血查血糖
或 0 min、2 h 采血查血糖

（三）正常参考值

空腹静脉血浆葡萄糖<6.1 mmol/L，服糖 2 h 静脉血浆葡萄糖（2 hour post prandial glucose，2hPG）<7.8 mmol/L。

（四）结果分析

1. 空腹血糖受损 空腹静脉血浆葡萄糖≥6.1 mmol/L，但<7.0

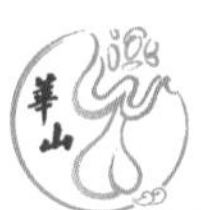

mmol/L，同时 OGTT 中 2hPG＜7.8 mmol/L。

2. 糖耐量异常 (impaired glucose tolerance，IGT) OGTT 中 2 hPG≥7.8 mmol/L，但＜11.1 mmol/L，同时空腹静脉血浆血糖＜7.0 mmol/L。

3. 糖尿病 空腹静脉血浆葡萄糖≥7.0 mmol/L 和/或 2 hPG≥11.1 mmol/L，2 次检查符合上述标准，即可诊断为糖尿病。

（五）注意事项

1）已经有明显糖尿病症状和血糖升高患者，宜慎行。

2）采血管标注采血时间点。

二、胰岛素、C 肽释放试验

（一）目的和意义

OGTT 测定血糖的同时检测胰岛素和 C 肽水平，判断胰岛功能和胰岛素抵抗状况。

（二）试验方法

同 OGTT，服糖前和服糖后 30 min、1 h、2 h、3 h 测定血糖，同步采血测定胰岛素和 C 肽。

胰岛素、C 肽释放试验临时医嘱

明天上午空腹行 OGTT 和胰岛素、C 肽释放试验：0 min、30 min、1 h、2 h、3 h 采血，同步测定血糖，胰岛素和 C 肽

（三）注意事项

同 OGTT。

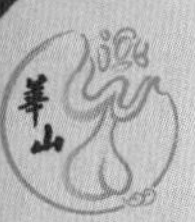

三、生长激素高糖抑制试验

（一）目的和意义

判断生长激素（GH）是否高分泌，为诊断和随访 GH 垂体腺瘤必需的检查。

（二）试验方法

服糖前和服糖后 30、60、90、120 min 同步测定血糖和 GH。

生长激素高糖抑制试验临时医嘱

明天上午空腹行 GH 高糖抑制试验：0 min、30 min、60 min、90 min、120 min 采血同步测定血糖、GH

（三）结果分析

正常或者肢端肥大症患者生化缓解后 GH 谷值被抑制到 1 μg/L 以下，GH 谷值≥1 μg/L 确诊为肢端肥大症或未缓解。

（四）注意事项

已经有糖尿病、血糖升高患者，OGTT 可加重高血糖症状，可改为 100 g 馒头餐试验。

四、奥曲肽抑制试验

（一）目的和意义

预测肢端肥大症患者使用生长抑素类似物（SSAs）的疗效，另对鉴别促甲状腺激素（thyroid stimulating hormone，TSH）不适当分泌综合征的病因——TSH 垂体腺瘤或甲状腺激素抵抗（resistance to thyroid hormone，RTH）有一定价值。

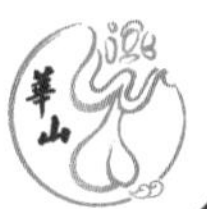

（二）试验方法

1. 肢端肥大症患者 早晨8时空腹采血测GH后，予奥曲肽0.1 mg皮下注射，注射后于1、2、3、4、5、6 h采血测GH。

肢端肥大症奥曲肽抑制试验临时医嘱

明天上午行奥曲肽抑制试验
奥曲肽0.1 mg皮下注射
早上8时采血测GH，注射后1 h、2 h、3 h、4 h、5 h、6 h采血测定GH

2. TSH不适当分泌综合征患者 早晨8时空腹抽血测定TSH、总三碘甲腺原氨酸（total triiodothyronine，TT_3）、总甲状腺素（total thyroxine，TT_4）、游离三碘甲状腺原氨酸（free triiodothyronine，FT_3）、游离甲状腺素（free thyroxine，FT_4），8时、16时、24时奥曲肽0.1 mg皮下注射，10时、12时、14时、16时和次日8时采血测TSH、TT_3、TT_4、FT_3、FT_4。

TSH不适当分泌综合征奥曲肽抑制试验临时医嘱

明天行奥曲肽抑制试验
奥曲肽0.1 mg q8 h皮下注射（8:00、16:00、24:00）
早上8时采血测TSH、TT_3、TT_4、FT_3、FT_4，注射后2 h、4 h、6 h、8 h，次日上午8时采血测定TSH、TT_3、TT_4、FT_3、FT_4

3. 结果分析

（1）肢端肥大症患者的奥曲肽抑制试验

GH抑制率=（基线GH−奥曲肽注射后GH谷值）/基线GH。

GH抑制率>82.57%提示生长抑制类似物治疗后平均GH下降超过75%或IGF-1下降超过50%［敏感度96.9%，特异度80.0%，阳性

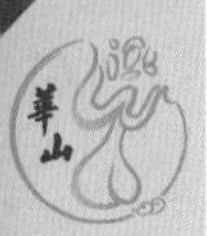

预测值（positive predictive value，PPV）81.6%，阴性预测值（negative predictive value，NPV）96.6%]；GH 抑制率>90.32%提示肿瘤可能缩小 20%以上（敏感度 81.8%，特异度 87.5%，PPV 87.1%，NPV 82.4%）。

（2）TSH 不适当分泌综合征患者奥曲肽抑制试验

TSH 垂体腺瘤和中枢性甲状腺激素综合征患者的甲状腺功能对奥曲肽反应不同，前者受抑更为明显，有助于两者的鉴别。目前试验方法尤其是鉴别诊断切割点有待进一步分析研究。

4. 注意事项 部分患者注射奥曲肽后出现腹痛、腹泻等不良反应，偶见过敏。可对症处理。奥曲肽抑制试验的切点值目前尚未达成共识，文献报告的研究结果有所不同。本节内容给出的切点来自部分文献报告及“金垂体”中心数据统计结果，对临床鉴别有一定参考价值。

五、小剂量促肾上腺皮质激素兴奋试验

（一）原理

外源性促肾上腺皮质激素（ACTH）可促进肾上腺皮质快速分泌皮质醇。原发性肾上腺皮质功能减退患者或较长时间缺乏内源性 ACTH 刺激的中枢性肾上腺皮质功能减退患者对外源性 ACTH 反应减弱。

（二）目的和意义

临床疑似中枢性或原发性肾上腺皮质功能不全患者、长期应用糖皮质激素治疗者逐步减量至最小剂量的停药前评估。该功能试验方法较低血糖兴奋试验安全、简便，但中枢性肾上腺皮质功能减退病程<3 个月者不适用，可出现假阴性结果。

（三）禁忌证

无明确禁忌证。有明确肾上腺皮质功能低下者［有相应的基础病变、临床表现并且晨血皮质醇<83 nmol/L（3 μg/dL）］可直接诊断肾上腺皮质功能减退，无需进行本试验。

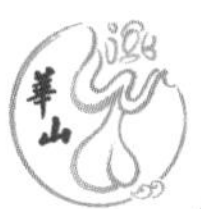

（四）试验方法

1）试验时间：无特殊要求，优选上午，不需要空腹。

2）准备 ACTH：25 单位用 5%葡萄糖 250 ml 稀释，稀释后静置半小时以充分溶解（国外用 1 μg $ACTH_{1\sim24}$）。

3）上肢静脉采血测血皮质醇（0 min）。

4）静推 1 ml 稀释的 ACTH（0.1 单位）。

5）ACTH 静推后 30 min、60 min 对侧上肢静脉采血测皮质醇。

6）正常参考值：ACTH 注射后血皮质醇峰值>497 nmol/L（18 μg/dL）。

7）结果分析：ACTH 注射后血皮质醇峰值≤497 nmol/L（18 μg/dL），提示肾上腺皮质储备功能不足。

8）注意事项：国产 ACTH 为提取物，少数患者有可能发生过敏反应。

小剂量 ACTH 兴奋试验临时医嘱

明天行小剂量 ACTH 兴奋试验
5%葡萄糖 250 ml+ACTH 25 单位，取 1 ml 静推
静推前和静推后 30 min、60 min 采血测定皮质醇

六、地塞米松抑制试验

（一）原理

正常生理情况下，皮质醇的分泌受 ACTH 正调节，外周血皮质醇负反馈调节垂体 ACTH 和下丘脑促肾上腺皮质激素释放激素（corticotropin-releasing hormone，CRH）的分泌。皮质醇增多症患者体内的下丘脑-垂体-肾上腺轴（hypothalamic-pituitary-adrenal axis，HPA 轴）调节障碍，不同病因其调节异常各有特点。地塞米松是人工合成的类固醇激素（目前的血、尿皮质醇测定方法不能测到地塞米松），其糖皮质激素效应是皮质醇的 40 倍；正常人口服地塞米松后可抑制 ACTH 分

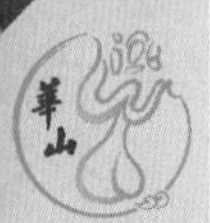

泌，进而降低血皮质醇、尿游离皮质醇（urinary free cortisol，UFC）。因此，地塞米松抑制试验可用于判断 HPA 轴是否病理性增多。根据地塞米松使用的剂量，地塞米松抑制试验分为小剂量和大剂量两种；根据用药方法可分为午夜一次法和 48 h 标准法。皮质醇增多症患者，不管是何原因所致，小剂量地塞米松抑制试验（low dose dexamethasone suppression test，LDDST）不能抑制。库欣病患者的 ACTH 分泌仍然部分受皮质醇调节，而异位 ACTH 综合征（ectopic ACTH syndrome，EAS）完全不受调节，两者对大剂量地塞米松抑制试验（high dose dexamethasone suppression test，HDDST）的反应不同；肾上腺皮质腺瘤患者自主分泌皮质醇，也不受外源性大剂量地塞米松的抑制。

（二）午夜一次法小剂量地塞米松抑制试验

1. 目的和意义　临床疑似皮质醇增多症患者的筛查，明确有无皮质醇增多症。

2. 禁忌证　无明确禁忌证。

3. 试验方法　试验当天 8 时采血查基础血皮质醇，23～24 时口服地塞米松（每片 0.75 mg）1 mg（1 片加 1/3 片），次日 8 时采血查皮质醇。

午夜一次法小剂量地塞米松抑制试验临时医嘱

行午夜一次法小剂量地塞米松抑制试验
23:00～24:00，地塞米松 1 mg po，次日早晨采血测皮质醇

4. 正常参考值　次日 8 时血皮质醇被抑制到 50 nmol/L（1.8 μg/dL）以下。

5. 结果分析　如次日血皮质醇浓度≥50 nmol/L（1.8 μg/dL）则提示皮质醇增多症可能，诊断皮质醇增多症的敏感度 94%，特异度 80%。导致皮质类固醇结合球蛋白（corticosteroid binding globulin，CBG）升高的情况如雌激素等药物可导致假阳性结果。将切割点提高至 138 nmol/L（5 μg/

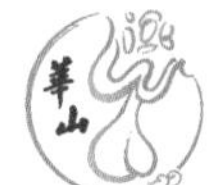

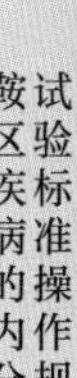

dL)，特异度升高而敏感性降低。需结合临床表现和 UFC 进行判断。

(三) 48 小时标准小剂量地塞米松抑制试验

1. 目的和意义 临床疑似皮质醇增多症、午夜一次法小剂量地塞米松抑制试验异常者。

2. 禁忌证 无明确禁忌证。

3. 试验方法

1) 试验第 1 天上午 8 时采血测基础皮质醇。

2) 试验第 1 天上午 8 时采血后口服地塞米松（每片 0.75 mg）0.75 mg q8 h×6 次。(经典标准小剂量地塞米松抑制试验采用地塞米松片 0.5 mg q6 h×8 次。因国内无 0.5 mg 规格的地塞米松片，“金垂体”中心调整为 0.75 mg q8 h×6 次。)

3) 48 h 后即试验第 3 天上午 8 时采血测皮质醇。

48 h 标准小剂量地塞米松抑制试验医嘱

明天行 48 h 小剂量地塞米松抑制试验
明天 8:00 测血皮质醇后，地塞米松 0.75 mg q8 h×6 次（48 h）
第 3 天早上 8 时采血测皮质醇

4. 正常参考值 正常人 48 h 后血皮质醇被抑制至 50 nmol/L（1.8 μg/dL）以下。

5. 结果分析 联合 24 h 尿游离皮质醇结果，用于皮质醇增多症的定性诊断。48 h 后血皮质醇≥50 nmol/L（1.8 μg/dL），诊断皮质醇增多症的敏感度、特异度均>95%。

(四) 午夜一次法大剂量地塞米松抑制试验

1. 目的和意义 明确皮质醇增多症定性诊断的患者，进行该试验有助于病因鉴别诊断。

2. 禁忌证 无明确禁忌证。

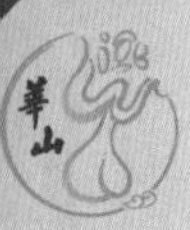

3. 试验方法 试验当天8时采血查基础血皮质醇，23～24时口服地塞米松（每片0.75 mg）8 mg（10片加2/3片），次晨8时采血查皮质醇。

午夜一次法大剂量地塞米松抑制试验临时医嘱

午夜一次法大剂量地塞米松抑制试验（需有基础血皮质醇水平）
23:00～24:00，地塞米松8 mg po，次日晨采血测皮质醇

4. 结果分析 次晨8时血皮质醇被抑制到基础值的50%以下，判断为可被抑制，支持库欣病的诊断。本试验鉴别库欣病患者和异位ACTH综合征的敏感度为60%～80%，特异度为80%～90%。如切点定为抑制率超过80%，则特异度进一步提高。

（五）48小时标准大剂量地塞米松抑制试验

1. 目的和意义 皮质醇增多症定性诊断明确者进行进一步的病因诊断。

2. 禁忌证 无明确禁忌证。

3. 试验方法

（1）试验第1天开始每天留24 h尿测定UFC，共4 d。第1天为基础值。

（2）第2天8时采血测基础血皮质醇。

（3）第2天抽血后口服地塞米松（每片0.75 mg）2 mg q6 h×8次，试验第4天8时，采血测皮质醇。

48 h标准大剂量地塞米松抑制试验临时医嘱

明天行48 h大剂量地塞米松抑制试验
24 h UFC×4 d（服药前1 d，服药第1天和第2天，服药后第1天）
地塞米松2 mg q6 h×8次（第2天和第3天，48 h）
血皮质醇×2次（第2天口服地塞米松前8时，第4天8时采血测定皮质醇）

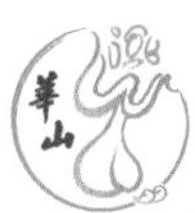

4. 结果分析 试验第3天UFC较服药前基础值降低50%以上、第4天血皮质醇较基值降低50%以上提示能被抑制。以降低90%为判断标准，特异度更高。本试验鉴别库欣病患者和异位ACTH综合征的敏感度为60%～80%，特异度为80%～90%。

地塞米松抑制试验的注意事项：

1）地塞米松抑制试验过程较为复杂，试验前须告知患者和家属进行该功能试验的必要性和重要性，获得患者和家属的理解和配合。

2）各血和尿样本试管标明留样时间。

3）保证试验期间适量饮水，24 h尿液量1 000～2 500 ml较为合适。

4）关注有无干扰地塞米松吸收和代谢的药物。

5）周期性库欣综合征患者不适用。

6）大剂量地塞米松抑制试验可能升高血糖、血压，降低血钾，应予以关注。

七、戈那瑞林兴奋试验

（一）原理

戈那瑞林（luteinizing hormone releasing hormone，LHRH）为下丘脑释放的肽类激素，在正常生理情况下注射LHRH可刺激腺垂体释放黄体生成素（LH）和卵泡刺激素（FSH），特别是LH可升高数倍。该试验主要用于了解垂体促性腺激素的储备情况。

（二）目的和意义

明确中枢性性腺功能减退患者的定位（下丘脑性和垂体性）诊断。

（三）禁忌证

无明确禁忌证。

（四）试验方法

1）上午进行，可不空腹。

2）一侧上肢留置静脉采血针，留取血样测定基础 LH 和 FSH。

3）LHRH 100 μg 溶于 5 ml 生理盐水后经另一侧上肢静脉注射。

4）注射后 15、30、60、90 和 120 min 采血，测定 LH 和 FSH。

5）单次注射 LHRH 后 FSH、LH 反应差，可采取延长试验：每日静注 LHRH 100 μg，连续 3～5 d，最后一次重新按注射后 15、30、60、90 和 120 min 采血测 LH 和 FSH 复查。

戈那瑞林兴奋试验临时医嘱

明天上午行 LHRH 兴奋试验
生理盐水 5 ml＋LHRH 100 μg，静推 st
静推前和静推后 15 min、30 min、60 min、90 min、120 min 采血测定 LH、FSH

（五）正常参考值

注射后 30～45 min 内出现峰值，LH 升高 3～6 倍以上，FSH 升高 20％～50％以上。

（六）结果分析

如病变在下丘脑，基础值不高，注射后 LH 能相应升高，或单次注射 LHRH 后垂体反应差，但在 LHRH 静注数日后能良好兴奋。如病变在垂体，基础值不高，单次和多次注射 LHRH 后 LH 仍不能被兴奋。

（七）注意事项

1）试验前告知患者和家属进行该功能试验的必要性和重要性，获得患者和家属的理解和配合。

2）各血样试管明确标记留样时间。

八、禁水加压试验

（一）原理

正常人禁水后抗利尿激素（antidiuretic hormone，ADH）分泌增加，

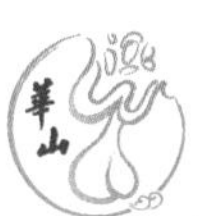

使尿量减少、尿渗透压升高，血渗透压和血容量基本保持不变。中枢性尿崩症因缺乏 ADH，禁水后尿量减少不明显，尿渗透压升高不明显，由于禁水可出现体重下降、血渗透压升高，而注射垂体后叶素后尿量明显减少，尿比重和渗透压升高；肾性尿崩症患者，ADH 不能正常发挥作用，禁水和垂体后叶素均不能使尿量减少，尿比重和渗透压无明显升高。

（二）目的和意义

多尿且为低渗尿患者，根据禁水加压试验结果，鉴别为原发性多饮、中枢性尿崩症（完全性或部分性）或肾性尿崩症。

（三）禁忌证

已发生脱水、高钠血症的患者。

（四）准备工作

尿比重计、量杯、尿渗透压管若干（预先标注时间点）及垂体后叶素 1 支。

（五）试验方法

1）记录禁水试验前基础值，包括每小时尿量、尿比重、尿渗透压、血渗透压、血钠、体重、血压及心率。

2）开始禁水：开始禁水时间根据患者尿量而定，轻者可从试验前夜 22 时开始，重者可从当天 6 时开始。记录禁水后每次排尿量。

3）试验日 7 时排净尿液，此后每小时排尿 1 次，记录每小时尿量、测定尿比重并留尿样 10 ml 送检尿渗透压，每小时测体重、血压及心率并记录。

4）连续 2 次尿量变化不大和尿比重不变判断为“平台期”，或出现体重降低达 3％或出现血压下降时采血测定电解质和血渗透压后皮下注射垂体后叶素 5 单位（完成注射后即刻排尿 1 次），监测注射后每小时尿量、尿比重和尿渗透压，连续 2 h（图 4－1）。

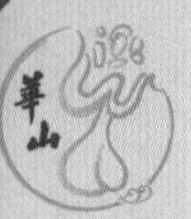

禁水加压试验临时医嘱

今晚开始禁水加压试验

××时开始禁水（具体时间由主治及以上医生制订），记录每次排尿尿量

尿渗透压×6次，血渗透压×2次备用；垂体后叶素1支备用

禁水加压试验记录表

姓名：　　性别：　　年龄：　　住院号：　　床号：

____年____月____日____时开始禁水，直至加压后2小时。

禁水后至次日晨7时的总尿量：________mL

7am 排净小便，开始每小时的尿量、尿渗和生命体征监测

	尿量	体重	心率	血压	尿比重	尿渗透压	血渗透压	血钠
基础值								
7am	排尽大小便							
8am								
9am							—	—
10am							—	—
11am							—	—
平台期								
达平台期后，垂体后叶素注射时间：								
加压后1h							—	—
加压后2h								

注意事项：

1. 基础值为禁水前的数据。
2. 在不限水情况下血钠＞155 mmol/L 说明患者渴感中枢受损，不适合禁水试验。
3. 病程久且有憋尿习惯者，先行残余尿检测。有残余尿者，短期留置导尿帮助准确留取每小时尿量。
4. 平台期判断标准：尿量、尿比重连续2h无变化或体重下降3%，有条件及时测定尿渗者，尿渗透压变化< 30 Mosm/（kg·H_2O）。
5. 判断平台期和垂体后叶素注射时间间隔＜5 min。
6. 尿渗透压送检样本请务必准确标注时间。

图4-1　禁水加压试验记录表

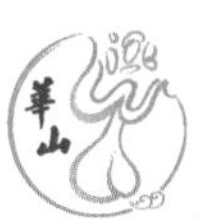

（六）正常参考值

正常人禁水后尿量明显减少，体重、血压、血浆渗透压变化不大，而尿渗透压可以超过 800 Mosm/（kg・H_2O），注射垂体后叶素后，尿渗透压上升不超过 9%。

（七）结果分析

原发性多饮患者在禁饮后尿量减少，尿比重、尿渗透压可上升但可能略低于正常人水平。注射垂体后叶素后，尿渗透压可以继续上升，但上升幅度<9%。完全性中枢性尿崩症患者禁水后，尿量减少不明显，尿比重、尿渗透压上升不明显，伴体重下降，可伴血钠和血渗透压升高；注射垂体后叶素后，尿量明显减少，尿比重、尿渗透压明显上升，上升幅度超过 50%。部分性中枢性尿崩症者，禁水后尿液有一定程度的浓缩，但注射垂体后叶素后尿渗透压上升幅度至少达到 10%。肾性尿崩症患者在禁水和注射垂体后叶素后尿量减少不明显、尿比重和尿渗透压均无明显升高。

（八）注意事项

1）试验前告知患者和家属进行该功能试验的必要性和重要性，获得患者和家属的理解、知情同意和配合。尤其是儿童需要家长的陪伴和监督鼓励，以保证试验顺利按要求进行。

2）试验前评估患者是否有尿潴留，存在尿潴留者留置导尿管进行该试验。

3）试验期间医护人员全程监护。

九、胰岛素耐受试验

（一）原理

静脉注射胰岛素诱发低血糖，而低血糖可刺激 ACTH、皮质醇、GH 的分泌。又称低血糖兴奋试验。

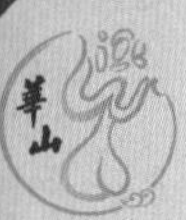

（二）目的和意义

评价垂体 GH 分泌功能和 HPA 轴储备功能。

（三）禁忌证

有癫痫病史者、活动性缺血性心脏病或脑卒中患者、妊娠状态。

（四）试验方法

1）空腹 8～14 h 后保持卧位。

2）一侧上肢留置静脉采血针，采血测血糖、ACTH、皮质醇和 GH；

3）短效胰岛素常用剂量为 0.1～0.15 IU/kg 体重，疑有垂体功能低下的患者可用 0.05 IU/kg 体重，肥胖、胰岛素抵抗者采用 0.15～0.3 IU/kg 体重。用 1 ml 注射器抽取所需短效胰岛素后抽取生理盐水至 1 ml，经对侧肢体静脉注射后用 100 ml 生理盐水保持静脉通路。

4）在胰岛素注射后 15、30、45、60、90 和 120 min 采血测血糖、ACTH、皮质醇和 GH；同时用快速血糖仪测定血糖，实时掌握血糖水平。血糖降至 2.2 mmol/L 或有低血糖的症状如心悸、出汗、饥饿感等提示低血糖诱发成功，进食纠正低血糖，严重者先经生理盐水通路静推 50％葡萄糖注射液 20 ml。如 45 min 仍未出现低血糖，予追加注射等量短效胰岛素，重新按第 2 次注射后 15、30、45、60、90 和 120 min 抽血查血糖、GH 和皮质醇。低血糖诱发肾上腺皮质危象者即刻用琥珀酸氢化可的松 100 mg 静脉滴注治疗。

5）及时送检所有血样；不管低血糖诱发是否成功，将所有血样送检。

胰岛素耐受试验临时医嘱

明天上午空腹行胰岛素耐受兴奋试验
生理盐水 1 ml＋短效胰岛素____IU　静推 st
静推后生理盐水 100 ml 静脉滴注维持静脉通路
备 50％葡萄糖溶液 40 ml
胰岛素注射前和注射后 15 min、30 min、45 min、60 min、90 min 和 120 min 采血测定血糖、皮质醇和 GH
同步快速测血糖×7 次

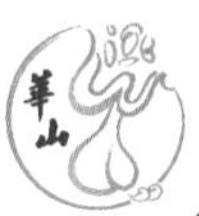

（五）正常参考值

成人 GH 峰值>5 μg/L；皮质醇峰值>497 nmol/L（>18 μg/L）。

（六）结果分析

1）成人胰岛素耐受试验（insulin tolerance test，ITT）后 GH 峰值≤5.0 μg/L 提示 GH 缺乏（growth hormone deficiency，GHD）。

2）皮质醇峰值≤497 nmol/L（18 μg/dL）提示 HPA 轴储备功能减退。

（七）注意事项

1）试验前告知患者和家属进行该功能试验的必要性和重要性，并告知可能的不适，获得患者和家属的理解和同意。准备 100 g 碳水化合物主食。

2）医护人员在试验全过程对患者进行监护。

3）各试管标注采血时间点与采血时间相符。

4）血糖管为抗凝管，采血后注意颠倒试管数次以抗凝。

十、人绒毛膜促性腺激素兴奋试验

（一）目的和意义

男性性腺功能减退者，评估睾丸间质细胞功能。

（二）试验方法

1. 单次试验　肌注 HCG 2000 IU 前和后 24、48、72 h 分别采血测定睾酮。

HCG 兴奋实验临时医嘱

明天上午行 HCG 兴奋试验
生理盐水 2 ml+HCG 2000 IU 肌注
肌注前及肌注后 24 h、48 h、72 h 采血测睾酮

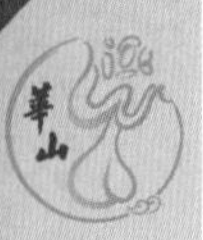

2. 延长试验 肌注 HCG 2 000 IU，每周 2 次，连续 2 周，测定第 0、4、7、10 和 14 天睾酮。

（三）结果分析

睾酮≥3.47 nmol/L（100 ng/dL）提示存在睾丸间质细胞，睾酮≥10.41 nmol/L（300 ng/dL）提示间质细胞功能良好。该试验有一定的假阴性结果，应慎重评估试验结果，必要时重复试验，或试验性促性腺激素治疗 3 个月，观察睾酮水平变化。

十一、双侧岩下窦静脉采血

（一）原理

生理状况下 ACTH 由垂体分泌，岩下窦静脉血样中 ACTH 水平高于外周血。库欣病和 EAS 均表现为 ACTH 依赖性皮质醇增多症，但前者 ACTH 主要来自垂体，后者并非来自垂体。故直接测定岩下窦静脉血样中 ACTH 水平，同步测定外周血 ACTH 水平，可帮助鉴别 ACTH 来源。

（二）目的和意义

ACTH 依赖性皮质醇增多症患者，为鉴别库欣病和 EAS 的"金标准"。通常下列患者需进行双侧岩下窦静脉采血（bilateral inferior petrosal sinus sampling，BIPSS）：①MRI 未见明确病灶或病灶＜6 mm；②大剂量地塞米松试验不能抑制；③ACTH＞200 pg/ml；④明显低血钾碱中毒。

（三）禁忌证

凝血功能异常、活动性出血及双侧腹股沟区皮肤感染。

（四）准备工作

1）试验前请数字减影血管造影（digital substraction angiography，DSA）医师会诊并取得患者和家属知情同意、备皮。完善血常规、肝肾

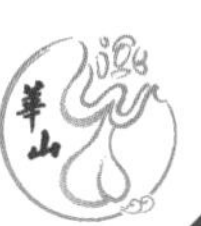

功能、电解质、凝血功能、肝炎三对半、人类免疫缺陷病毒（human immunodeficiency virus，HIV）、快速血浆反应素（rapid plasma reagin，RPR）。

2）试验前准备好采血管，请护士打印化验标签，标签需标注检验项目、采血部位和采血时间，如“ACTH 左侧岩下窦 5 min”，贴在相应管子上，采血管包括 ACTH 和泌乳素（PRL）采血管。把编好号的 ACTH 采血管置于冰盒中保存。

（五）检查方法

1）待介入科医师插管到位，配合介入科医师采血（用一次性注射器各取 5 ml，注入到标记好的采血管里）。

2）先采外周血测定基础 ACTH、PRL，再行左右 BIPSS 测定 ACTH、PRL。

3）使用去氨加压素（desmopressin，DDAVP）10 μg 缓慢静推。

4）静脉推注后 5、10 min 采左右岩下窦静脉和外周血测定 ACTH、PRL；将 ACTH 采血管放在冰盒内，送至实验室检测，PRL 采血管常温送检。

5）拔除导管，局部压迫止血 5～10 min。术后双下肢制动 2 h，观察足背动脉搏动、皮温及肤色。12 h 后拆除绷带下床活动。

BIPSS 常规医嘱

术前

备皮、禁食（今午夜开始）

备以下物品明天带入 DSA 室

平衡液 500 ml×4 袋、肝素钠 2 支、利多卡因 2 支、5 ml 注射器 10 个（需要用微导管采血的患者，备 13 个）、输液管 4 条、ACTH 采血管 9 个（需要用微导管采血的患者，备 ACTH 采血管 13 支）、PRL 采血管 9 个

生理盐水 40 ml＋醋酸去氨加压素 10 μg（带入 DSA 室）

术后

穿刺点压迫止血，双下肢制动 2 h、限水、测血压 qh×4 次，观察足背动脉搏动、皮温及肤色 qh×4 次

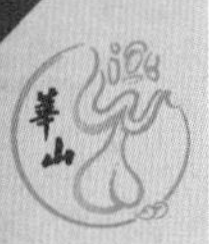

（六）结果分析

1）基础岩下窦静脉血/外周血 PRL＞1.8，提示插管成功。基础岩下窦静脉血/外周血 ACTH 比值≥2，DDAVP 刺激后比值≥3，提示库欣病。国外报道其敏感度达 97%，特异度 100%。导管正确定位是试验成功的关键。有岩下窦解剖变异、先天发育不良、与基底静脉间有吻合支造成来源于垂体的静脉血稀释，同步测定 PRL 有助于判定是否插管到位，并在插管不到位的情况下对结果进行校正。“金垂体”中心回顾性分析了 40 名 ACTH 依赖性库欣综合征患者的 BIPSS 数据，发现采用 PRL 校正的 ACTH 计算中枢和外周的比值，以＞0.8 作为判断中枢的切点，可将 BIPSS 的敏感性提升至 100%。

2）左右侧岩下窦静脉血 ACTH 水平差异可能有助于判断病灶所在侧。“金垂体”中心数据显示，基线岩下窦静脉 ACTH 左右侧比值超过 1.4，预测病灶所在侧的准确性为 45%。当采用 DDAVP 刺激后 PRL 校正的 ACTH 中枢外周比值计算左右侧比值，并以 1.4 为切点，则可将预测准确性提高到 77%。

（七）注意事项

1）试验前告知患者和家属进行该功能试验的必要性和重要性，获得患者和家属的理解、知情同意和配合。BIPSS 是有创操作，可能会发生严重并发症：如岩下窦血栓形成（预防性肝素化），导丝、导管操作及用力注射造影剂等操作可造成脑干静脉损伤，导丝、导管等造成穿孔及蛛网膜下腔出血。库欣综合征患者如病程较长并合并糖尿病、高血压等因素，深静脉血栓风险增加，在条件允许的情况下应尽早活动，加强监测，如有下肢肿痛、胸闷气急等，应立即进行血管 B 超、肺计算机断层扫描血管成像（CTA）等相关检查。

2）各采血管明确标记标本留样部位和时间。

（撰写者：俞一飞、何　敏；审校者：叶红英、张朝云）

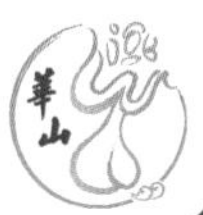

参考文献

[1] 中华医学会儿科学分会．儿科内分泌与代谢性疾病诊疗规范[M]. 北京：人民卫生出版社，2016：48－51.

[2] 中华医学会内分泌学分会性腺学组．特发性低促性腺激素性性腺功能减退症诊治专家共识[J]. 中华内科杂志，2015，54(8)：739－744.

[3] 中国垂体腺瘤协作组．中国库欣病诊治专家共识(2015)[J]. 中华医学杂志，2016，96(11)：835－840.

[4] 叶磊，韩如来，姜晓华，等．促甲状腺激素不适当分泌综合征61例病例总结[J]. 中华内分泌代谢杂志，2015，31(11)：925－931.

[5] BELLI S，ONETO A，MENDARO E. Bilateral inferior petrosal sinus sampling in the differential diagnosis of ACTH-dependent Cushing's syndrome [J]. Rev Med Chil，2007，135：1095－1102.

[6] HAN R，SHEN L，ZHANG J，et al. Diagnosing thyrotropin-secreting pituitary adenomas by short-term somatostatin analogue test [J]. Thyroid，2020，309：1236－1244.

[7] ISIDORI A M，KALTSAS G A，MOHAMMED S，et al. Discriminatory value of the low-dose dexamethasone suppression test in establishing the diagnosis and differential diagnosis of Cushing's syndrome[J]. J Clin Endocrinol Metab，2003，88：5299－5306.

[8] QIAO X，YE H，ZHANG X，et al. The value of prolactin in inferior petrosal sinus sampling with desmopressin stimulation in Cushing's disease [J]. Endocrine，2015，48：644－652.

[9] WANG M，SHEN M，HE W，et al. The value of an acute octreotide suppression test in predicting short-term efficacy of somatostatin analogues in acromegaly [J]. Endocr J，2016，63：819－883.

第 5 章
鞍区疾病的眼科检查要点

一、概述

鞍区疾病（如肿瘤、炎症等）与视路结构（特别是视神经和视交叉）的关系密切，可压迫视神经和/或视交叉，导致单侧或双侧视力下降和视野缺损。视神经受压症状是鞍区疾病患者最常见的主诉之一，也是需采取外科手术干预的重要指征。研究表明，除病灶本身对视神经或视交叉的直接压迫外，鞍区疾病还可导致整个视觉神经传导通路（包括视网膜神经节细胞、视神经、视交叉、视放射和视觉脑皮质）发生解剖形态和功能改变，进一步影响患者的视觉功能。因此，我们认为通过对视觉神经传导通路的各环节开展解剖和功能学检查，可对患者的术前视觉功能受损状况做出综合量化评估，并为预测术后视神经功能的恢复程度提供客观依据。本章节通过检索国内外最新的相关指南、共识和文献综述，并结合“金垂体”中心的诊疗实践经验，介绍鞍区疾病的相关眼科检查要点。

二、评估方法

（一）视功能评估

视功能评估包括心理物理学和电生理两大类。

1. 视功能的心理物理学评估　主要包括视力、视野和眼外肌功能检查。

（1）视力检查

通常使用国际标准视力表（图 5－1）检查最佳矫正视力（best corrected visual acuity，BCVA），即戴眼镜后的视力，以排除屈光不正对视功能评估的影响。远视力检查的初始距离为视力表前 5 m，一般先查

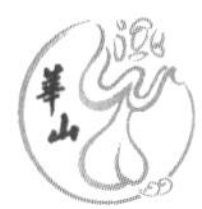

右眼、后查左眼，先查裸眼视力、后查戴镜视力。检查时，受检者手持遮眼罩，挡住非检查眼。如果看不清顶部最大的视标（0.1），嘱患者迈步向前，直至认出0.1视标，记录以实际距离折算（0.1×实际距离/5 m）。如果走到表前1 m仍不能辨认0.1，则改测“数指”，并记录距离（如眼前50 cm数指）。如果眼前5 cm仍不能辨认指数，则改测眼前“手动”。如手动无法察觉，则以烛光或电筒光照射，记录有无“光感”。

标准视力表

旧标准	新标准
0.1	4.0
0.2	4.3
0.3	4.5
0.4	4.6
0.5	4.7
0.8	4.9
1.0	5.0
1.2	5.1
1.5	5.2
2.0	5.3

图5-1　标准视力表（BCVA选用旧标准）

（2）中心静态视野检查

通常使用Humphery或者Octopus电脑全自动视野计进行检查，采用Humphery中心30-2阈值检测程序或者Octopus32程序。患者下腭放在托架上，额头贴紧，端坐舒适，遮盖非检查眼，单眼注视正前方的亮点，若余光看到周围出现的闪烁亮点，按下应答按钮即可，仪器自动记录结果。有临床意义的自动视野检查结果需满足假阴性率<33%，假阳性率<33%，固视丢失率<20%。

中心视野计自动分析生成视野的总体偏差概率图以及模式偏差概率图。前者是与正常人群视野的经验概率值比较后得出的结果，显示了该检测点较正常人群差的概率（图5-2）。模式偏差概率图显示每一个位点的实际阈值和期望阈值之间的差值，并对视野中央与周边敏感度的生理性衰减（24岁以后，年龄每增加10岁，平均光敏感度下降1 dB）进行了矫正。因此，其反映的视野变化更客观，有利于排除屈光介质混浊及其他视网膜疾病引起的局部视野缺损。

垂体腺瘤患者最常见的视野异常类型是颞侧缺损，其他包括颞侧视

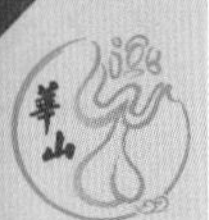

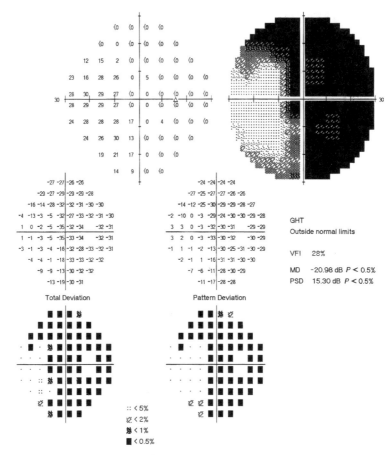

图 5-2 垂体腺瘤患者右眼中心视野总体偏差概率图

敏度下降、颞上方缺损和鼻上方视岛等。多因素回归分析表明，起病年龄、肿瘤直径、最佳矫正视力是垂体腺瘤患者术前视野缺损的独立影响因素。颅咽管瘤患者视野缺损可表现为伴有中心视野缺损的双颞侧视野缺损。

(3) 眼外肌功能检查

采用红玻璃试验，用于突发麻痹性斜视患者的定性检查。在暗室内，患者头部正对前方，注视正前方 1 m 处的黄色点光源。患者手持透明红玻璃片置于右眼前方。此时通过右眼看到的点光源为红色，而通过左眼看到的点光源仍呈黄色。交替遮盖患者双眼，使其确认通过左眼和

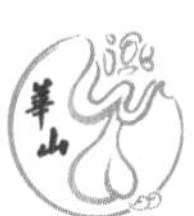

右眼看到的是颜色不同的光点。然后在患者双眼同时注视时，询问其所见光点的数目，若是两个分开的光点即有复视，若是一个重合的光点可除外复视。

2. 视功能的电生理评估 主要包括视觉诱发电位（visual evoked potential，VEP）和多焦 VEP（multi-focal VEP，mfVEP）检查。

（1）图形视觉诱发电位

将图形刺激所产生的视觉电位通过电脑转换成可视化图形。检查方法：用皮肤清洁剂清洁被检者双眼外眦、前额正中、耳垂皮肤及枕骨结节上 1.5～2.0 cm 处皮肤，使局部皮肤电阻＜5 kΩ。采用盘状皮肤电极，电极表面涂上导电膏后固定在清洁的皮肤上。参考电极置于右侧耳垂与额部正中，记录电极置于枕骨结节上，于暗室下进行图形视觉诱发电位（pattern visual evoked potential，P-VEP）检查。P-VEP 记录参数：空间频率 32×24；视角为垂直径±8.5°，横径±11.3°；全视野棋盘格图形连续翻转刺激，刺激所用棋盘格分为 3 种：8×8，16×16 以及 64×64；叠加次数 100 次，采样频率 2.4 Hz；记录时间 250 μs，通频带 1～50 Hz，放大倍数 16 万倍。

P-VEP 波形呈 NPN 型，由一个负向 N75 波、一个正向 P100 波和一个负向 N135 波组成（图 5-3），P100 波变异小，稳定可靠。鞍区肿瘤患者存在视路压迫时，P100 波的潜伏期延长，P100-N75 波幅减小。“金垂体”团队将 VEP 技术用于 76 例鞍区肿瘤患者的术中视觉电生理监护，发现当肿瘤切除、视神经减压后，68 只眼（44.7%）的 P100-N75 波幅较基线有增加；47 只眼（30.9%）的 VEP 波幅在分离肿瘤与视神经界面过程中出现瞬时下降，暂停手术操作后波幅可以回升，提示其对视神经的术中牵拉或损伤有预警作用。术中 VEP 监护技术可能有助于术中对视神经功能的保护，值得进一步研究证实。

（2）多焦 VEP

通过多个通道分析不同视野区域上的 VEP。使用的刺激图形由 VERIS 软件（Electro-Diagnostic Imaging，San Mateo，CA）提供，图形以

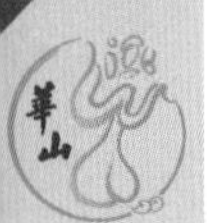

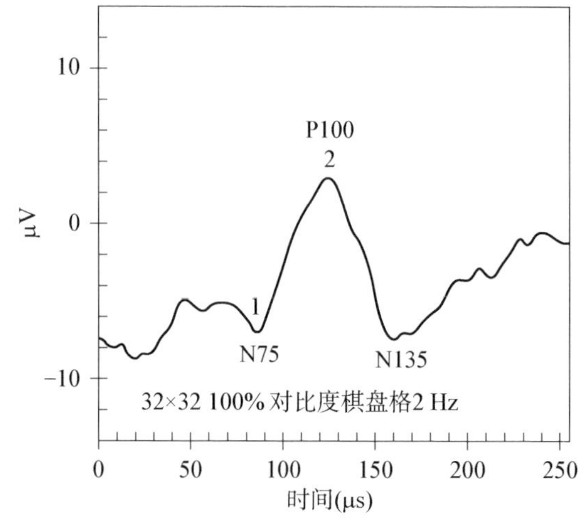

图 5-3 P-VEP 图

1 为 N75 波，2 为 P100 波，记录 2 和 1 之间的波幅差以及 2 的时间

75 Hz 的频率翻转，由 60 个刺激单元组成，每个刺激单元内包含 16 个方格，8 黑（<1 cd/m^2）、8 白（200 cd/m^2）。刺激图形的刺激单元和方格根据皮质放大因子做近似等效的缩放。受试者注视棋盘格的正中位置，测试者通过屏幕上的摄像头检测受试者的瞳孔。按 Hood 的多信道记录电极安放的方法：下方电极位于枕骨粗隆，上方电极位于枕骨粗隆上 4 cm，左、右电极位于枕骨粗隆上 1 cm、旁开中线 4 cm（图 5-4）。使用的电极和传统 VEP 相同，阻抗应<5 kΩ。双眼分别检测，7 min/单眼×2 次，数据分析采用 MATLAB 软件，自动计算出与视野计总体偏差概率图类似的概率图（图 5-5）。概率图包含 60 个点，代表 60 个小视野，黑点代表正常，彩点代表不正常，灰色代表信噪比较小。“金垂体”团队在前期的研究中发现 mfVEP 与主观视野检查有较高的一致性，可作为一种可信度较高的“客观视野”检查方法。

（二）视觉通路评估

目前临床上主要的评估方法为光学相干断层扫描检测。功能磁共振成像为探索性检查。

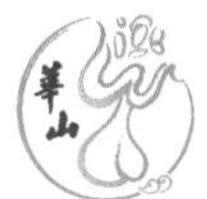

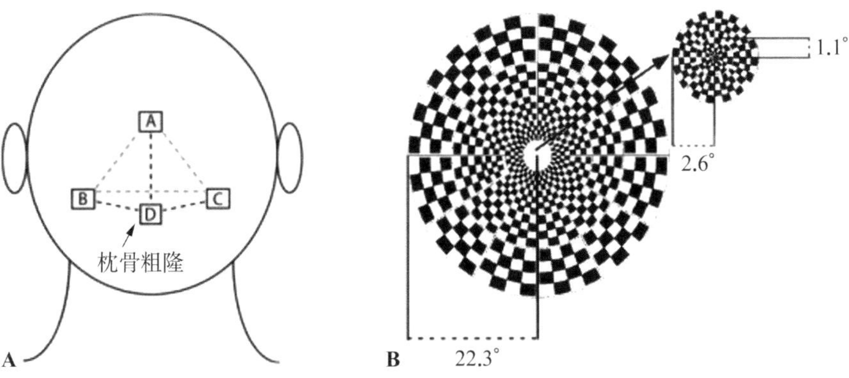

图 5-4　mfVEP 电极放置方法和刺激图形

A. mfVEP 电极放置方法（下方电极位于枕骨粗隆，上方电极位于枕骨粗隆上 4 cm，左、右电极位于枕骨粗隆上 1 cm、旁开中线 4 cm）；B. mfVEP 刺激图形（由 60 个刺激单元组成，每个刺激单元内包含 16 个方格，8 黑、8 白）

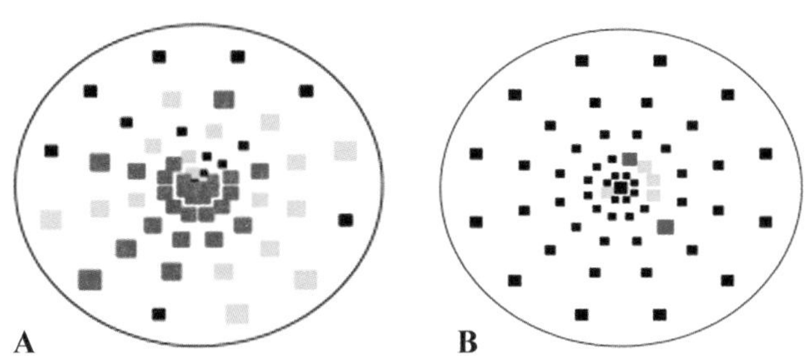

图 5-5　垂体腺瘤患者左、右眼概率图

A. 垂体腺瘤患者左眼概率图（黑点代表正常，饱和的彩点代表 $P<0.005$，不饱和的彩点代表 $P<0.025$）；B. 垂体腺瘤患者右眼概率图

1. 基于光学相干断层扫描的神经纤维层以及神经节细胞厚度测定

光学相干断层扫描（optical coherence tomography，OCT）可以定量检测视网膜神经纤维层（retinal nerve fiber layer，RNFL）厚度、神经节细胞复合体（ganglion cell complex，GCC）厚度以及黄斑区各层厚度。检查时患者取坐位，调好机器与受检者的位置距离，直至可从显示器上观察到信号，尽量保持受检者注视目标光点。在“ONH”模式下行 RNFL 的定量评估，扫描获取信息为沿视盘中心计算的 3.45 mm 直径圆的 RNFL 厚度（μm），可自动按半球（上半球及下半球）划分。计算机图像

分析系统自动测量并记录视网膜各象限的神经纤维层厚度值(图 5－6)。

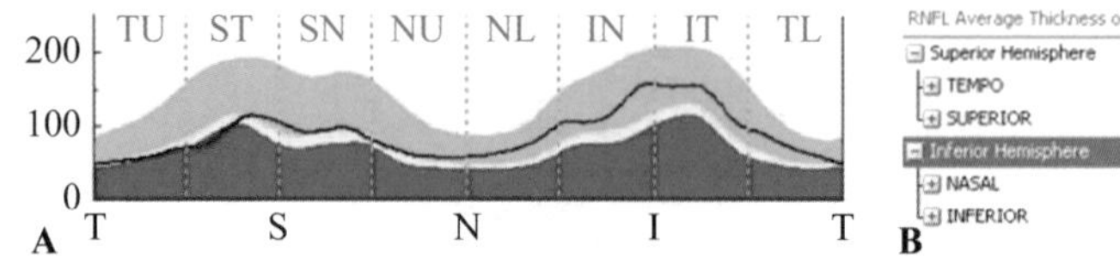

图 5－6 垂体腺瘤患者 OCT 显示右眼 RNFL 厚度

A. RNFL 曲线图（黑色实线：患者的 RNFL 厚度；红色区域：厚度＜99% 正常人群；黄色区域：厚度处于 95%～99% 的临界值；绿色区域：厚度正常）。B. 计算机自动计算出的各个象限厚度

在“GCC”模式下行 GCC 的定量评估，扫描获取信息为中心凹周围直径 7 mm 范围内界膜至内丛状层的平均 GCC 厚度（μm），自动按半球（上半球及下半球）划分。计算机图像分析系统自动行视神经节细胞厚度分析，并给出概率图（图 5－7）。

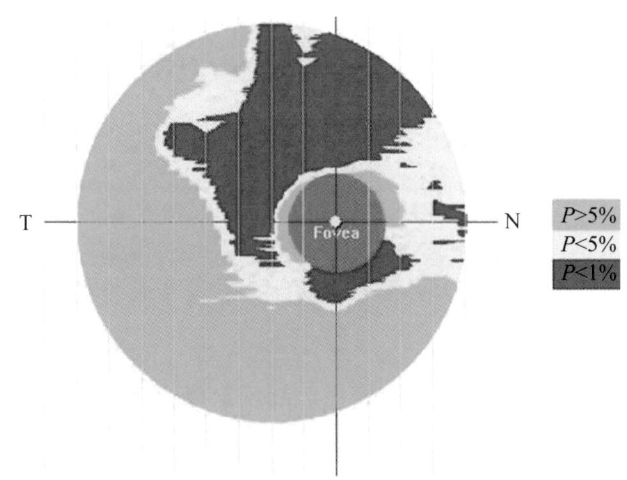

图 5－7 垂体腺瘤患者 OCT 显示右眼 GCC 图

红色区域：厚度＜99% 正常人群；黄色区域：厚度处于 95%～99% 的临界值；绿色区域：厚度正常

“金垂体”团队研究发现，垂体腺瘤患者的 RNFL 和 GCC 厚度减小主要位于颞侧，且在发病过程中，GCC 的变化早于 RNFL，提示 GCC 更敏感。GCC 的变薄区域和视野改变相对应，可辅助判读视野检查的

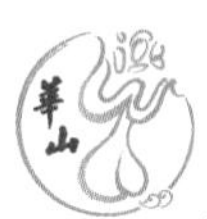

准确性；同时 GCC 检查也可以协助排查黄斑病变。经蝶手术后 RNFL 变化不明显。

2. 功能磁共振成像检查 包括弥散张量成像（DTI）与 BOLD，主要用于定位视放射和视皮质，暂不作为鞍区疾病眼科检查的常规方法。“金垂体”团队在前期的研究中发现，与正常人相比，视交叉受压的垂体腺瘤患者，其视放射传导性能与枕叶视皮质激活范围均显著减弱。

（三）排除非鞍区占位相关的眼科疾病

1. 眼底检查 以眼底照相机行眼底照相或眼底检查，重点观察视乳盘和视网膜，排除青光眼和其他视网膜疾病。

2. 眼压检查 据报道，20％的库欣病患者可合并眼压增高以及青光眼性视野损害。对于该类型的垂体腺瘤患者，建议使用非接触性眼压计或接触性眼压计测量眼压，若眼压＞21 mmHg，可诊断为眼压增高。

三、鞍区肿瘤患者术后视功能恢复的术前预测

“金垂体”团队建立了鞍区肿瘤患者术后视功能恢复的术前预测模型，共纳入了 159 例术前有视野缺损的受试者（318 只眼）。该模型整合患者年龄、性别、肿瘤大小、肿瘤类型、术前内分泌功能、视野、多焦 VEP、视神经纤维层厚度及节细胞层厚度等预测术后视野的预后，准确率达 87.8％。模型中以术前视野、多焦 VEP 和节细胞层厚度的预测价值最大：术前视野损害程度越高、多焦 VEP 波幅越小、节细胞层厚度越薄的患者，术后视功能恢复的概率越低。

四、“金垂体”观点

1）鞍区疾病的术前眼科检查内容应包括最佳矫正视力、眼底、视野、RNFL 以及神经节细胞厚度测定，库欣病患者需加做眼压检测。

2）术中建议行视觉电生理监护。

3）术后随访过程中需进行的眼科检查包括最佳矫正视力、眼压、

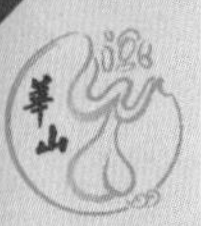

眼底、视野、RNFL以及神经节细胞厚度测定，对于特殊患者需根据视功能恢复情况进行电生理评估。

（撰写者：乔霓丹；审校者：肖以钦）

参考文献

[1] 沈旻倩，叶纹，张宇燕，等．垂体瘤169例患者视野分析[J]．中华眼科杂志，2009，45(12)：1074-1079.

[2] LILJA Y, GUSTAFSSON O, LJUNGBERG M, et al. Visual pathway impairment by pituitary adenomas: quantitative diagnostics by diffusion tensor imaging [J]. J Neurosurg, 2017, 127: 569-579.

[3] LITHGOW K, BATRA R, MATTHEWS T, et al. Management of endocrine disease: visual morbidity in patients with pituitary adenoma [J]. Eur J Endocrinol, 2019, 181: R185-R197.

[4] MISHRA P, SINGH A P, KANAUJIA V, et al. Intraocular pressure and its correlation with midnight plasma cortisol level in Cushing's disease and other endogenous Cushing's syndrome [J]. Indian J Ophthalmol, 2017, 65: 826-829.

[5] NEWMAN S A, TURBIN R E, BODACH M E, et al. Congress of neurological surgeons systematic review and evidence-based guideline on pretreatment ophthalmology evaluation in patients with suspected nonfunctioning pituitary adenomas [J]. Neurosurgery, 2016, 79: E530-E532.

[6] QIAO N, SONG M, YE Z, et al. Deep learning for automatically visual evoked potential classification during surgical decompression of sellar region tumors [J]. Transl Vis Sci Technol, 2019, 8: 21.

[7] QIAO N, YE Z, SHOU X, et al. Discrepancy between structural and functional visual recovery in patients after trans-sphenoidal pituitary adenoma resection [J]. Clin Neurol Neurosurg, 2016, 151: 9-17.

[8] QIAO N, ZHANG Y, YE Z, et al. Comparison of multifocal visual evoked potential, static automated perimetry, and optical coherence tomography findings for assessing visual pathways in patients with pituitary adenomas [J]. Pituitary, 2015, 18: 598-603.

[9] RUTLAND J W, DELMAN B N, HUANG K H, et al. Primary visual cortical

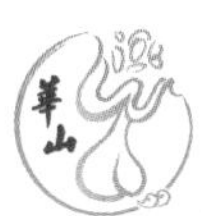

thickness in correlation with visual field defects in patients with pituitary macroadenomas: a structural 7-Tesla retinotopic analysis [J]. J Neurosurg, 2019,18:1-11.

[10] ZHANG Y, YE Z, WANG M, et al. Ganglion cell complex loss precedes retinal nerve fiber layer thinning in patients with pituitary adenoma [J]. J Clin Neurosci, 2017,43:274-277.

第 6 章 鞍区肿瘤的外科处理流程

鞍区是颅底肿瘤的好发部位。解剖学上，鞍区肿瘤毗邻视神经、视交叉、垂体腺、垂体柄、下丘脑、脑干、海绵窦（含眼球运动相关脑神经）、Willis 环、蝶窦及筛窦。因此，鞍区肿瘤的处理兼具神经外科、内分泌科、眼科、五官科、神经血管外科等多学科的相关特色。如经鼻手术需遵循鼻科手术原则；围手术期垂体功能评估和水电解质管理需掌握相关的内分泌专业知识；术中颈内动脉损伤的救治需神经血管外科团队的参与等。从多学科联合诊疗的角度出发，制订鞍区肿瘤的外科处理流程，是十分必要的。根据华山医院“金垂体”中心长期积累的诊疗经验，我们将鞍区肿瘤的外科处理流程总结如下。

一、术前评估

1）瘤周神经功能：嗅觉、视力、视野、眼底及眼球各向运动。

2）垂体前叶功能：皮质醇、甲状腺激素、性腺激素、生长激素（GH）、胰岛素样生长因子 1（1GF-1）及泌乳素。

3）垂体后叶功能：24 h 尿量、血电解质、尿比重、血浆渗透压及尿渗透压。

4）蝶鞍区 MRI：水平位、冠状位、矢状位，T_1 加权像（T_1WI）、T_2 加权像（T_2WI）及增强序列。

5）蝶鞍区 CT：水平位、冠状位、矢状位，平扫＋增强。

6）头颅 CT 血管造影（CTA）或磁共振血管造影（MRA）。

7）患者既往住院史、手术史、过敏史、系统疾病史及用药史。

注意：通过全面、详细的术前评估，开展诊断和鉴别诊断，明确鞍区占位可能的性质，并根据病灶性质确认手术指征和手术目的。

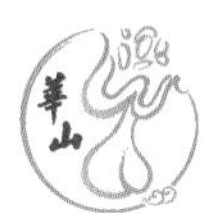

二、术前准备

1）对于拟采用经鼻入路手术的患者，术前 2 d 使用左氧氟沙星滴眼液、呋麻滴鼻液做鼻腔准备，术前 1 d 剪除鼻毛。

2）对于拟采用开颅手术的患者，手术当天或术前 1 d 剃头。

3）练习张口呼吸。

4）术前 1 d 标记手术切口位置。

三、手术方式

鞍区肿瘤手术总体上分为两大类，即经鼻手术和开颅手术。经鼻手术可采用显微镜或内镜，开颅手术主要采用经眶上入路、翼点入路和经纵裂入路。近年来，随着各类复杂鞍区肿瘤病例数的增加，联合（经鼻和开颅）入路手术也在本中心广泛开展。

1. 显微镜经鼻入路 仰卧位，肩下垫枕，头后仰 15°，显微镜下将鼻窥器置入鼻腔，在中鼻甲对侧横行切开鼻中隔黏膜约 1.5 cm，骨膜下分离两侧鼻中隔黏膜至蝶窦前壁，折断骨性鼻中隔，将鼻窥器骑跨于蝶窦前壁表面，用髓核钳咬开蝶窦前壁，咬骨钳将蝶窦前壁的缺损向周边扩大（此时更换为两侧外翻鼻窥器），切开蝶窦内黏膜，咬除蝶窦内分隔，定位鞍底，用骨凿凿开鞍底，用咬骨钳扩大鞍底骨窗，暴露鞍底硬膜。切开硬膜，用刮匙、吸引器分块切除肿瘤，直至鞍膈塌陷。功能性垂体腺瘤需注意行假包膜外切除。注意保护垂体。肿瘤切除完成后，根据术中是否发生脑脊液漏及其程度，行脑脊液漏修补和颅底重建。鼻中隔复位。

2. 内镜经鼻入路 仰卧位，上半身抬高 30°，头后仰、右旋各 15°，全麻后用肾上腺素纱条填塞鼻道使鼻黏膜收敛；术中平均动脉压控制在 70 mmHg，视路结构附近操作时及操作后控制在 80 mmHg，高血压患者术前需严格控制血压，术中控制在比上述水平略高 5～10 mmHg；将鼻甲外移后，从蝶窦自然口向鼻前庭方向作水平切口，至中鼻甲前缘，暴露蝶骨嘴，用髓核钳、咬骨钳、磨钻及刨削器行蝶窦开放，必要时切除后组筛窦，广泛暴露颅底，做鞍底骨窗，按需咬开鞍结节、蝶骨平台后部骨窗；切开硬膜，根据肿瘤质地采用吸引器、剥离子、刮匙及取瘤钳等分块切除肿瘤，直至鞍膈塌陷。功能性垂体腺瘤需注意行假包膜外切除。肿瘤切除完成后，根据术中是否发生脑脊液漏及其程度，行脑脊液漏修补和颅底重建。

3. 经眶上入路

(1) 眶上锁孔入路

仰卧位，头向健侧旋转约 30°，略后仰；切口起自眶上切迹内侧，在眉毛内沿眉弓弧形向外，终于关键孔外侧，长约 5 cm，切口内侧注意保护眶上神经；骨瓣约 $2.5\times2\ cm^2$；磨平前颅底骨嵴；解剖脑池、释放脑脊液以获得暴露病灶的空间；利用两侧视神经间的第 1 间隙、视神经和颈内动脉间的第 2 间隙切除肿瘤，必要时利用颈内动脉和动眼神经间的第 3 间隙、或打开视交叉后方的终板切除肿瘤。肿瘤切除完成后，原位缝合硬膜，额窦如有开放需妥善封闭，原位固定骨瓣，缝合皮肌层，皮内缝合。

(2) 眶上外侧入路

眶上外侧入路是一种比标准翼点入路更加简单快速的改良入路方法，手术切口较小，游离骨瓣的面积也小。眶上外侧入路比翼点入路更偏额侧，其实质是利用了侧裂前方、额下外侧的颅底间隙。该方法开关颅简单、快速，创伤小。

4. 经翼点入路　仰卧位，头向健侧旋转约 45°，略后仰；切口起自耳屏前 1 cm 的颧弓上缘，沿发际线内弧形向上至中线；分层将皮瓣和颞肌瓣翻向颅底（注意保护面神经额颞支），以翼点为中心形成 $5\times3.5\ cm^2$ 骨瓣，打孔后将周边硬膜悬吊于骨窗缘，磨平蝶骨嵴至眶上裂；解剖侧裂池释放脑脊液以获得暴露病灶的空间；切除肿瘤的原则同眶上锁孔入路。

5. 经纵裂入路　冠状切口开颅经纵裂入路是通过双额发际内的冠

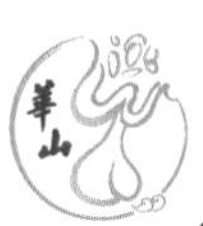

状切口，行右额或左额的骨瓣成形，分开额部纵裂，自中线暴露前颅底、鞍区。经纵裂入路对嗅沟、蝶骨平台、鞍结节、视交叉池及终板池的中线暴露良好，可以显露双侧的视神经、视交叉、颈内动脉、大脑前动脉及前交通动脉，必要时可以切开大脑镰，暴露对侧前颅底。

6. **联合入路** 以上所述的各种经鼻和开颅手术入路都有其各自不同的适应证和局限性。经鼻入路及其扩大入路适用于绝大多数鞍区肿瘤，特别是沿中线生长、肿瘤上极位于视交叉腹侧和大脑前动脉下方、侧方不超过颈内动脉（internal carotid artery，ICA）分叉部者。内镜下（扩大）经鼻入路具有良好的视野和可操作性，且利于保护垂体上动脉及其分支。反之，若病灶主体位于蝶骨平台上方或明显偏侧（超过ICA分叉部）、包绕Willis环、多分叶状生长及位于视交叉背侧，则开颅手术更适合。相较于经鼻手术，开颅手术可以利用侧裂池、终板池以及视神经、ICA、动眼神经等构成的解剖间隙，处理位于鞍上、鞍旁的复杂病灶，但对于视交叉腹侧面、第三脑室底和鞍内结构的显露，不如（扩大）经鼻入路。

对于体积巨大、形态不规则的鞍区肿瘤，如果单纯经鼻入路或者单纯开颅手术都无法达到“最大程度切除肿瘤”的目的，可考虑采用“经鼻+开颅”联合入路手术。开颅可采用经眶上锁孔、眶上外侧、改良翼点、纵裂及侧脑室等入路，经鼻通常采用内镜下扩大经鼻入路。巨大不规则的鞍区肿瘤手术，以解除肿瘤对脑干、视路、第三脑室和下丘脑等重要神经结构的压迫，开放受阻的脑脊液循环通路为首要目的，尽可能多地切除肿瘤，减少和避免术后残瘤出血的情况。此类复杂的手术需要多种重要的辅助设备和特殊器械，如高清显微镜、高清内镜、神经导航、术中MRI、术中CT、术中多普勒超声、术中数字减影血管造影（DSA）、电生理监测、超声刀和特制双极电凝等。如有肿瘤并发脑积水情况，术中留置腰穿或脑室外引流以降低脑压，利于术野暴露。当然，不能盲目追求肿瘤全切除，如果肿瘤与重要血管及穿支，或与视神经、下丘脑和脑干等重要神经组织黏连严重时，全切除的风险巨大，不可

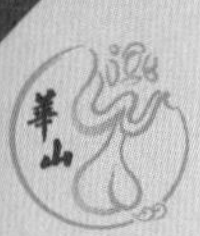

强求。

联合入路可以采取分步手术或者同步手术的策略。分步手术是指同一次手术先后完成两个入路，其优点是：可通过首个入路了解肿瘤性质、质地及血供，随时调整第 2 个入路的操作策略；可充分发挥单一术式的最大潜能；两个入路间隙可采用术中 MRI，判断残余肿瘤部位和大小，为第 2 个入路操作提供关键信息。分步手术的缺点是耗时长、无法做到上下联合，互相支援。目前多倾向于采用同步手术，上下联手。开颅组以分离肿瘤边界、向下推挤肿瘤、监视和控制颅内出血为主；内镜经鼻组以评估肿瘤质地、血供，切除肿瘤为主。同步手术的优势是上下兼顾，不但可以互补手术盲区，而且操作时可以互相配合支援，显著提高手术安全性，同时显著缩短手术时间。同步手术对手术室和护理配合要求较高，另外还应考虑到头位限制的问题：当左侧开颅、患者头向右侧旋转者首选同步手术；如果右侧开颅，患者头向左侧旋转，则给经鼻内镜手术组操作带来困难。可根据术中实际情况，通过手术床旋转，进行头位调整。

7. 分期手术 巨大不规则的鞍区肿瘤，也可以采取分期手术的策略。是否选择分期手术，需要考虑患者全身情况、肿瘤质地和血供、备血是否充足等因素。分期手术的不利之处是术后局部瘢痕粘连，增加下次手术难度，同时增加患者经济负担。

四、手术注意事项

1）术前仔细复习影像学检查结果。复杂鞍区病变，术前通过薄层 MRI T_1WI、T_2WI、T_1 增强（水平位、冠状位、矢状位）和增强 CT（水平位、矢状位、冠状位）辨明病灶与周边神经、血管结构的关系，选择合适的手术入路。

2）对于 ICA 损伤高风险（复发，放疗后，形态不规则，怀疑合并动脉瘤，ICA 被包绕、移位、管径扩张或变细，特别是骨源性肿瘤包绕 ICA）的患者，需请脑血管组医师全程参与术前评估、术中监测和操

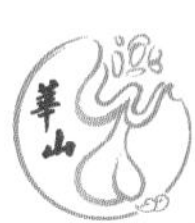

作。术前建议先行 DSA＋球囊闭塞试验（balloon occlusion test，BOT）检查。手术操作尽量在杂交手术室内完成。术中常规使用导航、经鼻超声多普勒等辅助设备。

3）对于肿瘤体积巨大或大范围侵袭海绵窦，预计术中大量失血者，术前联系血库准备好足量的红细胞悬液、新鲜冰冻血浆、冷沉淀、血小板，同时准备补充白蛋白、凝血酶原复合物（powder particle spouted bed，PPSB）和纤维蛋白原。

4）术中最大限度切除肿瘤，术后控制血压，防止瘤腔残瘤出血。

5）术中鞍膈面和神经血管结构附近操作忌粗暴拖拽，以防鞍上出血。

6）术中忌鞍膈迅速大幅下降，需及时支撑，以防鞍上出血。

7）对于鞍膈面积大、张力高、脑搏动明显者，术毕鞍底支撑需牢靠，以防脑压将鞍内填塞物顶出致鞍膈下移和鞍上出血。

8）对于肿瘤巨大、形态不规则、与神经及血管粘连可能性大的患者，预备联合入路，并根据情况决定分步进行、同时进行或分期手术。

9）内镜经鼻术中若出现颈内动脉破裂出血，可按以下流程图进行处理（图 6－1）。

五、辅助技术

1. 导航　主要适用于蝶窦气化不良、复发、病灶形态不规则、鞍旁占位者。采用薄层的增强 CT 和 MRI 数据，术中显示标准水平位、冠状位、矢状位图像。导航注册需特别注意利用头颅后部的参考标记，否则易出现导航深度失准的情况。

2. 三维肿瘤血管融合重建　适用于巨大不规则的鞍区肿瘤。术前通过影像后处理工作站（Brainlab、Philips 或 3DSlicer 工作站等），将增强导航 MRI 序列与 MRA 序列图像进行融合，勾画肿瘤、神经以及血管的边界，重建肿瘤、视交叉和 Willis 血管环的三维结构。可清晰显示肿瘤形态及其与周边血管神经的空间毗邻关系，有助于术者确定最佳的手

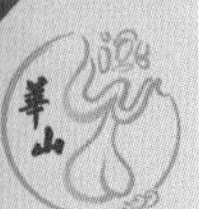

术前告知家属血管破裂风险和抢救预案
发现颈内动脉破裂
普通小号吸引器+柔性大号吸引器吸血，脑棉压迫止血
压迫颈部
呼叫血管组
通知巡回护士、麻醉师
大腿取筋膜和肌肉浆
取血和备血制品
尝试电凝
成功
局部保护
DSA
失败
肌肉浆压迫破口，明胶海绵、碘仿纱条支撑
通知带膜支架
DSA及介入治疗
家属签字
成功
失败
转ICU，替罗非班5 ml/h，尼莫地平50 mg bid，输血，辅助通气，镇静
开颅搭桥、脑室外引流、颅内减压
术后第1天
减替罗非班，口服阿司匹林200 mg qd、氯吡格雷150 mg qd
术后第2天
停替罗非班和镇静，口服抗凝药，输血支持
术后第3天
拔口插管，监测DIC、血栓弹力图
出院前
拔鼻腔纱条，复查CTA，带抗凝药
出院后3个月
复查DSA，口服抗凝药1年

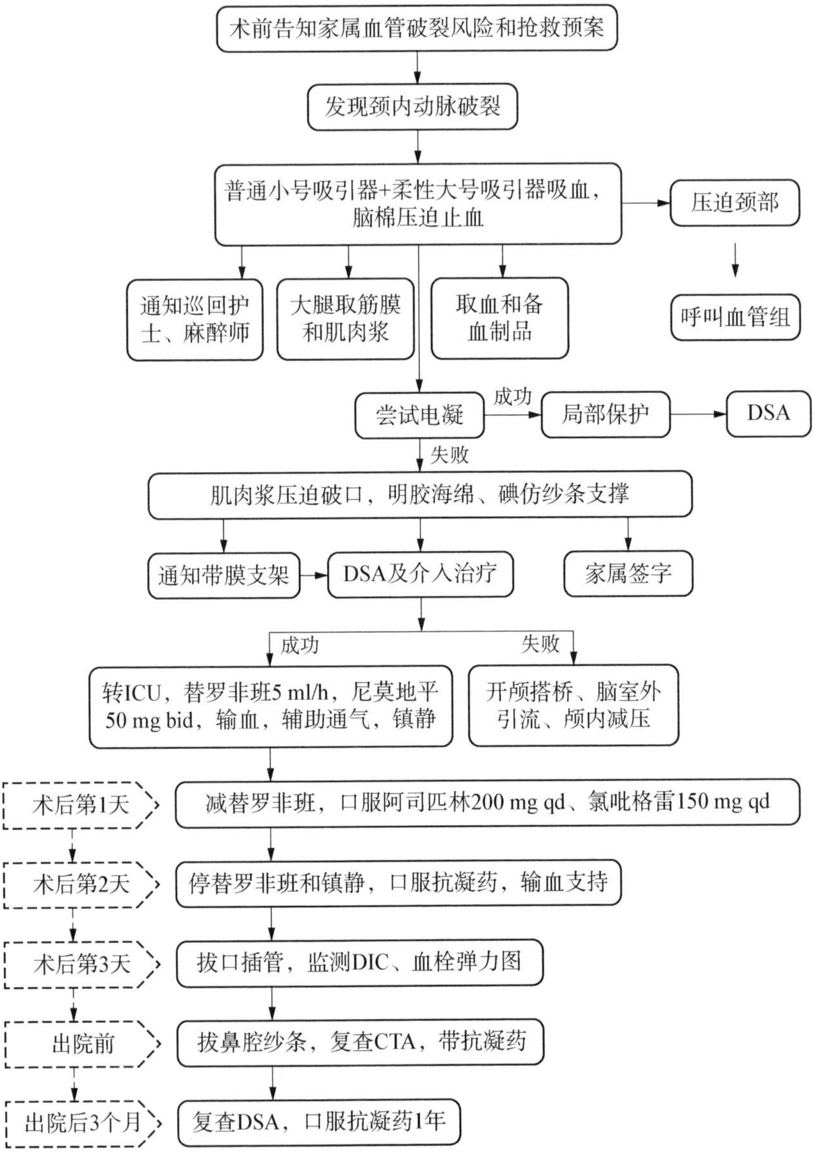

图 6-1　“金垂体”中心内镜经鼻术中颈内动脉破裂处理流程

术入路和策略（特别是采用联合入路），并提高手术安全性。如图 6-2 所示。

3. 术中 MRI 检查　适用于复杂巨大鞍区肿瘤，术中实时定位肿瘤，

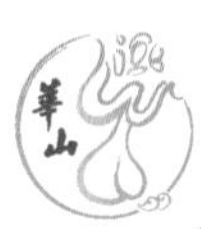

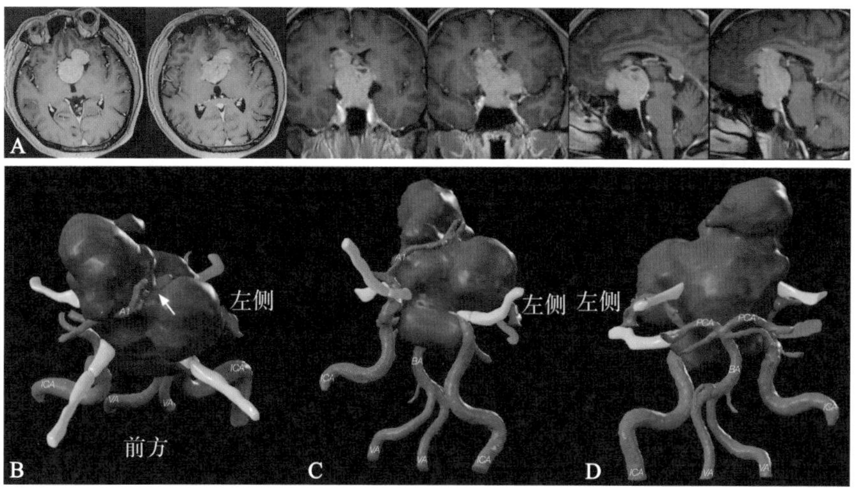

图6-2 巨大不规则鞍区肿瘤的增强MRI和三维重建肿瘤与神经血管的关系

A. T_1 增强MRI水平位、冠状位与矢状位图；B. 上面观；C. 前面观；D. 后面观（绿色为肿瘤；红色为动脉；黄色为视神经与视束；白色箭头：显示左侧大脑前动脉 A_1 段被肿瘤包绕）

注：ICA：颈内动脉；VA：椎动脉；BA：基底动脉；A_1：大脑前动脉 A_1 段；PCA：大脑后动脉

指引术者切除残瘤。

4. **术中CT检查** 复杂鞍区病变，术后即刻需常规复查CT，及时发现鞍上出血、瘤腔出血等情况。

5. **术中多普勒超声检查** 累及ICA、海绵窦的鞍区病变，术中常规使用经鼻多普勒超声探查。

6. **术中电生理监护** 累及海绵窦或斜坡Dorello管的鞍区病变，可行脑神经Ⅲ/Ⅳ/Ⅵ电生理监护；累及麦氏腔的病变，可行脑神经Ⅴ电生理监护。

六、麻醉

（一）麻醉相关术前评估

1）除了垂体腺瘤卒中外，大多数垂体腺瘤手术为择期手术，故而麻醉医师应当仔细对患者进行术前评估。这一点对有功能的垂体腺瘤，

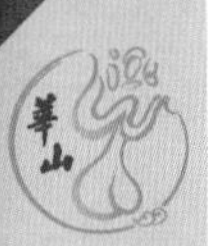

如生长激素垂体腺瘤、促肾上腺皮质激素垂体腺瘤（Cushing's disease，CD）、促甲状腺激素垂体腺瘤尤为必要。

2）和麻醉过程关系较为密切的是肾上腺皮质功能和甲状腺功能，对于术前就存在肾上腺皮质功能低下的患者，需要在术前就开始进行糖皮质激素替代治疗；有甲状腺功能减退的患者应给予甲状腺激素的替代治疗，待甲状腺功能纠正至正常再手术；而对于促甲状腺激素垂体腺瘤患者，术前应予生长抑素类似物将甲状腺功能降至正常再手术。

3）功能性垂体腺瘤患者的术前评估有其特殊性，肢端肥大性心肌病如未及时治疗，最终可进展为收缩功能障碍和心力衰竭。因此，术前除常规心脏评估外，应更重视心脏超声检查结果。肢端肥大症患者还可表现为甲颏间距增加、鼻大、唇厚、巨舌、咽部组织增生、真假声带增厚等特征，在诱导期更易出现声门暴露困难和插管困难，麻醉诱导前应备好可视喉镜，探条和纤维气管镜。促肾上腺皮质激素垂体腺瘤患者临床表现差异较大，其中肥胖可增加面罩通气的难度；高血压、高血脂可增加围手术期心肌缺血、脑缺血和血栓栓塞的风险；常见的电解质紊乱主要为低钾，在术前应予以纠正。促甲状腺激素垂体腺瘤患者可表现为甲状腺功能亢进，术前应使用生长抑素类似物尽可能地将甲状腺功能控制在正常范围。患者如同时并存甲状腺肿大，可能给气道管理带来困难。对于因甲状腺明显肿大而影响气道的患者，纤支镜引导下的清醒气管插管是较好的选择。

（二）麻醉的目标

鞍区肿瘤手术麻醉的目标为：优化脑氧合，维持血流动力学稳定，提供有利于手术暴露的条件，术中并发症的监察和确保患者快速、平稳地苏醒。

（三）麻醉方式和药物选择

经蝶鞍区肿瘤切除术需在气管插管全身麻醉下实施。但凡能满足患者术后快速平稳苏醒，有助于神经外科医师进行早期神经功能评估的药

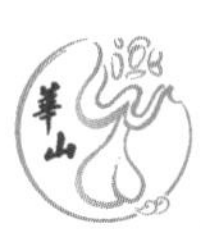

物均可被用于该类手术。现有的临床证据表明：静吸复合和全凭静脉麻醉均可被安全用于经蝶鞍区肿瘤手术。在术中出血量和复苏室停留时间等预后指标上，2 种方案并无太大差异；但全凭静脉麻醉可能会获得较吸入麻醉更好的外科暴露。

（四）气道管理

肢端肥大症患者的气道管理具有一定挑战性，应备好多种插管器具。这类患者可能出现面罩通气困难的情况，口咽通气道可能有所帮助。

（五）血流动力学管理

肾上腺素溶液在鼻腔表面的使用或注射可以减少鼻腔的充血，改善手术野的暴露，但肾上腺素被吸收后可产生全身效应，包括血压升高、心动过速和心律失常，应使用恰当的药物予以控制。控制性降压技术已被广泛用于功能性内镜鼻窦手术，经鼻蝶入路手术同样可使用该技术，但为避免增加脑缺血的风险，将平均动脉压控制在 60 mmHg 以上较为合适。

（六）术后拔管

拔管时的咳嗽和用力会增加手术区域的静脉压力进而导致鼻出血，也可促使鼻咽部菌群进入伤口，增加颅内感染的风险。给予利多卡因、小剂量阿片药物或艾司洛尔有利于减少上述事件。在手术结束后，应对咽喉部存留的血液进行有效彻底的吸引，以免引起误吸。对于那些术前经气道评估确定为困难气道的患者，术后拔除气管导管应谨慎。约 50%～60%的肢端肥大症患者可伴有阻塞性睡眠呼吸暂停综合征。这些患者术后可能需要行无创正压通气治疗，如持续正压通气（continuous positive airway pressure，CPAP）或双水平气道内正压通气（bi-level positive airway pressure，BiPAP）。

七、术后管理

1）术后患者保持带枕平卧位，根据手术情况酌情起床活动。

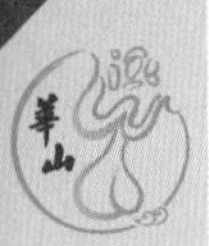

2）术后 24～48 h 拔除鼻腔内填充的膨胀海绵，碘仿纱条 14 d 后拔除。

3）腰穿持续引流指征：术中颅底硬膜缺损面积较大，存在术后脑脊液漏风险；患者有中枢神经系统感染高危因素（如反复多次经鼻手术，术前有发热、颈抵抗阳性等颅内感染征象，术中有明显脑脊液漏等）；术后有轻度蛛网膜下腔出血；术后存在交通性脑积水。注意每日脑脊液引流量不可过度，以防“假低氧性脑肿胀”的发生（注：“假低氧性脑肿胀”指由于脑脊液短时间流失过多引起的弥漫性脑肿胀并继发缺血缺氧性脑改变）。

4）每天监测电解质和出入液量，有术中大量失血或出现尿崩者，需监测中心静脉压。

5）功能性垂体腺瘤术后早期监测垂体前叶功能，而库欣病更需密切监测血皮质醇和生命体征，一旦皮质醇降到 69 nmol/L（2.5 μg/dL）以下或有肾上腺皮质功能减退症状，需立即静脉补充糖皮质激素。

6）合并糖尿病、高血压的肢端肥大症和库欣病患者，肿瘤切除后可出现一定程度的血糖、血压改善。需密切监测血糖、血压水平，动态调整药物治疗方案。

7）患者出院后仍须注意尿量和监测电解质（每 2 天 1 次×3 次），早期发现和干预抗利尿激素分泌不当综合征（SIADH）。

8）库欣病和颅咽管瘤术后血栓监测和防治：术后深静脉血栓形成（包括下肢深静脉血栓和肺动脉栓塞）是库欣病和颅咽管瘤手术后的常见并发症。据“金垂体”中心病例回顾分析显示，发生率可高达 20%，高发于术后 10 d 内。此类肿瘤术后需常规监测 D-二聚体（每隔 2～3 d），若 D-二聚体明显升高则高度怀疑深静脉血栓形成，需辅以下肢静脉 B 超和肺动脉 CTA 检查确诊。若患者术后出现下肢酸痛、肿胀，呼吸急促，胸痛等症状也需怀疑深静脉血栓形成。治疗以抗凝治疗（低分子肝素皮下注射桥接利伐沙班口服）为主，辅以对症治疗（七叶皂苷钠消肿，抬高患肢）。关于术后深静脉血栓的预防，目前无高级别的临

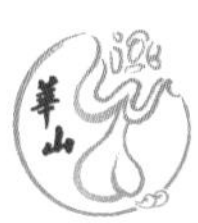

床证据支持，早期弹力袜以及下肢间歇加压、下床活动可能有助于预防术后深静脉血栓的形成，我们目前正在开展下肢间歇加压联合抗凝药物预防库欣病术后深静脉血栓的前瞻性随机对照研究。

八、“金垂体”观点

1）鞍区肿瘤种类繁多，形态和性质迥异，毗邻重要血管、神经。需根据治疗目的，制订个体化的手术策略，强调“首次手术成功”的重要性，尽可能全切除肿瘤和追求内分泌代谢缓解。术中需采用神经导航、多普勒超声、电生理监护、术中 MRI 及术中 CT 等辅助技术以提高肿瘤切除率，降低手术风险。

2）术前应进行全面详细的神经系统查体、内分泌代谢评估/干预和影像学检查，有助于完善手术策略、增加手术安全性和提高手术成功率。

3）术后要积极处理各类手术相关并发症，精准重建内分泌功能，改善患者生活质量。坚持长期规范化随访，及时进行肿瘤的后续治疗。

（撰写者：沈　明、寿雪飞、周　翔、曹晓运；审校者：王镛斐、赵　曜、杨伯捷、车薛华）

参考文献

[1] 中国医师协会神经外科医师分会神经重症专家委员会，北京医学会神经外科学分会神经外科危重症学组. 神经外科中枢神经系统感染诊治中国专家共识(2021 版) [J]. 中华神经外科杂志，2021，37(1)：2－15.

[2] 寿雪飞，何文强，王镛斐，等. 神经内镜扩大经鼻入路治疗鞍上型颅咽管瘤[J]. 中华神经外科杂志，2017，33(11)：1098－1102.

[3] 陈政源，寿雪飞，沈明，等. 神经内镜经鼻入路切除颅底肿瘤术中颅底重建的临床疗效[J]. 中华神经外科杂志，2020，36(01)：2－6.

[4] ARAUJO-CASTRO M, PASCUAL-CORRALES E, MARTÍNEZ SAN MILLAN J S, et al. Multidisciplinary protocol of preoperative and surgical

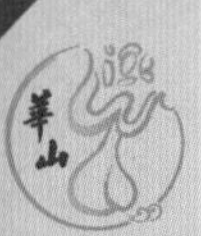

management of patients with pituitary tumors candidates to pituitary surgery[J]. Ann Endocrinol (Paris), 2021, 82: 20 – 29.

[5] ARAUJO-CASTRO M, PASCUAL-CORRALES E, MARTÍNEZ SAN MILLAN J S, et al. Postoperative management of patients with pituitary tumors submitted to pituitary surgery. Experience of a Spanish Pituitary Tumor Center of Excellence[J]. Endocrine, 2020, 69: 5 – 17.

[6] DUSICK J R, ESPOSITO F, MALKASIAN D, et al. Avoidance of carotid artery injuries in transsphenoidal surgery with the Doppler probe and micro-hook blades[J]. Neurosurgery, 2007, 60(4 Suppl 2): 322-328; discussion 8 – 9.

[7] GARDNER P A, SNYDERMAN C H, FERNANDEZ-MIRANDA J C, et al. Management of major vascular injury during endoscopic endonasal skull base surgery[J]. Otolaryngol Clin North Am, 2016, 49(3): 819 – 828.

[8] ZAIDI H A, Cote D J, LAWS E R. Current imaging techniques for the diagnosis of pituitary adenoma[J]. Expert Rev Endocrinol Metab, 2019, 11: 163 – 170.

[9] LEUNG G K, LAW H Y, HUNG K N, et al. Combined simultaneous transcranial and transsphenoidal resection of large-to-giant pituitary adenomas [J]. Acta Neurochir (Wien), 2011, 153: 1401 – 1408.

[10] LITHGOW K, BATRA R, MATTHEWS T, et al. Management of endocrine disease: visual morbidity in patients with pituitary adenoma [J]. Eur J Endocrinol, 2019, 181: R185 – R197.

[11] MOUSSAZADEH N, PRABHU V, BANDER E D, et al. Endoscopic endonasal versus open transcranial resection of craniopharyngiomas: a case-matched single-institution analysis[J]. Neurosurg Focus, 2016, 41: E7.

[12] SHEN M, CHEN Z, SHOU X, et al. Surgical outcomes and predictors of visual function alterations after transcranial surgery for large-to-giant pituitary adenomas[J]. World Neurosurg, 2020, 141: e60 – e9.

[13] SNYDER M H, ASUZU D T, SHAVER D E, et al. Routine postoperative fluid restriction to prevent syndrome of inappropriate antidiuretic hormone secretion after transsphenoidal resection of pituitary adenoma[J]. J Neurosurg, 2021: 1 – 8.

[14] THIRUMALA P D, MOHANRAJ S K, HABEYCH M, et al. Value of free-run electromyographic monitoring of extraocular cranial nerves during Expanded

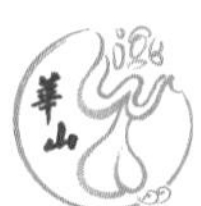

Endonasal Surgery (EES) of the skull base[J]. J Neurol Surg Rep, 2013,74 (1):43-50.

[15] ZADA G, DU R, LAWS E R, Jr. Defining the "edge of the envelope": patient selection in treating complex sellar-based neoplasms via transsphenoidal versus open craniotomy[J]. J Neurosurg, 2011,114(2):286-300.

[16] ZHANG K, SHEN M, QIAO N, et al. Surgical outcomes and multidisciplinary management strategy of Cushing's disease: a single-center experience in China[J]. Neurosurg Focus, 2020,48(6):E7.

扫描二维码，观看
内镜下经鼻-联合右侧翼点开颅-巨大侵袭性垂体瘤切除术

扫描二维码，观看
内镜下左侧经鼻-联合右侧翼点开颅-巨大侵袭性垂体瘤切除术

第 7 章 鞍区肿瘤的围手术期管理

一、概况

鞍区解剖结构复杂，毗邻颅底诸多神经血管和下丘脑-垂体柄-垂体等重要结构，鞍区肿瘤可导致脑神经功能障碍、垂体下丘脑内分泌功能减退、脑积水等一系列严重症状。因此，鞍区肿瘤的围手术期管理常给医护团队带来较大的挑战。“金垂体”中心在国内外临床指南的基础上，立足临床实践，深度融合了神经外科、内分泌科等多个相关学科的合作管理经验，从以下几方面总结鞍区肿瘤的围手术期管理实践经验，以期提高鞍区肿瘤围手术期的管理水平，改善患者治疗预后。

二、鞍区肿瘤术前准备工作

（一）全身健康状况及手术风险评估

术前医疗团队应重视评估患者的身体健康状况：了解既往有无诸如高血压、糖尿病、肥胖、呼吸系统疾病及心脑血管系统疾病等内科疾病病史，对于心肺功能不佳、预计手术耐受性差的患者，应及早开始治疗干预；了解既往是否使用抗凝药物以及末次服药时间，必要时需行血栓弹力图检查明确有无凝血功能障碍；了解既往是否曾接受过其他手术，特别是心脏起搏器植入、冠状动脉支架植入及脑动脉支架植入；了解既往有无过敏史，特别是对青霉素类、头孢菌素类、氟喹诺酮类等抗生素药物的过敏情况；了解既往有无鼻窦炎症状及近期是否有急性发作。对于术前 Karnofsky 评分低于 80 分者，应尽早进行围手术期干预及术后并发症预防。

（二）术前检查

1. **影像学检查**　术前需常规行蝶鞍区 CT、鞍区 MRI 平扫及增强检

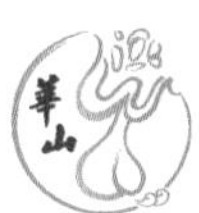

查，明确肿瘤的性质、大小、侵袭范围、有无钙化以及肿瘤与海绵窦、颈内动脉、视交叉等毗邻解剖结构的相对位置关系，为神经外科手术团队规划手术入路提供参考；准备接受经鼻手术者，术前行颅底薄层 CT、蝶鞍区冠状 CT 检查可帮助术者了解蝶窦形态和气化类型、窦内分隔走向、颅底骨质受累破坏程度等重要信息，指导术者制订合理的手术入路和操作策略；术前常规行头颅 CTA 或 MRA，以排除可能合并的动脉瘤等血管畸形。特别是针对复发垂体腺瘤、颅咽管瘤、鞍区脑膜瘤、颅底脊索瘤等与颅底动脉环关系密切的肿瘤而言，头颅 CTA 或 MRA 检查可以明确肿瘤的血供以及与颅底动脉环的解剖位置关系，必要时还需行 DSA；对于体积巨大、形态不规则或曾反复多次手术的鞍区肿瘤，其颅底正常解剖结构常显示不清，原手术路径上常见瘢痕形成，手术定位困难，需准备神经导航 CT 和 MRI 序列扫描。

2. 垂体内分泌功能评估 鞍区肿瘤病种复杂多样，由于肿瘤分泌过量激素（如功能性垂体腺瘤）或肿瘤占位效应（如临床无功能垂体腺瘤、颅咽管瘤或鞍区生殖细胞肿瘤等）压迫和侵蚀下丘脑-垂体轴，导致患者出现不同程度的内分泌功能亢进或减退症状。未经治疗的垂体功能减退和激素过量分泌严重影响患者的生活质量及寿命，需内分泌团队尽早介入，全程管理，根据临床症状和实验室检查结果对患者展开规范、全面的垂体前后叶功能系统评估（表 7-1）。垂体促肾上腺皮质激素腺瘤（库欣病）有其特殊性，经内分泌规范诊断和鉴别诊断，确认库欣病者，即使鞍区 MRI 检查未见病灶，仍应手术探查，详见第 10 章“库欣病的诊疗规范”。

表 7-1 垂体内分功能评估内容及判定标准

内分泌轴	评价指标	功能亢进诊断标准	功能减退诊断标准
肾上腺皮质轴	皮质醇、皮质醇昼夜节律、促肾上腺皮质激素、24 h 尿游离皮质醇	（1）皮质醇高于正常范围，昼夜节律消失，24 h 尿游离皮质醇高于正常范围	（1）晨血皮质醇<83 nmol/L（3 μg/dL） （2）促肾上腺皮质激素兴奋试验后皮质醇峰值<497 nmol/L（18 μg/dL）

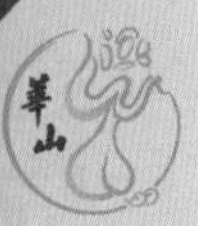

（续表）

内分泌轴	评价指标	功能亢进诊断标准	功能减退诊断标准
		(2) 小剂量地塞米松试验不能被抑制	
甲状腺轴	总甲状腺素、游离甲状腺素、促甲状腺激素	(1) 血总甲状腺素、游离甲状腺素高于正常范围 (2) 促甲状腺激素升高或无明显降低	游离甲状腺素低于正常范围，促甲状腺激素未见明显升高
性腺轴	卵泡刺激素、黄体生成素、睾酮、雌二醇、黄体酮	—	(1) 睾酮水平（男性）/雌二醇、孕酮（女性）水平低于正常范围 (2) 卵泡刺激素、黄体生成素降低或未见明显升高
生长激素轴	生长激素、胰岛素样生长因子-1	(1) 随机生长激素、胰岛素样生长因子-1高于正常范围 (2) 口服75 g葡萄糖耐量实验生长激素谷值≥1 μg/L	(1) 胰岛素样生长因子-1低于年龄、性别匹配的正常范围 (2) 胰岛素耐受试验中GH不能被兴奋
泌乳素	泌乳素单体、泌乳素	泌乳素高于正常范围	—
垂体后叶	尿量，尿比重，血、尿渗透压	—	尿渗透压、尿比重低于正常范围，禁水加压试验结果阳性

（三）积极的术前准备

1. 鼻腔准备 人体生理状态下鼻腔内常寄生有少量定植菌，环境因素、患者全身免疫力低下、手术器械操作、使用激素等都可能导致鼻腔细菌逆行进入硬膜下腔，导致中枢神经系统感染，扩大经鼻内镜手术的感染风险更高。因此，术前需常规行鼻腔准备，氟喹诺酮类药物对革兰阳性菌、革兰阴性菌、不典型病原体等均具有良好的抗菌效果。建议术前2～3 d使用左氧氟沙星滴眼液清除鼻腔炎症、预防细菌性感染。术前1 d可加用呋麻滴鼻液，其主要成分为盐酸麻黄碱和呋喃西林。麻黄碱能使鼻腔黏膜快速收缩，收敛鼻腔，以利于手术操作，呋喃西林有一定的抗菌作用，用于预防炎症，但该药不宜长期使用，以免鼻黏膜过度

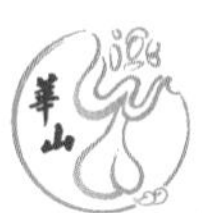

收缩出现坏死，使用时长一般不超过1周。

2. 适应性训练　经鼻手术特别是扩大入路手术后患者往往需要平卧，引起一定的身心不适应感。因此，术前可指导患者进行适应性训练。

（1）床上翻身

练习床上翻身不仅可缓解术后平卧所带来的腰背部酸胀感，同时也可有效预防术后局部皮肤压疮的发生。

（2）掌握正确的咳嗽、咳痰方式

对于预防术后肺不张、胸腔积液、肺部感染十分重要。

（3）适应卧床排便

患者往往习惯了蹲式或者坐式的排便体位，术后卧床排便会非常不适应。因此，术前鼓励患者尝试卧床排便，来克服身心的不适应感。

（4）张口呼吸

经鼻手术后因鼻腔黏膜肿胀或膨胀海绵填塞导致鼻腔异物感，鼻腔通气困难，术前可练习张口呼吸，以便减少术后鼻腔堵塞导致的呼吸不顺畅感。

3. 合理饮食　指导患者建立正确的营养膳食观念，在保证饮食卫生的基础上，适当提高肉、蛋、奶等优质蛋白质的摄入量。不建议过量食补，特别要避免进食具有活血作用的中药材，避免影响机体的凝血功能。

4. 垂体功能减退者的激素替代　对于术前合并垂体功能低下的患者，应在内分泌团队医师的指导下接受规范的激素替代治疗，详见第24章“垂体功能减退症的诊疗规范”。

5. 电解质紊乱的处理　鞍区肿瘤合并垂体功能减退者常出现不同程度的电解质紊乱：①合并垂体-肾上腺皮质轴减退者可出现低钠血症，应及时补充糖皮质激素，注意监测血钠水平；②合并中枢性尿崩者可出现高钠血症，可在按需饮水的基础上，根据需要使用去氨加压素口服或静脉制剂。另外，需特别注意，库欣病患者术前易发生低钾血症，故围

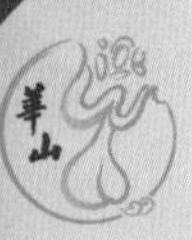

手术期需每日监测血电解质，轻度低钾者予口服补钾，中重度低钾者需静脉补钾，顽固低钾者需联用保钾利尿类药物如螺内酯等。

6. 垂体腺瘤卒中的急诊术前准备 对于因垂体腺瘤卒中导致视力急剧下降而需行紧急手术减压的患者，由于常合并垂体危象，病情紧急且变化迅速，术前需完成以下准备：①监测血压、心率、体温及氧饱和度等生命体征，及时纠正低血压，避免低血容量性休克；②监测血电解质水平，纠正低钠血症；③静脉补充糖皮质激素；④如有条件，建议完善视力、视野检查，明确视功能受损情况。

三、鞍区肿瘤术后管理要点

（一）术后监测指标

1. 意识状态 鞍区肿瘤术后特别是术后 24 h 内应密切关注格拉斯哥昏迷评分（Glasgow coma scale，GCS）以了解患者的意识状态。若突发 GCS 评分下降、意识不清、呼之不应，需警惕手术部位出血、脑梗死及脑积水的可能，应及时行急诊头颅 CT 检查予以明确。

2. 视力 术后需定期监测患者的视力、视野情况，若术后第 1 个 24 h 内出现视力急剧下降、视野缺损，需警惕手术区域出血的可能，应及时行急诊头颅 CT 检查予以明确。此外，如存在血容量不足因素，也可导致视神经功能减退，需及时纠正。

3. 基本生命体征 术后需每日监测体温、血压、心率、呼吸频率、氧饱和度。鞍区肿瘤术后常合并轻度发热，一般不超过 37.5℃，术后 3 d 内多降至正常，若持续发热或体温持续升高，需考虑术后感染可能，应及时完善血炎症指标筛查、尿常规、肺部 CT 检查，检查皮下取脂切口处有无积液，必要时需行腰椎穿刺脑脊液检测，明确有无颅内感染。

4. 血容量状态监测 鞍区肿瘤术后常会出现不同程度的尿崩症状，严重者可导致循环血容量不足，甚至发展为低容量休克。因此，需监测血容量状态，记录指标应包括心率、血压、每小时尿量、尿色、24 h 出入液量、四肢皮肤弹性、口渴程度，中心静脉压、血钠水平以及血浆渗

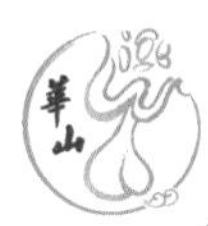

透压也有助于医疗团队判断患者的血容量状态。

5. 内环境监测 术后定期监测人体内环境指标包括肝功能、肾功能、血常规、血糖及凝血功能。对于平卧超过 3 d 者，需密切关注凝血功能动态变化，当凝血功能显示 D-二聚体异常升高、凝血功能亢进时，需行下肢血管 B 超及肺动脉 CTA 检查以明确是否合并下肢深静脉血栓及肺动脉栓塞可能。

（二）术后管理要点

1. 一般治疗措施 鞍区肿瘤术后常规应予以抑酸、化痰及止吐等对症治疗，最大限度缓解患者的术后不适感。因鼻腔手术属于污染部位手术，因此需进行预防性抗感染治疗：对于术中无明显脑脊液漏的患者，可予以第一二代头孢菌素进行预防；对于术中合并高流量脑脊液漏或扩大经鼻入路常规开放颅底硬膜者，第一二代头孢菌素无法通过血脑屏障，预防感染效果不佳，建议升级为第三代头孢菌素如头孢曲松或头孢他啶。术后可适当抬高床头，并予以雾化吸入以减少术后坠积性肺炎的发生，尤其是全身情况较差的老年患者。手术中对视路操作影响明显者，可予以扩容、改善微循环，并辅助使用甲泼尼龙、甲钴胺等神经保护治疗。

2. 术后激素替代治疗 鞍区肿瘤术后可能需要糖皮质激素和/或甲状腺激素替代治疗。大部分垂体腺瘤术后无须常规应用糖皮质激素治疗，但对有以下情况者应使用：①术前已存在垂体-肾上腺皮质轴功能减退；②手术操作影响正常垂体或垂体柄，造成术后垂体-肾上腺皮质轴功能减退。手术切除颅咽管瘤等鞍上肿瘤，有时需切除垂体柄，术后常出现垂体-肾上腺皮质轴功能减退，需要进行激素替代治疗。通常术后前 3 天建议静脉注射糖皮质激素类药物如甲泼尼龙每日 20～40 mg，术后第 4 天开始可逐步替换为口服糖皮质激素（泼尼松、醋酸可的松及氢化可的松等），术后 1 周可开始考虑逐级减量直至生理替代剂量。库欣病术后缓解者，如血皮质醇水平降至 69 nmol/L（2.5 μg/dL）以下，或出现肾上腺皮质轴功能减退症状者，需要及时给予糖皮质激素替代治疗。对于术前已出现的，或术后新发的垂体-甲状腺轴功能低下，需及时补充甲状腺激素，定期监测甲状腺功能调节替代剂量。

3. 术后脑脊液鼻漏的防治 经鼻鞍区肿瘤切除术中若无明显脑脊液漏，患者术后一般平卧 2 d；如术中出现高流量脑脊液漏或扩大经鼻入路常规开放颅底硬膜者，术后需平卧 1 周。术后应每日观察患者鼻腔有无清液滴出或了解鼻咽部有无明显渗液感，同时加强对患者及家属的术后宣教，指导患者适量活动，严格避免患者情绪激动及过度用力如弯腰提重物、剧烈咳嗽、用力大便等可能增加颅内压的动作，对排便困难患者早期使用导泻剂。对于明确出现脑脊液鼻漏患者，可先予以腰大池持续引流，日引流量通常控制在 150～200 ml，如效果不佳，应考虑行手术修补。

4. 术后尿崩症的处理 鞍区肿瘤术后常出现不同程度的尿崩症状，表现为尿量增多（＞250 ml/h，持续 2 h 以上）、尿色变淡、尿比重降低。不同病种的处理方式存在差异：①对于大多数垂体腺瘤、鞍区脑膜瘤、斜坡脊索瘤等，可能手术操作仅轻度影响垂体后叶或垂体柄功能，因此多表现为一过性尿崩。此类患者由于下丘脑口渴中枢功能完整，建议根据口渴程度按需饮水即可。如患者饮水困难，可给予静脉补液并使用去氨加压素控制尿量；②对于颅咽管瘤和其他下丘脑-垂体柄肿瘤，术中往往不可避免地影响下丘脑-垂体柄-垂体功能，尿崩症状常持续，且较为严重。此时要在按需饮水的基础上，使用去氨加压素静脉或口服制剂。特别值得注意的是，对于结节漏斗型颅咽管瘤，术后可能会因下丘脑口渴中枢功能紊乱而丧失口渴感，进而失去自主摄水行为，此时需密切关注患者出入液量、电解质、血浆渗透压、中心静脉压等重要指标，动态调整容量状态，避免发生低血容量性休克。

5. 术后感染的治疗 鼻腔手术属于污染部位手术，如术后患者出现明显的头痛、食欲下降、发热、脑膜刺激征阳性，要警惕颅内感染可能，需请感染科医师尽快介入治疗：可先留置腰大池持续引流并完善脑

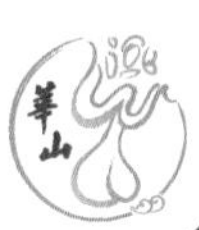

脊液生化（含乳酸）和常规检查，菌种（需氧菌、厌氧菌、真菌）培养和药敏、革兰涂片等病原学检查，有条件者可送检脑脊液二代测序检查。在明确病原体前，可先经验性使用万古霉素＋美罗培南方案进行治疗，最后根据病原学及药敏实验结果，动态调整抗感染药物治疗方案。

6. 低钠血症的处理 详见第22章“鞍区肿瘤术后水、电解质紊乱纠正的诊疗规范”。

7. 鼻腔出血的处理 鞍区肿瘤经鼻术后患者常主诉鼻腔渗出血性液体，引发一定的焦虑情绪。医疗团队应仔细观察渗出液体的量、颜色及性状：若仅为少量淡血性液体，可予呋麻滴鼻液处理，多可自行好转；若为中量鲜红液体且呋麻滴鼻液效果不佳，可使用明胶海绵或膨胀海绵进行鼻腔填塞；若呈大量喷射状出血，多为鼻腔黏膜切缘小动脉出血，应尽快行内镜下鼻腔探查，并在直视下凝闭责任血管，同时严密监测患者血压、心率、血红蛋白水平以明确有无低血容量性休克。需积极扩容，必要时输注红细胞悬液。为提高患者应激能力，可适量给予糖皮质激素。

8. 肢端肥大症、库欣病相关内科合并症的处理 肢端肥大症、库欣病由于体内生长激素、皮质醇过度升高并长期作用于全身，患者常合并高血压、糖尿病、高脂血症等一系列全身多系统、多器官合并症，并需接受药物治疗。为最大限度提高手术安全性，改善患者术中对麻醉药物和手术创伤的耐受力，术前医疗团队应合理调整药物治疗方案：①高血压患者，手术当日停用血管紧张素转换酶抑制剂（angiotensin-converting enzyme inhibitors，ACEI）、血管紧张素受体拮抗剂（angiotensin receptor blockers，ARB）、利尿剂等中长效制剂类降压药物，调整为β受体阻滞剂类、钙离子通道阻滞剂类短效药物，术中根据患者血压水平动态调整；②糖尿病患者，手术当日建议停用口服降糖药，减少中效及长效胰岛素用量，动态监测血糖，根据血糖水平可临时使用短效胰岛素控制血糖。因肿瘤切除后患者可出现不同程度的血糖、血压改善，必须每日监测血糖、血压水平，动态调整药物治疗方案。库欣病患

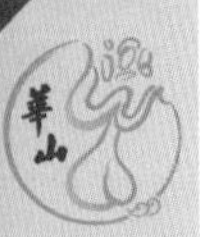

者即使获得缓解、术后短期内仍易发生低钾血症，故围手术期需每日监测血电解质。轻度低钾者予口服补钾，中重度低钾者需静脉补钾，顽固低钾者需联用保钾利尿类药物如螺内酯等。库欣病患者由于高凝倾向、手术应激、术后卧床等原因，术后静脉血栓栓塞症（venous thromboembolism，VTE，包括深静脉血栓和肺栓塞）的发生率显著增高。故术后需动态监测弥散性血管内凝血（disseminated intravascular coagulation，DIC）指标，并复查下肢血管超声；当出现胸闷、气急，血氧饱和度<95%时，即刻行肺部CTA检查。对发生VTE的患者，需进行抗凝治疗，主要包括皮下注射低分子肝素和口服利伐沙班两种治疗方法。随访期间，对于治疗中的VTE患者，需做好充分的疗效评估，避免发生血栓进展或发生出血。

四、“金垂体”观点

鞍区肿瘤与颅内其他肿瘤不同，术前和术后都可能出现下丘脑-垂体柄-垂体功能障碍，常合并全身各种并发症。这不仅影响患者生存质量，同时增加手术风险和治疗难度。故精细的围手术期管理在鞍区肿瘤的治疗中尤显重要！必须由多学科团队全程参与治疗。

（撰写者：陈政源；审校者：王镛斐）

参考文献

[1] 陈政源，寿雪飞，沈明，等．神经内镜经鼻入路切除颅底肿瘤术中颅底重建的临床疗效[J]. 中华神经外科杂志，2020，36(01)：2－6.

[2] ARAUJO-CASTRO M, PASCUAL-CORRALES E, MARTiNEZ SAN MILLAN J S, et al. Multidisciplinary protocol of preoperative and surgical management of patients with pituitary tumors candidates to pituitary surgery [J]. Ann Endocrinol (Paris), 2021, 82: 20－29.

[3] ARAUJO-CASTRO M, PASCUAL-CORRALES E, MARTÍNEZ SAN MILLAN J S, et al. Postoperative management of patients with pituitary tumors submitted to pituitary surgery. Experience of a Spanish Pituitary Tumor

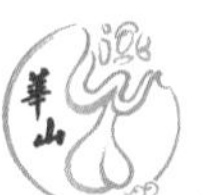

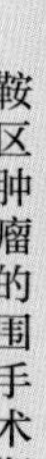

Center of Excellence [J]. Endocrine, 2020,69:5-17.

[4] HARVEY R J, PARMAR P, SACKS R, et al. Endoscopic skull base reconstruction of large dural defects: a systematic review of published evidence [J]. Laryngoscope, 2012,122:452-459.

[5] MüLLER H L, MERCHANT T E, WARMUTH-METZ M, et al. Craniopharyngioma [J]. Nat Rev Dis Primers, 2019,5:75.

[6] SCHNEIDER H J, AIMARETTI G, KREITSCHMANN-ANDERMAHR I, et al. Hypopituitarism [J]. Lancet, 2007,369:1461-1470.

[7] VAN FURTH W R, DE VRIES F, LOBATTO D J, et al. Endoscopic surgery for pituitary tumors [J]. Endocrinol Metab Clin North Am, 2020,49:487-503.

第 8 章 高泌乳素血症和泌乳素垂体腺瘤的诊疗规范

一、概况

各种原因引起外周血清泌乳素（PRL）水平持续高于正常值的状态称为高泌乳素血症。泌乳素垂体腺瘤为常见的高泌乳素血症病因之一，也是最常见的功能性垂体腺瘤。泌乳素垂体腺瘤多见于女性，微腺瘤居多；男性多为大腺瘤且肿瘤侵袭性较强。

二、临床表现

1. 高泌乳素血症　女性常表现为月经紊乱、闭经、泌乳、反复自然流产和不孕；男性常表现为勃起功能障碍、性欲减退及生精减少和不育。此外，可引起骨量减少及骨质疏松。

2. 肿瘤占位效应　可引起头痛，视力下降，视野缺损，向旁生长可引起海绵窦综合征。大腺瘤可导致垂体前叶功能减退（如肾上腺皮质功能减退、甲状腺功能减退等）表现。

三、诊断与鉴别诊断

（一）实验室检查及辅助检查

1. PRL 测定　由于血清 PRL 呈脉冲式分泌及受昼夜醒睡的影响，采血最佳时间为上午 9～11 时，一般不需要空腹；采血前静坐半小时，单次检测 PRL 水平高于正常范围即可确定为高泌乳素血症。当 PRL 轻度升高、患者缺乏典型临床表现时，需进一步检测 PRL 单体以筛查巨泌乳素（macroprolactin，MPRL）。如 PRL 水平显著升高大于可检测范围，建议稀释获得绝对值；如有典型临床表现、垂体大腺瘤但 PRL 水

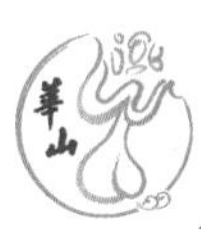

平仅轻度升高，可以稀释测定以排除 Hook 效应。

2. 其他各种垂体激素及靶腺激素测定 包括促肾上腺皮质激素（ACTH）、生长激素（GH）、促甲状腺激素（TSH）、总三碘甲状腺原氨酸（TT_3）、总甲状腺激素（TT_4）、游离三碘甲状腺原氨酸（FT_3）、游离甲状腺素（FT_4）、皮质醇、卵泡刺激素（FSH）、黄体生成素（LH）、睾酮、雌二醇（E_2）及胰岛素样生长因子 1（IGF-1）。

3. 影像学检查 首选鞍区增强 MRI 检查。

4. 甲氧氯普胺（胃复安）兴奋试验 对 PRL 水平仅轻度升高（<100 ng/mL）而影像学提示垂体占位有一定鉴别价值。泌乳素垂体腺瘤对试验反应不明显，即给药后 PRL 峰值较基础值升高<3 倍。“金垂体”中心研究发现该试验诊断价值灵敏度为 81.08%，特异度为 68.75%。

5. 眼科检查 重点为双眼视力、视野。

6. 其他 包括妇科 B 超、男性性功能检查等。

（二）诊断流程

见图 8-1。

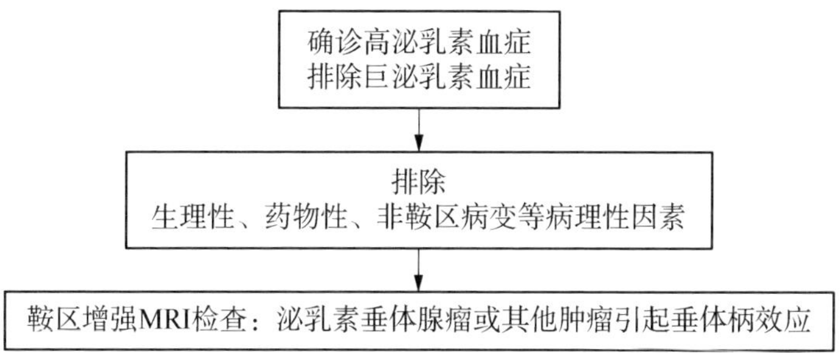

图 8-1 诊断流程

（三）鉴别诊断

1. 巨泌乳素血症 巨泌乳素是 PRL 和免疫球蛋白（IgG）结合形成的大分子复合物，但其不具备生物学活性。通过聚乙二醇沉淀法筛查，

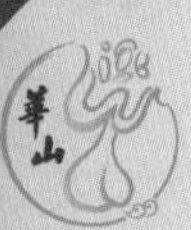

沉淀后 PRL 单体与 PRL 比值<40％称为巨泌乳素血症，一般无典型临床表现。

2. **生理性高泌乳素血症** 见于：女性怀孕、哺乳期；运动、应激、创伤、睡眠、性交、局部胸壁刺激如带状疱疹、湿疹等。

3. **药物性高泌乳素血症** 一些精神类药物（如抗精神病药、抗抑郁药、抗癫痫药等）、促胃肠动力药物（如吗丁啉）、雌激素及避孕药等。

4. **病理性因素** 最常见的是泌乳素垂体腺瘤，其他包括原发性甲状腺功能减退症、严重肝肾功能不全、多囊卵巢综合征（polycystic ovary syndrome，PCOS）；其他类型垂体腺瘤、垂体炎及鞍区其他肿瘤如颅咽管瘤、生殖细胞肿瘤等，空泡蝶鞍综合征，Rathke 囊肿等。

5. **特发性高泌乳素血症** 排除上述因素的高泌乳素血症。

四、泌乳素垂体腺瘤的治疗

（一）治疗目标

降低血 PRL 水平，改善泌乳，恢复女性正常月经和排卵功能及男性性功能；缩小肿瘤体积、保留垂体功能、改善肿瘤局部压迫症状。

（二）治疗选择

泌乳素垂体腺瘤首选药物治疗，即多巴胺受体激动剂；对于药物抵抗、不能耐受药物不良反应者可选择手术治疗。

1. **药物治疗** 选用多巴胺受体激动剂。

(1) 溴隐亭

从小剂量开始渐次增加，即从睡前 1.25～2.5 mg 开始，递增到需要的治疗剂量。常用剂量为每天 2.5～15 mg，分 2～3 次服用。达到疗效后可逐渐减量到维持量，通常每天 1.25～2.5 mg。20％～30％的患者对溴隐亭不敏感，疗效不满意。

(2) 卡麦角林

是高度选择性的多巴胺 D_2 受体激动剂，抑制 PRL 的作用更强大，

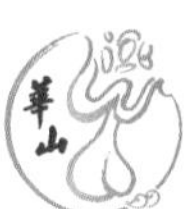

作用时间更长，但目前在内地未批准上市。对溴隐亭抵抗（15 mg/d 治疗至少 3 个月以上）或不耐受的泌乳素垂体腺瘤患者换用卡麦角林后仍有 50%以上有效。卡麦角林一般每周 1～2 次，常用剂量为每周 0.5～2 mg。

（3）药物不良反应

溴隐亭的不良反应主要是恶心、呕吐、头晕、头痛、便秘、体位性低血压等。卡麦角林消化道反应较轻，长期大剂量使用需随访心脏超声（心脏瓣膜病）。多巴胺受体激动剂使用过程中需关注冲动控制障碍的发生。

（4）其他药物

如果存在垂体前叶功能减退需要接受药物替代治疗。

2. 手术治疗

（1）适应证

1）对多巴胺受体激动剂治疗不敏感。药物治疗无法控制 PRL 或治疗 3～6 个月后 PRL 正常，但肿瘤体积未见明显缩小。

2）服药后出现严重的药物不良反应如恶心、呕吐及头痛等，患者不能耐受。

3）垂体腺瘤急性卒中。肿瘤体积迅速增大，压迫视路导致视力急剧下降，或压迫脑脊液循环通路后导致急性脑积水，出现剧烈头痛、呕吐等颅内压增高症状。

4）垂体大腺瘤，视力呈进行性下降。

5）患者存在焦虑恐慌情绪，无法接受长期带瘤生存或拒绝长期服药，手术全切概率大。

6）侵袭性垂体腺瘤伴有脑脊液鼻漏，或服药后出现脑脊液鼻漏。

7）囊性肿瘤或肿瘤形态规则，未突破假包膜，全切除概率很高，患者手术倾向性强，术者经验丰富。手术疗效与术者的经验、肿瘤的大小、质地、侵袭程度和是否假包膜外切除、病程、既往服药史有关。“金垂体”中心长期随访发现，接受手术治疗的 63 例育龄期女性泌乳素垂体腺瘤患者［平均年龄（29.5±1.1）岁，微腺瘤49.2%，大腺瘤50.8%］，中位随访53个月的长期缓解率（PRL正常水平）为79.37%；术后85%的病例月经恢复，79%有生育需求的患者在术后成功生育。

（2）手术入路

对于大多数的垂体腺瘤，采用内镜经鼻蝶手术或经鼻-蝶窦-鞍结节扩大入路多可满意切除肿瘤；巨大侵袭性垂体腺瘤常侵犯颅内多个解剖腔隙，仅靠单一经鼻或开颅入路仍难以全部切除肿瘤，此时可根据患者的全身情况及耐受情况选择联合入路手术或分期手术。

3. 放射治疗　一般不作为泌乳素垂体腺瘤的首选治疗，“金垂体”团队早期随访研究发现，伽玛刀治疗的泌乳素垂体腺瘤长期肿瘤控制率78%，生化控制率53%。对于药物治疗无效或不耐受、特别是手术后残留病灶在药物治疗的情况下仍进行性增大的难治性泌乳素垂体腺瘤患者可选择放疗。放疗包括传统放射治疗和立体定向放射外科治疗。

4. 其他治疗　替莫唑胺、二甲双胍、生长抑素类似物、中医药如姜黄素等（详见“药物抵抗”部分）。

（三）女性患者生育问题

根据国内外诊疗指南和专家共识，女性泌乳素垂体腺瘤妊娠期管理建议遵循以下原则：微腺瘤以及鞍内大腺瘤的女性患者，在血PRL水平降至正常、月经恢复规律后可考虑怀孕；而对于侵犯鞍外的大腺瘤患者，建议血PRL降至正常范围且肿瘤体积缩小后再考虑怀孕。泌乳素垂体腺瘤患者发现怀孕后，微腺瘤患者国内一般推荐怀孕12周后可停用溴隐亭，也可在妇产科医生指导下在保证孕激素水平下规则停药，国外指南推荐发现妊娠即停药；侵袭性大腺瘤以及肿瘤毗邻视神经的患者推荐全程用药。泌乳素垂体腺瘤患者妊娠期使用溴隐亭，怀孕后自发流产、胎儿畸形等发生率与正常女性相近。

正常女性怀孕后PRL水平也会逐渐升高，妊娠后泌乳素垂体腺瘤

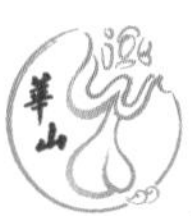

女性不推荐监测PRL。妊娠期间如果出现视力下降和视野缺损，建议立即就诊，行视力视野检查和鞍区MRI平扫。如果发现肿瘤增大，可用溴隐亭治疗；如服药后压迫症状仍然没有改善，可考虑手术治疗，但不必终止妊娠。

目前，没有证据提示哺乳会刺激肿瘤生长，一般推荐结束哺乳后再复查PRL指标。

（四）药物抵抗泌乳素垂体腺瘤的定义和处理

1. 定义 目前较公认的标准：应用最大耐受剂量多巴胺受体激动剂（溴隐亭：≥15 mg/d；卡麦角林：每周≥2 mg）3～6个月后PRL未降至正常、肿瘤最大直径缩小不足30%。发生率：溴隐亭20%～30%；卡麦角林10%。男性、侵袭性大腺瘤是泌乳素垂体腺瘤发生药物抵抗的危险因素。

2. 处理原则

（1）药物更换或调整剂量

溴隐亭抵抗者可换用卡麦角林，通常卡麦角林每周2 mg起始；卡麦角林抵抗者可逐渐增加剂量，并注意监测不良反应（如冲动控制障碍；国外研究提示不增加心脏瓣膜反流风险，但仍需临床随访）。

（2）手术治疗

减轻肿瘤负荷，改善压迫症状，提高药物治疗达标可能。

（3）放射治疗

起效慢，一般需联合药物。

（4）其他药物治疗

包括替莫唑胺、生长抑素类似物、二甲双胍、中医药如姜黄素等。

1）替莫唑胺：为口服化疗药物，通过碱基错配修复促进DNA损伤。对多巴胺受体激动剂耐药泌乳素垂体腺瘤的肿瘤缩小有效率为50%～75%。方案：28 d为一个周期，每个周期第1～5天连续用药；第1个周期总剂量：150 mg/m^2，第2和第3个周期总剂量：200 mg/m^2。用药3

个周期后评估疗效，如反应良好则继续使用至少 3 个周期。不良反应主要包括血液系统抑制和恶心、乏力等。

2）生长抑素类似物：部分药物抵抗的泌乳素垂体腺瘤存在生长抑素受体 2、5（somatostatin receptor，SSTR2、5）表达。有个案报道联合应用生长抑素类似物和卡麦角林治疗药物抵抗泌乳素垂体腺瘤，可达到肿瘤体积缩小及生化缓解。

3）二甲双胍：有个案报道二甲双胍联合溴隐亭治疗药物抵抗泌乳素垂体腺瘤。

4）中医药：如姜黄素，体外细胞试验发现姜黄素可以抑制泌乳素垂体腺瘤细胞增殖，诱导凋亡，同时显著增强溴隐亭的抑制细胞增殖作用。

（五）停药复发问题

目前指南推荐对小剂量药物维持治疗、PRL 水平保持正常、肿瘤基本消失的病例，用药 2 年后可尝试停药。药物治疗后首次随访 PRL 较基线下降比例低、肿瘤侵犯鞍旁的患者，可能需要长期维持用药。停药后缓解比例较低，荟萃分析发现停药后长期缓解率在 34%，其中微腺瘤 36%，大腺瘤 28%。停药后 PRL 再次升高者一般需继续药物治疗。

（六）随访

1. 药物治疗　根据血 PRL 水平调整药物的剂量。女性患者须记录月经情况，男性患者须观测性功能变化情况，定期复查血睾酮。在初始治疗血 PRL 水平恢复正常、症状改善后，原剂量维持不变 3～6 个月，之后微腺瘤患者可开始减量用药；大腺瘤患者此时须复查鞍区增强 MRI，确认肿瘤缩小后可开始减量。减量应缓慢分次（2 个月左右 1 次）进行，通常每次递减 1.25 mg，以能保持血 PRL 水平正常的最小剂量为维持量。在维持治疗期间，一旦再次出现临床表现或血 PRL 升高，应查找原因，如药物影响、妊娠等，必要时复查 MRI，决定是否调整用药

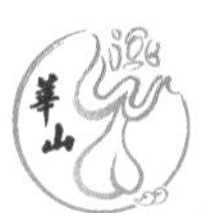

剂量。

治疗前有视野缺损的患者，治疗初期即复查视野。药物治疗后通常在2周内视野可改善。对视野缺损无改善或只有部分改善的患者，应在药物治疗后1个月内复查鞍区增强 MRI，以决定是否需要手术治疗缓解视交叉压迫。

2. 手术治疗 建议术后1个月、3个月、6个月、1年，之后每年定期至内分泌科门诊复查血 PRL 和其他激素、电解质等，眼科视力视野检查；手术后3个月应复查鞍区增强 MRI，结合 PRL 水平，了解肿瘤切除程度。之后每半年或1年复查 MRI。术后仍有肿瘤残余的患者，需进一步采用药物或放疗。

附：抗精神病药所致高泌乳素血症的治疗：抗精神病药长期及大剂量使用是引起高泌乳素血症的原因之一。目前，荟萃分析发现，帕利哌酮、舒必利、利培酮、氨磺必利、氯丙嗪及氟哌啶醇对 PRL 升高的影响大于安慰剂；阿立哌唑对 PRL 升高的影响显著小于安慰剂；氯氮平、喹硫平、奥氮平、齐拉西酮及鲁拉西酮对 PRL 的影响较小。一旦确定为抗精神病药引起的高泌乳素血症且伴有临床表现者，需与精神科专科医师共同全面评估后考虑积极治疗，包括：①减少抗精神病药的剂量；②转换抗精神病药；③联合其他药物（阿立哌唑、多巴胺受体激动剂、二甲双胍、中成药）。

五、"金垂体"观点

1）高泌乳素血症诊断流程中需排除巨泌乳素血症，鉴别生理性、药物性和病理性原因。

2）泌乳素垂体腺瘤首选药物治疗，一般需要长期用药。对于药物不敏感、药物不良反应不耐受、垂体腺瘤急性卒中、囊性肿瘤或肿瘤形态规则，未突破假包膜，术者经验丰富且患者手术倾向性强的病例，可考虑行内镜经鼻蝶手术切除肿瘤。

（撰写者：季立津，陈政源；审校者：鹿 斌，寿雪飞）

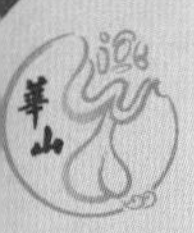

参考文献

[1] 中华医学会神经外科学分会,中华医学会妇产科学分会,中华医学会内分泌学分会. 高催乳素血症诊疗共识[J]. 中华医学杂志,2011,91(3):147-154.

[2] 中国垂体腺瘤协作组. 中国垂体催乳素腺瘤诊治共识(2014 版)[J]. 中华医学杂志,2014,31:2406-2411.

[3] 中国神经科学学会精神病学基础与临床分会精神分裂症临床研究联盟. 抗精神病药所致高泌乳素血症干预对策的专家共识[J]. 中华精神科杂志,2021,54(3):163-169.

[4] 伊娜,赵文婷,何敏,等. 甲氧氯普胺兴奋试验对高泌乳素血症的病因诊断价值及其影响因素[J]. 中国临床医学,2017,24(2):191-193.

[5] CHANSON P, MAITER D. The epidemiology, diagnosis and treatment of prolactinomas: the old and the new [J]. Best Pract Res Clin Endocrinol Metab, 2019,33:101290.

[6] COOPMANS E C, VAN MEYEL S W F, PIETERMAN K J, et al. Excellent response to pasireotide therapy in an aggressive and dopamine-resistant prolactinoma [J]. Eur J Endocrinol, 2019,181:K21-K27.

[7] ESCHLER D C, JAVANMARD P, COX K, et al. Prolactinoma through the female life cycle [J]. Endocrine, 2018,59:16-29.

[8] GAO J, LIU Y, HAN G, et al. Metformin inhibits growth and prolactin secretion of pituitary prolactinoma cells and xenografts [J]. J Cell Mol Med, 2018,22:6368-6379.

[9] HAGE C, SALVATORI R. Predictors of the response to dopaminergic therapy in patients with prolactinoma [J]. J Clin Endocrinol Metab, 2020,105:652.

[10] JI L, YI N, ZHANG Q, et al. Management of prolactinoma: a survey of endocrinologists in China [J]. Endocr Connect, 2018,7:1013-1019.

[11] LIU X, LIU Y, GAO J, et al. Combination treatment with bromocriptine and metformin in patients with bromocriptine-resistant prolactinomas: pilot study [J]. World Neurosurg, 2018,115:94-98.

[12] MAITER D. Management of dopamine agonist-resistant prolactinoma [J]. Neuroendocrinology, 2019,109:42-50.

[13] MELMED S, CASANUEVA F F, HOFFMAN A R, et al. Endocrine society. Diagnosis and treatment of hyperprolactinemia: an endocrine society clinical

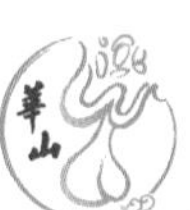

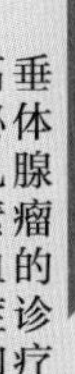

practice guideline [J]. J Clin Endocrinol Metab, 2011,96:273 - 288.

[14] MILLER M, CHEN S, WOODLIFF J, et al. Curcumin (diferuloylmethane) inhibits cell proliferation, induces apoptosis, and decreases hormone levels and secretion in pituitary tumor cells [J]. Endocrinology, 2008,149:4158 - 4167.

[15] MOLITCH M E. Endocrinology in pregnancy: management of the pregnant patient with a prolactinoma [J]. Eur J Endocrinol, 2015,172:R205 - 213.

[16] NA Y, LIJIN J, QI Z, et al. Long-term follow-up of female prolactinoma patients at child-bearing age after transsphenoidal surgery [J]. Endocrine, 2018,62:76 - 82.

[17] OLARESCU N C, PEREZ-RIVAS L G, GATTO F, et al. Aggressive and malignant prolactinomas [J]. Neuroendocrinology, 2019,109:57 - 69.

[18] O'SULLIVAN S M, FARRANT M T, OGILVIE C M, et al. An observational study of pregnancy and post-partum outcomes in women with prolactinoma treated with dopamine agonists [J]. Aust N Z J Obstet Gynaecol, 2020,60:405 - 411.

[19] SAMPERI I, LITHGOW K, KARAVITAKI N. Hyperprolactinaemia [J]. J Clin Med, 2019,8:2203.

[20] SOSA-EROZA E, ESPINOSA E, RAMÍREZ-RENTERÍA C, et al. Treatment of multiresistant prolactinomas with a combination of cabergoline and octreotide LAR [J]. Endocrine, 2018,61:343 - 348.

[21] ZAMANIPOOR NAJAFABADI A H, ZANDBERGEN I M, DE VRIES F, et al. Surgery as a viable alternative first-line treatment for prolactinoma Patients. A systematic review and meta-analysis [J]. J Clin Endocrinol Metab, 2020, 105:e32 - 41.

[22] ZHANG N, PAN L, DAI J et al. Gamma Knife radiosurgery as a primary surgical treatment for hypersecreting pituitary adenomas [J]. Stereotact Funct Neurosurg, 2000,75:123 - 128.

第 9 章 肢端肥大症的诊疗规范

一、概述

生长激素垂体腺瘤成人发病者表现为肢端肥大症，儿童则表现为巨人症。由于前者更多见，习惯性把肢端肥大症（acromegaly）等同于生长激素垂体腺瘤。肢端肥大症是一种隐匿起病、缓慢进展的内分泌疾病，以循环中高水平的 GH 和胰岛素样生长因子 1（IGF-1）为主要特征。95%以上的肢端肥大症由分泌 GH 的垂体腺瘤引起。肢端肥大症的年发病率约为 10 例/百万人，年患病率为（40～60）例/百万人。诊断时的中位年龄为 40～50 岁，男女发病比例无显著差异。生长激素垂体腺瘤约占所有垂体肿瘤的 20%。未经治疗的肢端肥大症会引起全身多系统、多脏器的结构和功能异常，如心血管疾病、睡眠呼吸暂停、糖代谢异常、脂代谢异常、骨代谢异常和肿瘤等。与普通人群相比，肢端肥大症患者死亡风险增加 2～3 倍，如未及时诊治可显著缩短预期寿命。

二、临床表现

肢端肥大症起病隐匿，肿瘤生长缓慢，症状逐步、缓慢出现，早期患者多无自觉不适，后症状逐步明显，虽有典型体征，多数也未被及时识别。肢端肥大症的诊断往往延误 7～10 年。患者常因肿瘤压迫周边结构的相关症状就诊检查而发现，或因 GH 过多分泌导致的典型容貌改变被医护人员识别。

（一）生长激素过度分泌的相关表现

1. 特征性外貌 前额斜长、眉弓外突、下颌前突、齿疏和咬合错位、鼻翼增厚、唇厚舌大、皮肤油腻及手脚肥大等，成年患者多有鞋子尺码增大、常年佩戴的戒指或手镯无法取下的情况。

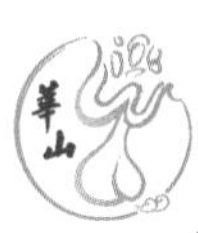

2. 软组织与骨骼变化 皮肤及皮下组织肥厚增生、多汗，皮肤、气道黏膜及声带肥厚，音调低沉洪亮。骨架变大，骨刺形成，软骨增生，腕管综合征常见。超过60%的肢端肥大症患者有椎体压缩性骨折。

3. 糖代谢异常 过量GH导致肝脏、脂肪等外周组织胰岛素抵抗，肢端肥大症患者发生糖尿病的风险增加。文献报道肢端肥大症合并糖耐量异常（IGT）发生率为16%～46%，合并糖尿病发生率为20%～56%。“金垂体”中心的数据显示肢端肥大症患者合并IGT的比例为43.2%，糖尿病的比例为25.9%。

4. 心血管系统 合并高血压的比例为20%～50%，以舒张压升高更明显。“金垂体”中心的数据显示肢端肥大症合并高血压的比例为31.5%。随着疾病进展，患者会出现心肌肥厚、心脏扩大、左心室舒张功能减退，最终会出现心力衰竭。部分患者伴心律失常，尤其是心房颤动，甚至猝死。

5. 呼吸系统 60%～80%的患者存在呼吸功能障碍，表现为打鼾、嗜睡、阻塞性睡眠呼吸暂停综合征和活动后呼吸困难。与舌咽部和上呼吸道软组织增厚和水肿有关。“金垂体”中心的数据显示，87.5%的肢端肥大症患者合并睡眠呼吸暂停，其中66.7%为中重度。

6. 男性性功能 “金垂体”中心首次发现男性肢端肥大症患者合并勃起功能障碍（erectile dysfunction，ED）的比例增加，高达62.7%。临床表现为性欲减退、勃起后硬度差和性生活时间短等。进一步研究发现，男性肢端肥大症患者ED高发除了与肿瘤压迫导致性腺轴功能受损、雄激素水平降低有关之外，还与高GH直接抑制内皮细胞功能、减少一氧化氮合成有关；而经治疗达到生化缓解有助于勃起功能的恢复。

7. 合并肿瘤 肢端肥大症患者发生肿瘤风险增加。文献报道50%～80%肢端肥大症患者合并结肠息肉，1%～3%合并腺癌。60%～90%合并甲状腺结节，2%～8%合并甲状腺癌。“金垂体”中心评估368例肢端肥大症患者数据显示80%合并甲状腺结节，其中甲状

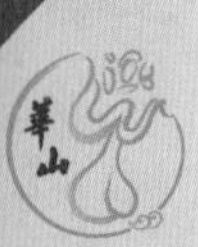

腺癌比例为4.2%；67%合并结肠息肉。

（二）肿瘤压迫表现

垂体大腺瘤可向鞍上扩展或鞍旁侵袭。肿瘤压迫、侵犯周围组织引起头痛、视野缺损（最常见为双眼颞侧半盲、单眼颞侧半盲或全盲）、眼底改变和动眼神经麻痹。肿瘤压迫正常垂体可引起垂体前叶功能减退，性腺轴低下在女性可表现为月经紊乱、不孕，男性可表现为性功能低下。

三、诊断

（一）筛查

具有典型肢端肥大症临床表现，尤其是具有肢端肥大和特征性面容的患者、40岁以下合并高血糖的患者，推荐测定IGF-1。如IGF-1高于年龄、性别匹配的正常值上限，则进行定性试验。

（二）定性试验

采用口服葡萄糖耐量试验（OGTT）。口服75 g葡萄糖，分别在0、30、60、90及120 min采血测定血糖及GH水平。GH谷值≥1 μg/L诊断为GH高分泌。

（三）定位诊断

一旦生化确诊为GH高分泌，应进行垂体增强MRI检查以了解肿瘤的大小、位置、形态及侵袭性。确认垂体未见肿瘤者，需考虑GH异位分泌的罕见情况，可行全身检查，如^{68}Ga-DOTA-TATE PET-CT。

（四）基因分析

建议年轻（<30岁）肢端肥大症或巨人症患者，应行芳香烃受体作用蛋白（aryl hydrocarbon receptor-interacting protein，AIP）基因检测。对有肢端肥大症或（家族性孤立性）垂体腺瘤家族史的患者也应行*AIP*基因检测。

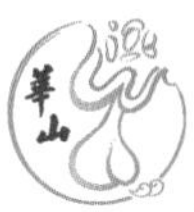

（五）奥曲肽抑制试验

用于预测肢端肥大症患者使用长效生长抑素类似物（SSAs）治疗的疗效和安全性。早晨8时空腹抽血测GH后予奥曲肽0.1 mg皮下注射，注射后于1、2、3、4、5、6、7、8 h采血测GH。计算GH的抑制率［GH抑制率＝（基线GH水平-试验中GH谷值）/基线GH水平×100%］，GH抑制率＞86.83%提示患者对长效SSAs敏感。

四、病理学类型

不同病理学类型肿瘤的临床表现、生化和影像学特征存在差异，对指导临床工作有很大参考价值。

（一）单纯的生长激素垂体腺瘤

1. 致密颗粒型生长激素垂体腺瘤 由大而数量可观的嗜酸性细胞组成，存在于30%～50%的肢端肥大症患者。患者年龄通常＞50岁，肿瘤生长缓慢，GH和IGF-1水平较高，T_2加权MRI呈低信号，对SSAs敏感。

2. 稀疏颗粒型生长激素垂体腺瘤 由轻度嗜酸性或嫌色性细胞组成。见于15%～35%的肢端肥大症患者。患者年龄较轻，肿瘤侵袭性强，多有鞍上或海绵窦侵袭，多数情况下Ki67＞3%，T_2加权MRI呈中高信号，大部分对SSAs不敏感。

（二）混合的生长激素细胞/泌乳素细胞垂体腺瘤

同时有明显性腺功能减退表现和高泌乳素血症，病理免疫组化染色提示PRL阳性的患者考虑混合的生长激素细胞/泌乳素细胞垂体腺瘤。可根据电镜检查进一步细分为以下：

1. 混合性生长激素细胞-泌乳素细胞垂体腺瘤 由两种不同细胞群即生长激素细胞和泌乳素细胞组成。肿瘤特征取决于肿瘤细胞组成和两种细胞成分的相对比例，具有肿瘤体积大、缓解率较低和复发风险较高的特点。约30%的该型肿瘤对溴隐亭、卡麦角林治疗有效。

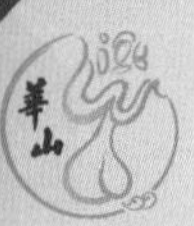

2. 泌乳素生长激素细胞垂体腺瘤 由同时表达 GH 和 PRL 单一形态的垂体转录因子 1（pituitary transcription factor-1，Pit-1）细胞谱系细胞组成，占垂体腺瘤比例<2%。临床和生物学特征与致密颗粒型生长激素细胞垂体腺瘤特征相似，高泌乳素血症更明显（>200 ng/ml），使得肿瘤在相对较小时能被较早诊断，肿瘤的体积小，海绵窦侵袭性低，多能手术全切。

五、合并症评估

对所有肢端肥大症患者治疗前后均需进行全身相关合并症的评估，具体内容见表 9-1。

表 9-1 肢端肥大症患者各系统合并症评估项目

评估内容	项目
心血管系统	血压、动态血压
	心电图
	心超
呼吸系统	睡眠呼吸监测
内分泌系统	OGTT
	垂体各轴功能(下丘脑-垂体-肾上腺轴、下丘脑-垂体-甲状腺轴、下丘脑-垂体-性腺轴、泌乳素)
骨骼系统	骨密度、脊柱 X 片或 CT 片
	骨转换标志物
男性性功能	男性:国际勃起功能问卷-5,睡眠勃起功能监测
视功能	视力、视野检查
肿瘤	B 超检查:腹部、泌尿系统、甲状腺
	肺部薄层 CT 片
	肠镜
生活质量量表	AcroQoL 生活质量量表

六、治疗

一旦确诊肢端肥大症，应由内分泌科、神经外科、放射肿瘤学和影像医学科等多学科组成的团队进行讨论，制订最佳治疗策略。

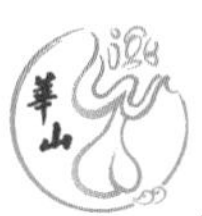

（一）治疗目标

1）生化缓解：血清 IGF-1 水平下降至与年龄和性别相匹配的正常范围内，OGTT 糖负荷后 GH 谷值＜1 μg/L。

2）通过手术、药物和放疗消除或者缩小肿瘤并防止复发。

3）消除或减轻临床症状及合并症，特别是心脑血管、呼吸系统和代谢紊乱等。

（二）手术治疗

对于微腺瘤以及具有潜在手术治愈可能的大腺瘤患者，手术是首选的治疗方案，肿瘤全切除率可达 90％以上。对于无法全切除的患者，手术能减轻肿瘤负荷，有利于提高 SSAs 的治疗效果。对于初次手术有肿瘤残留的患者，仍建议考虑再次手术的可能性。目前，“金垂体”中心绝大部分（＞95％）生长激素垂体腺瘤采用内镜经鼻蝶手术。对于肿瘤体积较大、形状不规则累及多个解剖腔隙的病例，可采用内镜经鼻联合开颅手术或分期手术进行肿瘤切除。

在内镜经蝶手术普遍开展之前，针对显微镜下无法全切除的侵犯海绵窦的侵袭性生长激素垂体腺瘤，曾采用在术前进行 3 个月的 SSAs 药物治疗，结果发现有 47.4％肿瘤的侵袭度评分下降，使得该组病例的肿瘤全切除率达到 88.9％，疗效满意。内镜技术显著扩大了手术视角，为有经验的手术者在海绵窦内全切除肿瘤提供了可能。故针对此类侵袭性肿瘤，可综合考虑短效奥曲肽抑制试验结果、肿瘤侵袭度和手术者对内镜技术的掌握程度，作出是否需要术前用药的选择。

多数生长激素垂体腺瘤患者因鼻腔内骨质增生、黏膜肿胀等因素，鼻腔可操作空间较小。术者可在手术开始前 5～10 min，使用浸有肾上腺素液的纱条收敛鼻腔黏膜，既能减少黏膜渗血，又能增大鼻腔空间。术前可根据蝶鞍区 CT 扫描，观察蝶窦气化及窦内分隔的情况。对于蝶窦气化不佳或既往有多次经鼻手术史的患者，术中可凭借神经导航（CT 或 MRI 导航）等寻找鞍底，使用多普勒超声识别颈内动脉所在

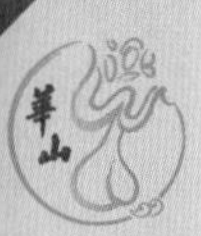

位置。

术中力争全切除肿瘤。对于有“假包膜”的病例，术中须分离假包膜，并行假包膜外完整切除。对于可能侵犯海绵窦的肿瘤，在切除鞍内部分的肿瘤后，应仔细检查海绵窦内侧壁。如肿瘤侵犯海绵窦内侧壁，应将内侧壁进行游离后切除。部分肿瘤可侵犯周边骨质，此时应注意磨除受累的骨质。

“金垂体”中心利用机器学习方法，开发了精准的、可应用于临床的模型，可预测肢端肥大症患者手术后是否能达到生化缓解，利于为患者制订个体化的诊疗方案。模型中最重要的参数为术后第1天GH（占40%）、肿瘤切除程度（占20%）以及肿瘤侵袭程度（占20%）。模型的准确率>80%，敏感度>90%。可登录网址https://deepvep.shinyapps.io/Acropred/查看该模型，输入相关参数后，机器能自动计算出患者术后生化缓解的概率。

按“金垂体”中心的诊疗流程，术后1个月患者需随访内分泌激素、糖脂代谢、血压等指标，初步判断手术疗效，并调整相关药物的用药方案。术后3个月随访时，还需对患者全身相关合并症进行评估，并结合患者GH、IGF-1水平与垂体增强MRI结果，进行疗效评判。即使肿瘤全切、内分泌缓解的病例，在术后6个月，术后1年仍需常规随访2次，此后每年定期随访；对于明确有肿瘤残留的病例，则需要内分泌科、神经外科及放疗科等多学科综合讨论后，制订下一步治疗方案。

（三）药物治疗

对手术后未能缓解或不适合手术或放疗后尚未缓解的患者，建议采用药物治疗。药物治疗选择包括SSAs（奥曲肽、兰瑞肽和帕瑞肽）、多巴胺受体激动剂（溴隐亭、卡麦角林）、GH受体拮抗剂[培维索孟（pegvisomant），目前尚未在中国上市]。

1. SSAs 95%的生长激素垂体腺瘤表达生长抑素受体2（SSTR2）

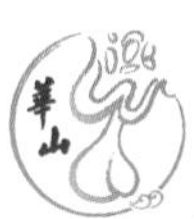

或生长抑素受体5（SSTR5）。第1代SSAs包括奥曲肽（octreotide）及奥曲肽微球和兰瑞肽（lanreotide），第2代SSAs为帕瑞肽（pasireotide）。该类药物主要通过与SSTR2和SSTR5结合而抑制GH分泌和肿瘤生长。第1代SSAs治疗生长激素垂体腺瘤的生化控制率约55%。主要不良反应为注射部位疼痛及胃肠道症状，一般为轻至中度腹部痉挛、胃肠胀气和腹泻。鉴于胰岛β细胞表达SSTR，SSAs可抑制胰岛素分泌，治疗期间可能出现血糖升高。"金垂体"中心的随访数据显示在使用SSAs 3个月后，有33.8%（24/71）患者出现血糖升高，其中正常糖耐量患者中41.7%（15/36）进展成IGT，22.9%（8/35）用药前为IGT患者进展成糖尿病。此外，28.1%（18/64）患者使用3个月SSAs后血糖改善。长期使用SSAs可使胆囊胆汁淤积或胆结石发病率增加。对于严重咽部增厚和睡眠呼吸暂停或高输出性心力衰竭患者，建议术前使用SSAs 3～6个月以减少麻醉与围手术期风险。对于术后生化未缓解者可选用SSAs作为主要治疗方法。根据"金垂体"中心的数据，术前使用3个月SSAs后：

1）在年龄≥49岁、肿瘤最大径＞2 cm的患者中，SSAs生化有效（IGF-1下降＞50%或降至正常以内）率为54.5%。

2）在肿瘤最大径≤2.2 cm的患者中，体积有效（肿瘤体积缩小20%以上）率为67.1%。

3）在奥曲肽抑制试验抑制率＞90%的患者中，SSAs生化有效率为88.2%，体积缩小有效率为77.2%。分析已有研究，提示患者对SSAs敏感的因素还包括女性、基线GH和IGF-1水平低、T_2加权MRI成像低信号和致密颗粒型生长激素垂体腺瘤等。检测IGF-1和GH评估治疗的有效性，每3～6个月进行剂量调整。当SSAs治疗后GH和IGF-1均降至正常范围内，可适当延长给药间隔。

对于单用SSAs不能达到生化缓解且有肿瘤残留的患者，建议行放疗以达到生化缓解、抑制肿瘤生长的目的。

2. 多巴胺受体激动剂 (dopamine receptor agonist, DAs)　包括

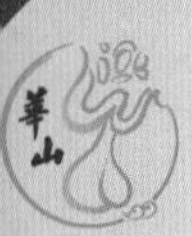

溴隐亭和卡麦角林。生长激素垂体腺瘤表达 D_2 受体，该类药物通过多巴胺受体抑制 GH 释放。对于 GH、IGF-1 水平轻度升高（IGF-1 低于正常参考值上限的 150%）的患者可选用该类药物，溴隐亭可使 10%～20% 生长激素垂体腺瘤患者的 GH 和 IGF-1 水平降至正常范围，卡麦角林单药治疗生化控制率可达 35%。不良反应包括鼻塞、胃肠道不适、直立性低血压、头痛和便秘等。

3. GH 受体拮抗剂 培维索孟是 GH 受体拮抗剂，与天然 GH 竞争性结合 GH 受体，直接阻断 GH 在肝脏的作用，致 IGF-1 合成减少。单药治疗 IGF-1 控制率可达 90%，在真实世界研究中接近 60%。培维索孟无直接抗肿瘤作用，不能降低 GH，不适用于侵袭性肿瘤，长期使用过程中需监测肿瘤大小的变化。

4. 罗格列酮（rosiglitazone） 罗格列酮是噻唑烷二酮类口服降糖药，既往少量病例报告提示其可降低肢端肥大症患者的 IGF-1 水平。“金垂体”中心在 19 例生化未缓解的肢端肥大症患者中使用罗格列酮 4～8 mg/d，与基线相比，用药 6 个月后随机 GH 平均降低 16.1%，IGF-1 平均降低 28.9%。机制研究发现罗格列酮通过激动过氧化物酶体增殖物激活受体（peroxisome proliferator-activated receptor-gamma，PPARγ）上调 15-羟前列腺素脱氢酶（15-hydroxyprostaglandin dehydrogenase，15-PGDH）的表达，促进前列腺素 E_2（prostaglandin E_2，PGE_2）降解，从而抑制生长激素垂体腺瘤细胞合成 GH，并促进其凋亡和自噬，同时罗格列酮能降低肝脏 GH 受体的表达而减少 IGF-1 生成。对于使用 SSAs 不能达到生化缓解或者无法长期使用 SSAs 的患者，可以尝试使用罗格列酮。需要注意罗格列酮不适用于心功能不全的患者。此外，罗格列酮与其他降糖药物联合使用可能增加低血糖风险。

（四）放疗

放疗是继手术、药物之后的又一种治疗方法。术后存在残留肿瘤的情况下，如无法接受再次手术治疗、药物治疗无效或无法耐受的患者，

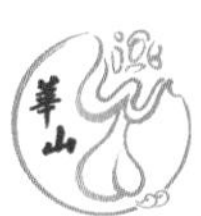

建议接受放疗。放疗分为常规放疗（conventional radiotherapy，CRT）和立体定向放疗（stereotactic radiotherapy，SRT）。通常需要6个月至2年才能起效，部分需要5～15年才能完全发挥作用。SRT可使约50%患者达到生化缓解。肿瘤与视交叉或视神经距离最好＞2～5 mm，以避免视功能损害。垂体前叶功能受损是最常见的并发症，随放疗后时间延长而发生率增加，发生率30%～50%，需要激素替代治疗（图9-1）。

典型或疑似的肢端肥大症患者
评估OGTT-GH、IGF-1、垂体MRI平扫+增强
确诊GH腺瘤
·伴有心、肺等脏器严重合并症，无法耐受全麻手术者
·拒绝手术者
手术治疗
合并症改善
术前SSAs治疗
SSAs一线治疗
OGTT-GH谷值 <1.0 μg/L 且IGF-1正常
OGTT-GH谷值 ≥1.0 μg/L 或IGF-1升高
OGTT-GH谷值 ≥1.0 μg/L 且IGF-1升高
复发
生化缓解
GH/IGF-1不匹配
生化未缓解
再次手术
放疗
过渡期
未缓解
药物治疗
联用/换用
SSAs
DAs
罗格列酮
生化缓解
定期随访：临床症状、IGF-1、GH（必要时OGTT-GH谷值）、垂体增强MRI、合并症评估

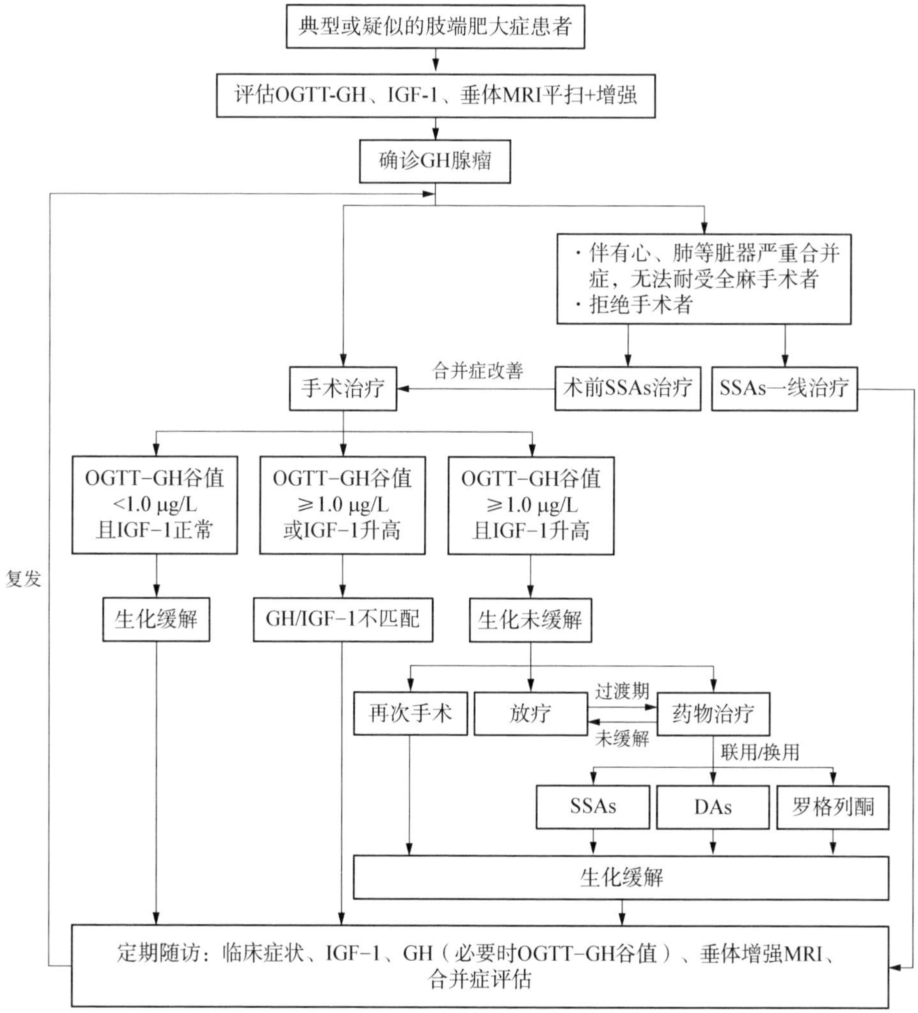

图9-1 “金垂体”中心肢端肥大症治疗流程

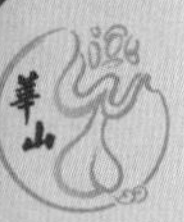

七、“金垂体”观点

1）在肢端肥大症的综合诊疗和长期随访过程中，均需要内分泌科、神经外科、放疗科及放射科等多学科参与，共同制订个体化的诊疗方案。

2）治疗前应对全身各系统的合并症进行全面评估和必要的干预；首选手术治疗，并力争首次手术获得肿瘤的全切除；药物和放射治疗，可分别作为第二或第三线的治疗方法。

3）对于术后生化未缓解的患者，应综合考虑其年龄、残瘤大小和侵袭性、肿瘤病理类型、生育需求、垂体功能和个人接受长期药物治疗的意愿与经济支付能力等因素，制订个体化治疗管理策略，从而改善患者预后和降低经济成本。

4）对于Ki67>3%的患者，须增加随访频率。尤其是对于生化未缓解的患者，更要进行积极的治疗和随访。

（撰写者：何文强、俞一飞；审校者：赵　曜、张朝云）

参考文献

[1] BUCHFELDER M, SCHLAFFER S M. The surgical treatment of acromegaly [J]. Pituitary, 2017,20(1):76-83.

[2] CHEN Z, SHAO X, HE M, et al., Erectile dysfunction is associated with excessive growth hormone levels in male patients with acromegaly [J]. Front Endocrinol (Lausanne), 2021,12:633904.

[3] CHEN Z, YU Y, HE M, et al. Higher growth hormone levels are associated with erectile dysfunction in male patients with acromegaly [J]. Endocr Pract, 2019,25(6):562-571.

[4] COHEN-COHEN S, GARDNER P A, ALVES-BELO J T, et al. The medial wall of the cavernous sinus. Part 2: selective medial wall resection in 50 pituitary adenoma patients [J]. J Neurosurg, 2018,131(1):131-140.

[5] COLAO A, GRASSO L F S, GIUSTINA A, et al. Acromegaly [J]. Nat Rev Dis Primers, 2019,21,51(1):1-16.

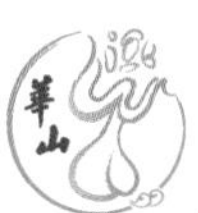

[6] GIUSTINA A, BARKAN A, BECKERS A, et al. A consensus on the diagnosis and treatment of acromegaly comorbidities: an update [J]. J Clin Endocrinol Metab, 2020,1054(4):937-946.

[7] HE W, YAN L, WANG M, et al. Surgical outcomes and predictors of glucose metabolism alterations for growth hormone-secreting pituitary adenomas: a hospital-based study of 151 cases [J]. Endocrine, 2019,63(1):27-35.

[8] QIAO N, SHEN M, HE W, et al. Machine learning in predicting early remission in patients after surgical treatment of acromegaly: a multicenter study [J]. Pituitary, 2021,24(1):53-61.

[9] SHEN M, SHOU X, WANG Y, et al. Effect of presurgical long-acting octreotide treatment in acromegaly patients with invasive pituitary macroadenomas: a prospective randomized study [J]. Endocr J, 2010, 57(12):1035-10440.

[10] SHEN M, YANG Y, HE W, et al. Efficacy and predictors of short-term first-generation somatostatin analog presurgical treatment in acromegaly: a hospital-based study of 237 cases [J]. Growth Horm IGF Res, 2020,55:101354.

[11] WANG M, SHEN M, HE W, et al. The value of an acute octreotide suppression test in predicting short-term efficacy of somatostatin analogues in acromegaly [J]. Endocr J, 2016,63(9):819-834.

[12] ZHANG Z, LI Q, HE W, et al. The comprehensive impact on human body induced by resolution of growth hormone excess [J]. Eur J Endocrinol, 2018, 178(4):365-375.

扫描二维码，观看
内镜下经鼻-联合左侧翼点开颅-
巨大生长激素垂体瘤切除术

第10章

库欣病的诊疗规范

一、概述

库欣综合征（CS）又称皮质醇增多症，是指由多种病因导致的高皮质醇血症。过多皮质醇作用于全身各脏器，引起以向心性肥胖、高血压、高血糖、低钾血症和骨质疏松等典型表现的综合征。据国外文献报道，库欣综合征的年发病率为（2～3）例/百万人，患病率约为40例/百万人。从病因上分类，库欣综合征可以分为促肾上腺皮质激素（ACTH）依赖性和ACTH非依赖性：前者包括ACTH垂体腺瘤，又称库欣病（CD）和异位ACTH综合征（EAS），占病因的70%～80%；后者包括肾上腺肿瘤（腺瘤和腺癌）和肾上腺增生，占病因的20%～30%。

库欣病为库欣综合征最常见的病因，多为散发，常见于女性，占患者总数的82.5%。其中约90%的患者为直径≤1 cm的微腺瘤，部分患者影像学检查为阴性，即目前常规增强MRI检查未能显示病灶。在病理学上，ACTH垂体腺瘤来源于T-box垂体转录因子（T-box pituitary transcription factor，T-Pit）腺垂体细胞系，免疫组化ACTH染色为阳性，同时根据低分子量细胞角蛋白的免疫组化结果可分为致密颗粒型和稀疏颗粒型。在发病机制研究中，“金垂体”中心团队在国际上率先发现泛素特异性蛋白酶8（ubiquitin specific peptidase 8，USP8）、泛素特异性蛋白酶48（ubiquitin specific peptidase 48，USP48）和鼠类肉瘤滤过性毒菌致癌同源体B1（BRAF）3个高频突变基因。其中，USP8基因的突变率可高达30%～60%，随之USP8蛋白的去泛素化能力增强，使表皮生长因子受体（epidermal growth factor receptor，EGFR）的降解减少，细胞内EGFR蓄积而导致ATCH的过度分泌。USP48和BRAF则主要通过上调阿黑皮素原（pro-opiomelanocortin，POMC）的转录，促进ACTH

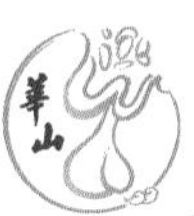

的过度分泌。上述研究成果不仅完善了库欣病发病分子机制学说，同时为建立库欣病的分子分型和开发特异性靶向药物提供了重要依据。

二、临床表现

库欣病临床表现复杂多变，常见的临床特征详见表 10-1。其中部分典型症状和体征具有一定的鉴别诊断意义，如新发皮肤紫纹、多血质、近端肌无力、非创伤性皮肤瘀斑和与年龄不相称的骨质疏松等、儿童患者生长迟缓。其他由皮质醇增多所致的非典型症状和体征也常见于普通人群，如肥胖、抑郁、糖尿病、高血压或月经紊乱等，需要谨慎鉴别。

表 10-1　库欣病的临床特征(“金垂体”中心数据)

症状或体征	频率(%)	症状或体征	频率(%)
向心性肥胖	89.3	糖代谢异常	83.1
血脂异常	73.8	月经稀少或闭经	67.1
高血压	65.5	多血质	46.4
痤疮、皮肤油腻	42.9	紫纹	41.7
女性多毛	35.7	骨质疏松	32.3
肾结石	31.3	色素沉着	14.3
乏力和近端肌病	29.8	水肿	20.2
低钾血症	20.2	视物模糊	13.3
瘀点、瘀斑	11.9	头晕	10.7
精神症状	4.8		

三、诊断和鉴别诊断

(一) 库欣综合征的筛查

对以下人群推荐进行库欣综合征的筛查：年轻患者（<40 岁）出现骨质疏松、高血压等与年龄不相称的临床表现；有库欣综合征的临床表现且进行性加重，特别是有典型症状如肌病、多血质、紫纹、瘀斑和皮肤变薄的患者；体重增加而身高百分位下降，生长迟缓的肥胖儿童；

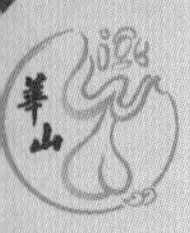

肾上腺意外瘤患者。

对疑似库欣综合征的患者，应首先询问近期内有无糖皮质激素用药史，包括口服、直肠用、吸入、外用或注射剂，除外医源性库欣综合征。同时，排除疾病急性状态，如各种感染、糖尿病酮症等生理性皮质醇增多的情况。

库欣综合征的诊断需遵循先行定性诊断（图 10－1）、后行病因诊断（图 10－2）的流程。

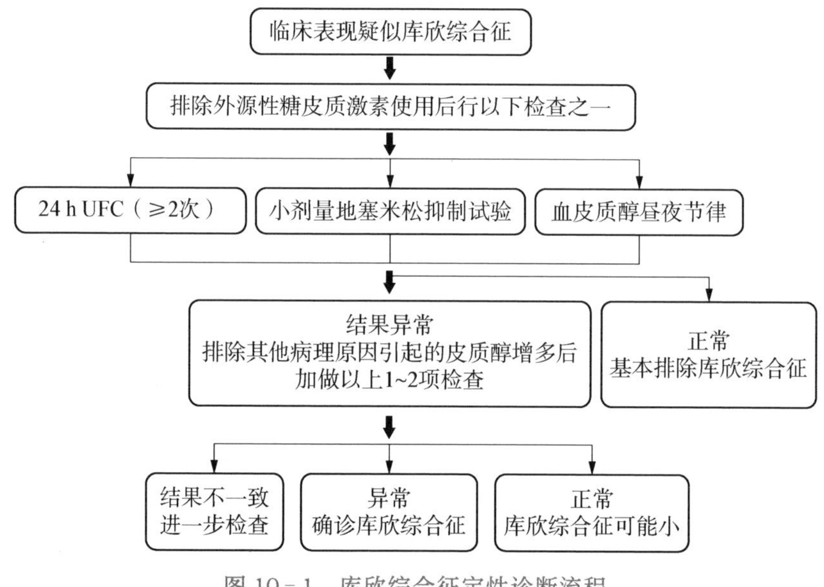

图 10－1　库欣综合征定性诊断流程

（二）定性诊断

对疑似库欣综合征的患者，需行下述筛查试验并根据以下切点判断结果：24 h 尿游离皮质醇（UFC）（2 次高于正常参考值上线）、血皮质醇昼夜节律［午夜血皮质醇水平清醒状态下＞207 nmol/L（7.5 μg/dL），敏感度 96％，特异度 87％］和小剂量地塞米松抑制试验（LDDST）（血皮质醇诊断切割点为 50 nmol/L（1.8 μg/dL），诊断敏感度＞95％，特异度 80％）。国外推荐的午夜唾液游离皮质醇国内尚未开展。当有至少 2 项

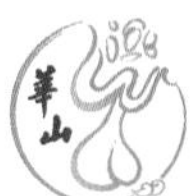

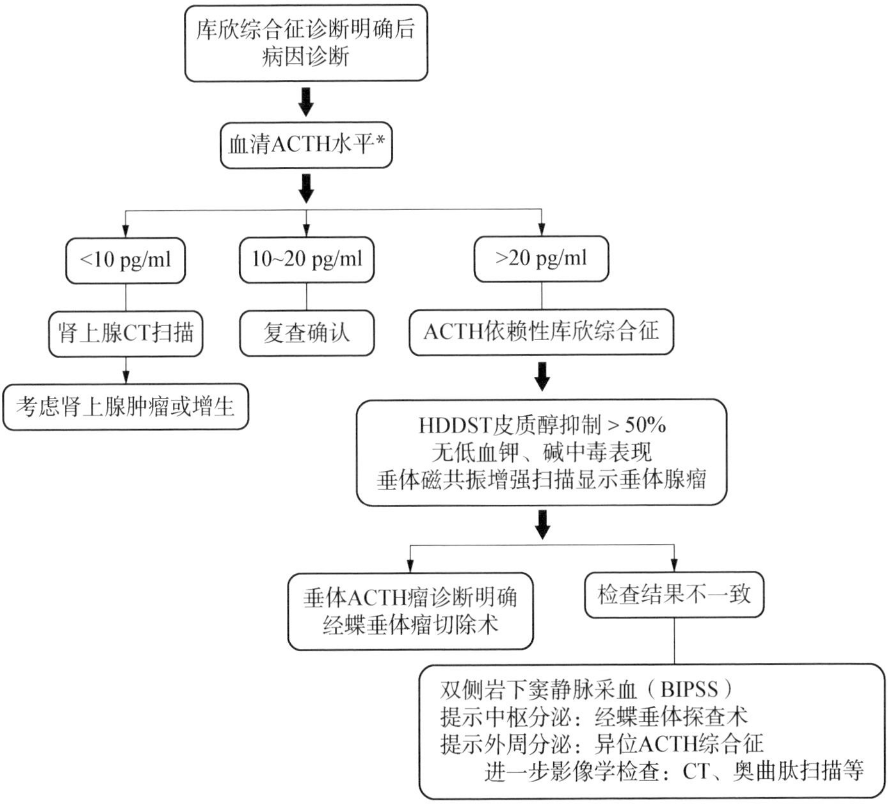

库欣综合征诊断明确后病因诊断

↓

血清ACTH水平*

↓

- <10 pg/ml → 肾上腺CT扫描 → 考虑肾上腺肿瘤或增生
- 10~20 pg/ml → 复查确认
- >20 pg/ml → ACTH依赖性库欣综合征
  ↓
  HDDST皮质醇抑制 > 50%
  无低血钾、碱中毒表现
  垂体磁共振增强扫描显示垂体腺瘤
  ↓
  - 垂体ACTH瘤诊断明确
    经蝶垂体瘤切除术
  - 检查结果不一致 → 双侧岩下窦静脉采血（BIPSS）
    提示中枢分泌：经蝶垂体探查术
    提示外周分泌：异位ACTH综合征
    进一步影像学检查：CT、奥曲肽扫描等

图 10－2　库欣综合征病因诊断流程

注：*，区别 ACTH 依赖性和非依赖性的 ACTH 值与检查方法相关

筛查试验阳性时考虑定性诊断成立，即确诊为库欣综合征。多数情况下，临床表现与血、尿皮质醇水平相一致，血、尿皮质醇水平越高，临床表现越典型。

在定性诊断阶段，主要与代谢综合征、多囊卵巢综合征相鉴别，这两种综合征具有库欣综合征相似的临床表现，但无皮质醇增多的检查依据；还要与抑郁症、酗酒相鉴别，这两种情况可有皮质醇增多的实验室证据，但无相应临床表现。值得注意的是，对部分有临床表现但缺乏实验室证据的患者，需警惕周期性库欣综合征可能。对缺乏相应临床表现，但因肾上腺或垂体影像学异常而发现皮质醇增高的患者，应审核实验室检测的准确性，慎重诊断亚临床库欣综合征。对临床表现不明显，定性诊断不能完全确认的患者，随访监测为明智且合理的选择。

定性诊断明确后，需进行定位病因诊断，同时评估库欣综合征的相关并发症如糖尿病、高脂血症及骨质疏松等。

（三）病因诊断

1. 晨血 ACTH 根据 ACTH 水平将库欣综合征分为 ACTH 依赖性和非依赖性两大类。早上 8 时 ACTH＞20 pg/ml 提示 ACTH 依赖性，ACTH＜10 pg/ml 提示 ACTH 非依赖性（各医院可结合实验室检查方法和临床经验确立相应的鉴别切割值）。库欣病 ACTH 水平可正常或轻度升高，极少＞200 pg/ml；EAS 的 ACTH 水平通常高于库欣病，但两者的 ACTH 水平可有 30％的重叠。ACTH＞200 pg/ml，须高度警惕 EAS。如 ACTH 在 10～20 pg/ml，可予复查确认。

2. 48 h 标准大剂量地塞米松抑制试验（HDDST） 服药第 2 天 24 h UFC 较基线值下降幅度＞50％为可被抑制。库欣病患者特别是微腺瘤可被抑制，而 EAS 通常不能被抑制。该试验鉴别库欣病与 EAS 的敏感度为 60％～80％，特异度为 80％～90％。

3. 双侧岩下窦静脉采血（BIPSS） 是确认 ACTH 依赖性库欣综合征患者的 ACTH 来源，鉴别库欣病和 EAS 的“金标准”。“金垂体”中心行 BIPSS 指征为：ACTH 依赖性库欣综合征患者，垂体增强 MRI 检查未见病灶或可疑病灶＜6 mm；HDDST 抑制率＜50％；ACTH＞200 pg/ml。判断标准：岩下窦与外周血浆 ACTH 比值在基线状态≥2 和/或去氨加压素（DDAVP）刺激后≥3 提示库欣病。技术因素的影响和静脉回流的异常偶尔导致库欣病患者出现假阴性结果。同步检测泌乳素（PRL），进行 PRL 校正可降低假阴性率。详见第 4 章“鞍区疾病的内分泌功能试验标准操作规范”。

4. 影像学检查

（1）鞍区 MRI 检查

库欣病患者中，微腺瘤多见。垂体 MRI 检查主要目的在于明确肿

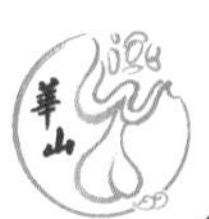

瘤部位，但约40%库欣病患者常规MRI（T_1WI、T_2WI、增强序列）检查呈“阴性”（未发现病灶）。“金垂体”中心临床实践显示，3D-SPACE序列结合T_1WI动态增强、3D-梯度回波（GRE）及流动衰减反转恢复（T_2-flair）增强等多模态薄层扫描方法，可显著提高这些“阴性”病灶的检出率。本中心目前完成MRI多序列联合检查患者86例，肿瘤检出率已达91.5%。通过与术中所见及病理对照，联合序列检出灵敏度为94.6%，特异度66.7%，符合度达93.2%（未发表数据）。对于部分常规MRI“阴性”的患者，或可利用MRI多序列联合检查结合内分泌功能检测明确病灶，避免不必要的有创性BIPSS检查。

（2）肾上腺影像学检查

主要包括CT和MRI检查。库欣病患者双侧肾上腺呈现不同程度的弥漫性或结节性增粗增大，10%～40%患者肾上腺可增生呈结节样，可不对称。

（3）其他检查

生长抑素受体显像（SRS）用于寻找和确认EAS患者的原发病灶。既往多用单光子发射计算机断层成像术（single-photon emission computed tomography，SPECT），但存在分辨率较低的缺陷。随着正电子发射计算机断层扫描（PET）技术的发展（如^{68}Ga-DOTA-TATE PET-CT），显像效果显著提高。与^{18}F-FDG PET及CT、MRI检查互补，相互结合使用，有助于提高病灶定位成功率。

（四）库欣病与异位ACTH综合征的鉴别诊断要点

见表10-2。

表10-2 库欣综合征的病因诊断鉴别要点

检查项目	库欣病	EAS	肾上腺瘤/增生
晨血ACTH* (pg/ml)	20～200，偶尔>200	>200	<10
HDDST抑制率>50%者	>90%	<10%	<10%

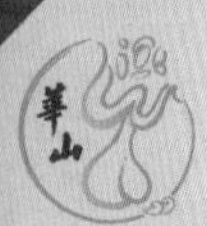

（续表）

检查项目	库欣病	EAS	肾上腺瘤/增生
垂体 MRI 增强	腺瘤或可疑或阴性	阴性或腺瘤	阴性或腺瘤
肾上腺 CT/MRI	双侧增生或结节	双侧增生或结节	腺瘤/增生
BIPSS（DDAVP 刺激后）	≥2∶1（3∶1）	<2∶1（3∶1）	

* 既往 ACTH 检测下限为 10 pg/ml；目前，“金垂体”中心 ACTH 检测下限为 1.5 pg/ml。不同检测方法可有不同诊断切割点

四、相关并发症评估和治疗

皮质醇长期过多分泌可引起蛋白质、脂肪、糖及电解质代谢的严重紊乱，并干扰其他多种激素的分泌。库欣病的并发症评估和治疗主要包括以下方面：

（一）糖代谢异常

是常见并发症，文献所报告的发生率变异大，其中糖耐量异常（IGT）占 7%～64%，糖尿病占 11%～47%。“金垂体”中心库欣病患者中经糖耐量试验评估发现糖尿病患病率高达 62.3%，另有 20.8%患者为IGT。

（二）高血压

约 3/4 以上患者可出现高血压。“金垂体”中心统计数据显示高血压发生比例为 65.5%。皮质醇水平恢复正常后，血压可恢复正常或有不同程度下降。

（三）电解质紊乱

皮质醇水平较高的库欣病或 EAS，可出现明显的低钾低氯性碱中毒，“金垂体”中心统计数据显示库欣病患者低钾血症发生比例为 20.2%。螺内酯可有效纠正低钾血症，同时又可降低血压并能改善水肿。

（四）骨质疏松

30%～50%的患者可出现骨质疏松，易发生病理性骨折。“金垂体”中心统计数据显示骨质疏松发生比例为 32.3%。因尿钙排量增加，易

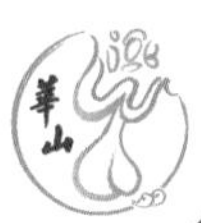

出现泌尿系结石。

（五）精神症状

多数患者有轻微精神症状，少数可有自杀倾向，需注意防范。

（六）甲状腺功能异常

库欣病患者甲状腺激素指标呈动态变化，术前下丘脑-垂体-甲状腺轴（hypothalamus-pituitary-thyroidaxis，HPT 轴）受抑制，术后可能出现反跳。“金垂体”中心统计数据显示术前甲状腺功能异常发生比例为45.7％，以促甲状腺激素（TSH）和游离三碘甲状腺原氨酸（FT_3）降低为主，伴少数游离甲状腺素（FT_4）降低。

（七）高凝状态

患者部分凝血活酶时间（activated partial thromboplastin time，APTT）常低于正常，静脉血栓栓塞症（VTE）发生风险增加。因库欣综合征本身易表现为下肢水肿，需行下肢血管超声检查以识别。对凝血指标异常或已存在深静脉血栓的患者应采用抗凝治疗。术后发生 VTE 的风险将进一步增加，尤其是术后卧床、合并感染、糖尿病等患者。“金垂体”中心数据显示出现凝血功能异常的患者比例高达65.7％，其中 VTE 患者比例达23.17％（未发表数据）。

总之，库欣病并发症的临床表现变异大，首诊科室多样，易按2型糖尿病、高血压病、多囊卵巢综合征、骨质疏松及痤疮等并发症常规对症治疗。临床上，需提高警惕，注意识别，通过功能诊断方法积极筛查，以免误诊和漏诊。

五、治疗目标和治疗方法

（一）治疗目标

短期目标是消除肿瘤，彻底缓解库欣病，同时保留正常垂体功能；长期目标是维持垂体功能正常，监测肿瘤是否复发。

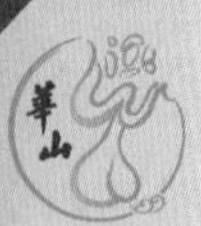

（二）缓解标准

目前，国内外多采用术后1周内清晨血皮质醇＜55 nmol/L（2 μg/dL）为生化缓解标准。24 h UFC可作为辅助评估工具，其值＜10～20 μg/24 h提示缓解，其值＞100 μg/24 h则提示肿瘤残存。

（三）治疗方法

1. 内镜经鼻蝶手术 绝大多数库欣病适合经鼻蝶手术，首选经验丰富的神经外科医师行此手术，以有效提高肿瘤全切率和术后生化缓解率。既往文献报道，库欣病经蝶窦入路手术早期缓解率为65%～98%，长期随访中肿瘤复发率为2%～35%。目前，“金垂体”中心库欣病的手术治愈率＞90%。垂体微腺瘤特别是微微腺瘤，术前MRI和BIPSS定位诊断对于术中精准切除病灶，达到生化缓解的同时保留正常垂体功能，具有重要的指导作用。

手术策略请详见图10-3。常规垂体增强MRI检查未见明确病灶，

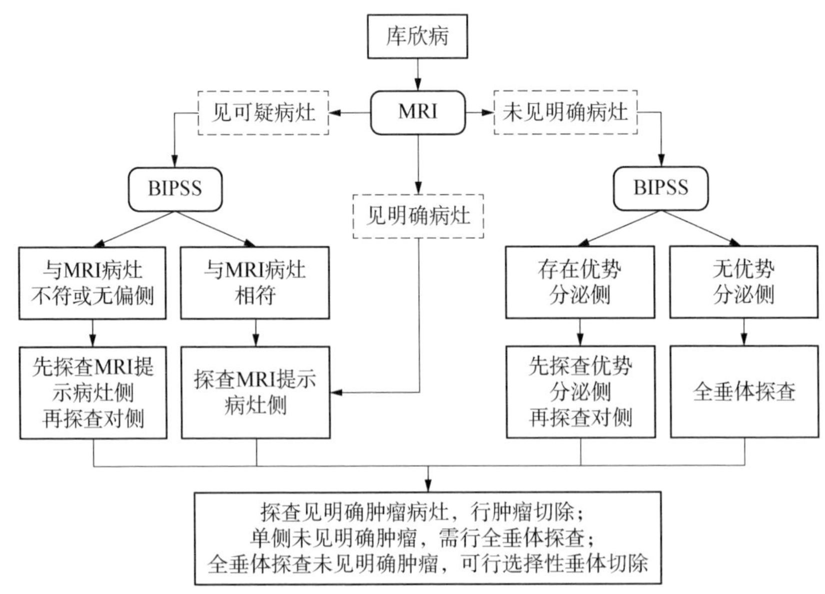

图10-3 基于影像学和BIPSS的手术策略

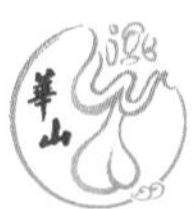

但经 BIPSS 确诊的库欣病患者，建议进一步通过 MRI 特殊序列（3D-SPACE 序列结合 T_1WI 动态增强扫描、3D-GRE 及 T_2-Flair 增强等扫描方法）显像找到微小病灶，以提高手术成功率。手术时可按影像学检查所提示的病灶位置进行探查；影像学未能提示病灶者，先探查 BIPSS 提示的优势侧；如影像学检查结果与 BIPSS 结果矛盾或两者都无法定位，术中宜对整个垂体组织进行充分探查：可将垂体组织依次纵向切开，充分探查整个垂体腺组织，两侧需显露至海绵窦内侧壁；如仍然未能发现肿瘤组织，可根据 BIPSS 定位结果行部分垂体切除；不建议做全垂体切除。

2. 术后未缓解患者的处理

（1）再次经鼻蝶手术

对于首次手术未缓解的患者，即使 MRI 未见明确病灶，在确认库欣病诊断的前提下，仍可由经验丰富的神经外科医师再次手术探查。

（2）放射治疗

立体定向放射治疗适用于侵袭性垂体腺瘤术后，MRI 可见肿瘤残留且较为局限的患者。患者最快可以于治疗后 3 个月生化缓解，但多数患者仍需要平均 12 个月左右才能达到生化缓解，5 年生化缓解率为 55%～65%，并发垂体功能减退比例低；针对垂体 MRI 未显示病灶，且经验丰富的神经外科专家在术中未能找到明确病灶的患者，可考虑行全蝶鞍伽玛刀治疗。该治疗的并发症主要为出现单轴或多轴垂体功能减退，发生比例为 22.7%，出现的中位时间为 1 年，最常见的是甲状腺功能减退（16.7%），其次是生长激素缺乏（9.1%）和促性腺激素缺乏（6.1%）。除此之外，患者还可能出现视神经病变（2.9%）及脑神经损伤（2.9%）。针对侵袭性垂体大腺瘤等个别特殊患者，可采用常规放疗或三维适形放疗。

（3）双侧肾上腺切除术

双侧肾上腺切除术是快速控制高皮质醇血症的有效方法，但手术会造成永久性的肾上腺皮质功能减退，需终身服用糖皮质激素及盐皮质激

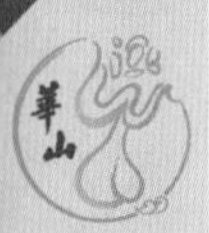

素替代治疗，且存在肾上腺危象的风险，仅适用于影像学检查阴性且手术探查和放疗均未缓解的患者。文献报道 Nelson 综合征发生率为 21%。随着垂体手术后生化缓解比例显著提高，需要行该手术的患者越来越少。

(4) 药物治疗

由经验丰富的神经外科医师手术后未缓解、放疗尚未起效或仍未缓解、不适宜或拒绝双侧肾上腺切除者，可采用药物治疗。此外，在出现严重高皮质醇血症、急性精神病、恶性高血压及严重感染等情况时，可采用药物迅速降低皮质醇水平，为后续手术创造机会。可以用于库欣病治疗的药物及特点详见表 10-3。药物治疗前应充分告知患者药物不良反应，获取知情同意。因目前国内可获取的药物种类有限，本中心仅积累了酮康唑的使用经验，可快速、有效降低血、尿皮质醇，主要不良反应为肝功能异常，发生率不到 10%。监测血、尿皮质醇调整药物剂量，也要避免因剂量过大而导致肾上腺皮质功能减退。

六、库欣病相关并发症监测和治疗调整

（一）术后肾上腺皮质功能减退的替代治疗和皮质功能监测

成功切除 ACTH 垂体腺瘤后 2～3 d 内，患者血皮质醇水平急剧降低，进入术后肾上腺皮质功能减退期，出现激素撤退症状（如胸闷、心悸、乏力、关节疼痛及肌肉酸痛等），必须及时补充糖皮质激素。首选口服短效的醋酸可的松或氢化可的松，每天总量 3～4 片，分两次给药；症状严重者可予甲强龙每日 20～40 mg 静滴，2～3 d。患者出院后继续口服可的松，可阶梯式减量至每日 1～1.5 片，晨起后服用总剂量 2/3、下午服用总剂量 1/3。监测晨血皮质醇，当晨血皮质醇水平超过 276 nmol/L（10 μg/dL）或 ACTH 兴奋试验后皮质醇＞497 nmol/L（18 μg/dL）可考虑停药（一般需要 6 个月或更长时间）。在下丘脑-垂体-肾上腺轴（HPA 轴）功能恢复正常前，如患者遇应激情况，需增加替代剂量。

表 10-3　治疗库欣病的药物用法及特点

药名及剂量		作用机制	有效性	不良反应	备注
作用于垂体瘤抑制 ACTH 分泌					
帕瑞肽	0.6～1.8 mg/ml,皮下注射,2 次/d	生长抑素受体激动剂(somatostatin receptor agonists 1,2,3,5,sstr 1,2,3,5)	15%～26% 40%	胃肠道反应,胆石症,胆汁淤积,高血糖,窦性心动过缓	美国和欧洲已获批准
或长效帕瑞肽	10—30 mg,肌肉注射,1 次/月				
卡麦角林	1～7 mg/周,口服,1～2 次/周	多巴胺受体激动剂	50%～75%(短期);30%～40%(2～3 年)	恶心/呕吐,头晕,精神异常	与酮康唑或帕瑞肽联合使用效果更佳
赛庚啶	24 mg/d,分 3～4 次口服	血清素受体拮抗剂	个案报道,疗效不肯定	嗜睡	缺乏大规模临床疗效判断的研究
作用于肾上腺皮质抑制皮质醇合成					
酮康唑	200～1 800 mg/d,分 2～3 次口服	抑制肾上腺、性腺类固醇合成的多个步骤	70%	胃肠道反应;肝损;乳腺增生;勃起障碍;皮疹;嗜睡	与甲吡酮相比,更适用于女性患者;有严重肝毒性风险,多为短暂性,需定期监测肝功能
甲吡酮	750～6 000 mg/d,分 3～4 次口服	抑制肾上腺皮质 11β 羟化酶	75%	胃肠道反应,皮疹,眩晕,多毛(女性),水肿,高血压	更适用于男性患者
奥西卓司他(Osilodrostat)	4 mg/d 起始,每 1～2 周增加 2～4 mg/d,最大剂量 60 mg/d,分 2 次口服	抑制肾上腺皮质 11β 羟化酶和醛固酮合成酶	86%	雄激素和盐皮质激素前体增加(多毛、高血压、低钾血症),胃肠道反应,QTc 延长	欧洲、美国、澳大利亚和日本已获批准
米托坦	1～5 g/d,分 3～4 次口服	抑制肾上腺皮质激素合成的多个步骤	83%	恶心、腹泻、神经系统症状,血脂异常	避免用于在 5 年内有妊娠计划的女性患者

（续表）

药名及剂量		作用机制	有效性	不良反应	备注
依托咪酯	＜0.1 mg/（kg・h），静脉注射	抑制肾上腺皮质 11β 羟化酶，22、20 裂链酶活性	100%（短期）	镇静作用，麻醉	用于需尽快改善高皮质醇血症的状况，需要麻醉师监护
左旋酮康唑	300—1 200 mg/d，分 2 次口服	抑制肾上腺皮质激素合成的多个步骤	31%～42%	胃肠道反应，头痛，水肿，肝酶升高，肾上腺功能不全	肝毒性风险可能比酮康唑低
作用于靶器官拮抗糖皮质激素受体					
米非司酮	300 ～ 1 200 mg/d，口服	β型糖皮质激素受体拮抗剂	60%～80%	肾上腺皮质功能低下，低钾，高血压，月经紊乱，子宫内膜增生，皮疹	2012 年 2 月获 FDA 批准，禁用于妊娠期

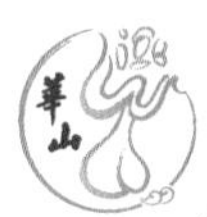

（二）深静脉血栓预防和评估

库欣病患者VTE发生率显著高于健康人群，主要包括深静脉血栓（deep venous thrombosis，DVT）和肺栓塞（pulmonary embolism，PE）。据已有研究和本中心的回顾性数据分析显示，库欣病患者发生VTE的比例可高达20%，且主要发生在术后1周。但由于缺乏大样本量的随机前瞻对照试验，至今尚无库欣病术后血栓预防的共识或指南，此处仅为本中心的临床经验总结。

术前对库欣患者除进行常规内分泌评估外，还需重点针对出凝血功能、下肢血管超声和外周血管条件进行评估，充分了解既往心脑血管方面的病史，早期筛选出已有VTE的患者。

术中对手术创面进行充分止血，缩短手术时间，减少患者创伤，依据术中情况，尽量避免使用止血药物，减少诱发VTE的外界影响因素。

术后动态监测DIC指标、血皮质醇和ACTH水平，并复查下肢血管超声；当出现胸闷、气急及血氧饱和度＜95%时，即刻行肺部CT血管造影（CTA）检查。对发生VTE的患者，需进行抗凝治疗，主要包括注射肝素和口服利伐沙班两种治疗方法。治疗期间，严密监测药物疗效，避免病情进展或发生出血情况。

（三）术后其他并发症的评估和相应治疗的调整

手术成功患者皮质醇急剧下降，高血糖、高血压和低血钾等并发症病情快速好转或缓解，应密切监测，并及时调整相应的治疗用药。

七、术后长期随访内容

术后1、3、6个月和1年以及此后每年，均需随访，密切观察相关临床表现的缓解和复发情况。前期评估肾上腺皮质功能是否恢复、调整可的松替代剂量，评估并发症调整相应治疗；后期评估重点在于监测是否复发、垂体功能和并发症情况。

接受放射治疗患者的随访重点为评估皮质醇分泌是否恢复正常、并

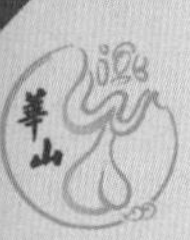

发症病情和治疗调整、是否新出现垂体功能减退。

八、特殊情况处理

（一）复发患者的诊疗流程

疑似复发的患者需进行 24 h UFC 和 LDDST 检查，确认复发，则行鞍区增强 MRI 或特殊序列扫描（3D-SPACE 序列结合 T_1WI 动态增强扫描、3D-GRE 及 T_2-flair 增强等检查）及全身并发症评估。个别患者需审阅首次手术病理学检查结果，必要时行 HDDST 和 BIPSS 检查以确认库欣病诊断。

确认复发者，影像学检查显示有明确病灶的，首选再次手术切除病灶，拒绝手术者可行靶向伽玛刀治疗；影像学检查显示病灶不明确者，须行多学科讨论，患者和家属可参与，告知各种治疗方案的利弊，强调仍首选再次手术探查，但手术成功率低于平均水平；也可考虑药物治疗，每半年到 1 年复查增强 MRI；或行肾上腺切除术缓解症状；或行全蝶鞍伽玛刀治疗。再次手术未缓解的个别患者，可选择药物、肾上腺手术或伽玛刀或放疗等。无论选用哪种治疗方法，均需做好充分的沟通。

（二）库欣病患者的甲状腺功能变化

库欣病患者甲状腺激素指标呈动态变化。术前 HPT 轴受抑制，易出现低 T_3 综合征，TSH、总三碘甲腺原氨酸（TT_3）、FT_3 与早晨血皮质醇水平呈负相关（$P<0.001$）；术后皮质醇下降，术后 1 年内甲状腺激素可自行恢复正常，故不建议术前补充甲状腺激素。

九、“金垂体”中心库欣病诊疗流程

见图 10－4。

十、“金垂体”观点

1）多数库欣病发病隐匿，进行性加重，早期发现和识别非常重

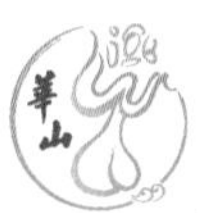

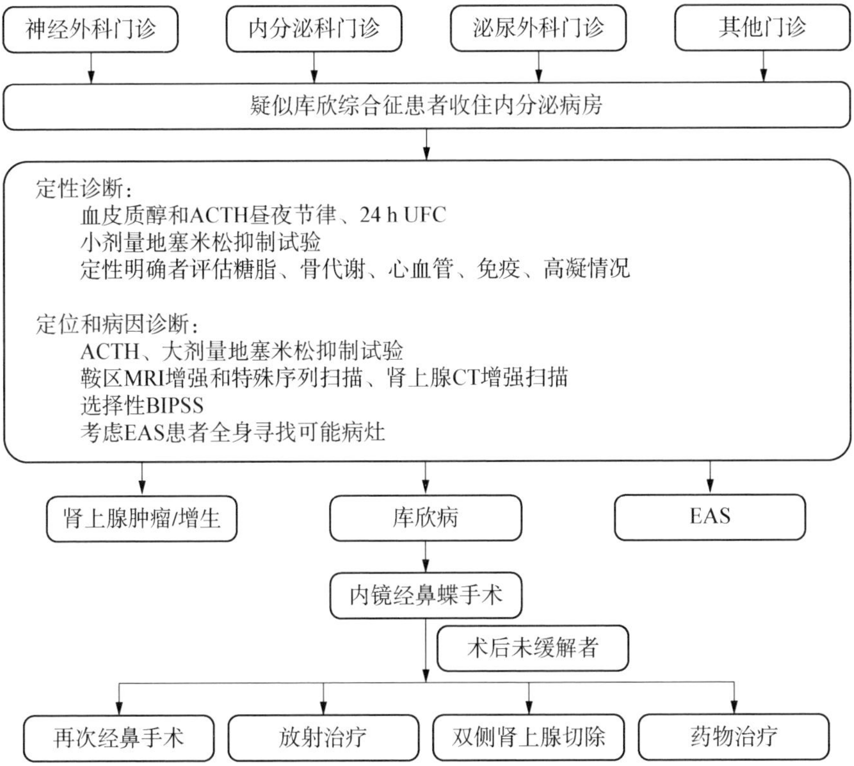

神经外科门诊　内分泌科门诊　泌尿外科门诊　其他门诊

疑似库欣综合征患者收住内分泌病房

定性诊断：
血皮质醇和ACTH昼夜节律、24 h UFC
小剂量地塞米松抑制试验
定性明确者评估糖脂、骨代谢、心血管、免疫、高凝情况

定位和病因诊断：
ACTH、大剂量地塞米松抑制试验
鞍区MRI增强和特殊序列扫描、肾上腺CT增强扫描
选择性BIPSS
考虑EAS患者全身寻找可能病灶

肾上腺肿瘤/增生　库欣病　EAS

内镜经鼻蝶手术

术后未缓解者

再次经鼻手术　放射治疗　双侧肾上腺切除　药物治疗

图 10－4　“金垂体”中心库欣病诊疗流程

要。该病及其并发症的临床表现复杂，病情相对较重，其诊疗必须通过富有经验的垂体腺瘤多学科团队协作和严格遵循库欣病诊疗流程来完成。

2）在诊断和鉴别诊断过程中，首先需定性诊断，注意导致结果假阴性和假阳性的干扰因素；定性诊断明确后进一步通过实验室和影像学检查明确定位。“金垂体”中心研究结果显示 3D-SPACE 序列结合 T_1WI 动态增强、3D-GRE 及 T_2-flair 增强等多模态薄层扫描方法，可显著提高常规 MRI（T_1WI、T_2WI、增强序列）检查阴性病灶的检出率。

3）库欣病首选手术治疗。对于手术未缓解的患者，可考虑再次手术、放射治疗及药物治疗。

4）术后监测血皮质醇，并需注意糖皮质激素撤退症状，血皮质醇低于 138 nmol/L（5 μg/dL）提示手术成功，须予以补充糖皮质激素，首选醋酸可的松或氢化可的松。监测晨服药前血皮质醇，调整剂量，直至 HPA 轴恢复正常。

5）库欣病患者围手术期 VTE 发生率显著升高，应高度警惕，并行早期筛选和积极干预。

6）所有患者术后均需定期规范随访。长期随访应包括监测病情、治疗相关并发症及尽早发现疾病复发。

（撰写者：苗　青、叶　钊、吴瀚峰；审校者：叶红英、王镛斐）

参考文献

[1] 中国垂体腺瘤协作组．中国库欣病诊治专家共识(2015)[J]. 中华医学杂志，2016，96(11)：835－840.

[2] 刘心华，朱小明，何敏，等．库欣病患者糖代谢异常的相关因素分析[J]. 中华糖尿病杂志，2019，11(7)：461－465.

[3] 林果为，王吉耀，葛均波，等．实用内科学[M]. 北京：人民卫生出版社. 2017：1187－1194.

[4] 周逸亭．库欣综合征患者临床生化特点及并发症情况研究[D]. 上海：复旦大学医学院内科学，2014：21－37.

[5] BILLER B M, GROSSMAN A B, STEWART P M, et al. Treatment of adrenocorticotropin-dependent Cushing's syndrome: a consensus statement [J]. J Clin Endocrinol Metab, 2008, 93: 2454－2462.

[6] BOSCARO M, SONINO N, SCARDA A, et al. Anticoagulant prophylaxis markedly reduces thromboembolic complications in Cushing's syndrome [J]. J Clin Endocrinol Metab, 2002, 87: 3662－3666.

[7] CHEN J, JIAN X, DENG S, et al. Identification of recurrent USP48 and BRAF mutations in Cushing's disease [J]. Nat Commun, 2018, 9: 3171.

[8] DALLAPIAZZA R F, OLDFIELD E H, JANE J A. Surgical management of Cushing's disease [J]. Pituitary, 2015, 18: 211－216.

[9] ETXABE J, VAZQUEZ J A. Morbidity and mortality in Cushing's disease: an epidemiological approach [J]. Clin Endocrinol (Oxf), 1994, 40: 479－484.

[10] GHEORGHIU M L. Updates in the outcomes of radiation therapy for Cushing's

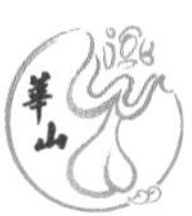

disease [J]. Best Pract Res Clin Endocrinol Metab, 2021,35:101514.

[11] GROSSMAN A B, HOWLETT T A, PERRY L, et al. CRF in the differential diagnosis of Cushing's syndrome: a comparison with the dexamethasone suppression test [J]. Clin Endocrinol (Oxf), 1988,29(2):167-178.

[12] LINDHOLM J, JUUL S, JORGENSEN J O, et al. Incidence and late prognosis of cushing's syndrome: a population-based study [J]. J Clin Endocrinol Metab, 2001,86:117-123.

[13] LONSER R R, KSENDZOVSKY A, WIND J J, et al. Prospective evaluation of the characteristics and incidence of adenoma-associated dural invasion in Cushing disease [J]. J Neurosurg, 2012,116:272-279.

[14] MA Z Y, SONG Z J, CHEN J H, et al. Recurrent gain-of-function USP8 mutations in Cushing's disease [J]. Cell Res, 2015,25:306-317.

[15] MANETTI L, BOGAZZI F, GIOVANNETTI C, et al. Changes in coagulation indexes and occurrence of venous thromboembolism in patients with Cushing's syndrome: results from a prospective study before and after surgery [J]. Eur J Endocrinol, 2010,163:783-791.

[16] NIEMAN L K, BILLER B M, FINDLING J W, et al. Treatment of Cushing's syndrome: an endocrine society clinical practice guideline [J]. J Clin Endocrinol Metab, 2015,100:2807-2831.

[17] RITZEL K, BEUSCHLEIN F, MICKISCH A, et al. Clinical review: outcome of bilateral adrenalectomy in Cushing's syndrome: a systematic review [J]. J Clin Endocrinol Metab, 2013,98:3939-3948.

[18] SALENAVE S, GATTA B, PECHEUR S, et al. Pituitary magnetic resonance imaging findings do not influence surgical outcome in adrenocorticotropin-secreting microadenomas [J]. J Clin Endocrinol Metab, 2004, 89: 3371-3376.

[19] SHEPARD M J, MEHTA G U, XU Z, et al. Technique of whole-sellar stereotactic radiosurgery for Cushing disease: Results from a multicenter, international cohort study [J]. World Neurosurg, 2018,116:e670-e679.

[20] STUIJVER D J, VAN ZAANE B, FEELDERS R A, et al. Incidence of venous thromboembolism in patients with Cushing's syndrome: a multicenter cohort study [J]. J Clin Endocrinol Metab, 2011,96:3525-3532.

[21] XIANG B, TAO R, LIU X, et al. A study of thyroid functions in patients with

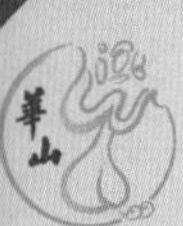

Cushing's syndrome: a single-center experience [J]. Endocr Connect, 2019,8: 1176-1185.

[22] ZHANG K, SHEN M, QIAO N, et al. Surgical outcomes and multidisciplinary management strategy of Cushing's disease: a single-center experience in China [J]. Neurosurg Focus, 2020,48(6):E7.

第 11 章 促甲状腺激素垂体腺瘤的诊疗规范

一、概况

促甲状腺激素（TSH）垂体腺瘤属于功能性垂体腺瘤，占垂体腺瘤的 0.5%～3.0%，可引起中枢性甲状腺功能亢进。随着甲状腺功能检测纳入常规体检和对中枢性甲状腺功能亢进认识的提高，促甲状腺激素垂体腺瘤的临床检出率呈增加趋势。

二、临床表现

促甲状腺激素垂体腺瘤多见于中青年，根据“金垂体”中心数据，20～60 岁患者占 97%，男女比例相当。多数起病隐匿，慢性病程。临床表现主要包括 3 方面：

（一）促甲状腺激素分泌过多所致甲亢症状

甲状腺毒症表现包括心悸、多汗、多食而体重下降、易激惹手抖，女性可有月经紊乱、经量稀少。体检可见甲状腺肿大、甲状腺结节等表现。个别患者出现低钾性周期性麻痹、甲亢性心脏病、甲亢危象。与 Graves 病导致的甲亢不同，不伴有突眼和胫前黏液性水肿。

（二）其他垂体前叶激素分泌增多表现

约 30%促甲状腺激素垂体腺瘤同时分泌生长激素（GH）和/或泌乳素（PRL），可合并出现相应的肢端肥大症/巨人症和/或性腺功能减退。

（三）局部占位效应

约 80%的促甲状腺激素垂体腺瘤为大腺瘤，可压迫垂体及周围组

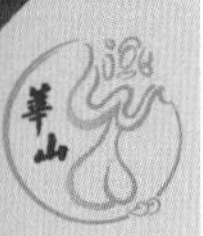

织，甚至出现其他轴激素水平降低。肿瘤也可压迫视交叉或海绵窦，出现视野缺损、视力下降或海绵窦综合征。如发生肿瘤卒中，患者有剧烈头痛等表现。

三、实验室检查

当总三碘甲状腺原氨酸（TT_3）、总甲状腺素（TT_4）、游离三碘甲状腺原氨酸（FT_3）、游离甲状腺素（FT_4）高于正常范围，且 TSH 水平不被抑制（正常或升高）时，提示促甲状腺激素垂体腺瘤可能。临床无甲亢症状时，应特别注意甲状腺激素检测受甲状腺激素自身抗体、甲状腺激素转运蛋白异常或血清干扰物等干扰而导致的异常结果。利用不同检测平台和试剂进行检测有助于排除干扰。

多数促甲状腺激素垂体腺瘤患者，TSH 受体抗体（TRAb）阴性；也有促甲状腺激素垂体腺瘤合并 Graves 病的个案报道。

其他垂体各轴功能评估：判断是否为多激素垂体腺瘤或肿瘤压迫导致垂体功能减退。PRL 升高可能为垂体柄阻断效应所致，也可能是多激素垂体腺瘤，后者 PRL 水平更高，最终需要病理明确诊断。

奥曲肽抑制试验：促甲状腺激素垂体腺瘤高表达生长抑素受体（SSTR），故生长抑素及其类似物（SSAs）可抑制 TSH 的分泌。奥曲肽抑制试验操作方法详见第 4 章“鞍区疾病的内分泌功能试验标准操作规范”。根据“金垂体”中心数据，80%～90%的患者 TSH 可被抑制 50%以上，同时甲状腺激素显著下降。

四、影像学及其他辅助检查

首选鞍区增强 MRI 检查，明确是否存在垂体占位，并了解垂体病灶与周围组织结构的毗邻关系。

甲状腺超声检查：约 65%患者出现甲状腺肿大，单发或多发甲状腺结节常见，绝大部分为无功能甲状腺结节。促甲状腺激素垂体腺瘤合并分化型甲状腺癌偶有报道。根据超声检查结果必要时甲状腺细针穿刺明

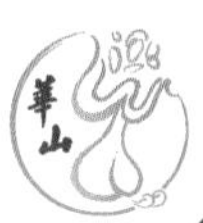

确病理学。

另外，长期甲亢未控制的促甲状腺激素垂体腺瘤患者，可并发甲亢性心脏病，应进行心超和24 h动态心电图评估。

五、诊断

有甲亢临床表现，甲状腺功能检查提示TT_3、TT_4、FT_3、FT_4高于正常范围，且同步TSH正常或升高，奥曲肽抑制试验显示TSH被抑制50%以上，影像学检查提示垂体腺瘤，诊断应考虑促甲状腺激素垂体腺瘤。此外，临床考虑肢端肥大症或泌乳素垂体腺瘤者，应常规行甲状腺功能检查以排除GH/TSH、PRL/TSH混合垂体腺瘤可能。

六、鉴别诊断

TT_3、TT_4、FT_3、FT_4升高而TSH无相应降低，称为TSH不适当分泌综合征，其原因主要包括促甲状腺激素垂体腺瘤和中枢性甲状腺激素抵抗（resistance to thyroid hormone，RTH）两种情况。因此，促甲状腺激素垂体腺瘤主要与中枢性甲状腺激素抵抗相鉴别。

中枢性甲状腺激素抵抗患者可有轻度甲亢和甲状腺肿的表现，甲状腺功能检测结果TT_3、TT_4、FT_3、FT_4高于正常范围，且TSH水平不被抑制。但中枢性甲状腺激素抵抗常有家族史，起病年龄轻。鞍区增强MRI扫描无垂体腺瘤征象。85%以上患者可检测到甲状腺激素受体（主要为β受体）基因突变。极少数情况下可出现中枢性甲状腺激素抵抗合并促甲状腺激素垂体腺瘤或临床无功能垂体腺瘤。

奥曲肽抑制试验：超过70%的促甲状腺激素垂体腺瘤患者TSH被抑制，甲状腺激素可降至正常水平；而甲状腺激素抵抗患者TSH降低幅度低。值得注意的是，少部分甲状腺激素抵抗患者奥曲肽抑制试验后TSH也可被抑制50%以上。因此，需要结合家族史、基因检测等进行综合判断。

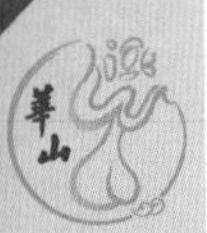

七、治疗原则和流程

（一）治疗目标

切除或缩小肿瘤，使患者的甲状腺功能恢复正常，缓解甲亢相关并发症。

（二）治疗方法

首选手术。术后未缓解者可选用药物治疗和/或放射治疗。

1. 术前评估和术前准备

（1）术前评估

主要包括血糖、血压、心电图和心超评估心脏等甲亢的全身并发症；评估垂体其他轴功能和视力视野。

（2）术前控制甲亢

首选 SSAs。短期内手术者首选皮下注射奥曲肽 0.1 mg q8 h，监测甲状腺功能，正常后即可行手术。如因心脏并发症等手术风险高，可予以长效 SSAs 治疗，90%以上患者甲状腺功能可获有效控制及并发症改善，待手术耐受性提高后再行手术。SSAs 不能耐受或不能将甲状腺激素降至正常者，可换用或联用多巴胺受体激动剂或短期使用抗甲状腺药物。

2. 手术注意事项 绝大部分促甲状腺激素垂体腺瘤可采用内镜或显微镜下经鼻蝶入路手术切除。肿瘤全切除后，促甲状腺激素垂体腺瘤患者可达到临床治愈，故应尽可能彻底全切除肿瘤，以恢复垂体功能，特别是甲状腺轴功能正常。手术定位肿瘤困难时，可凭借术中神经导航技术。对侵袭海绵窦的肿瘤，术中超声多普勒检查对识别颈内动脉位置有参考价值。结合"金垂体"中心手术经验，促甲状腺激素垂体腺瘤普遍质地较韧，血供中等，肿瘤边界清楚，手术全切除的概率较大。少部分肿瘤质地过韧或侵犯海绵窦，或肿瘤本身血供异常丰富，给手术全切除造成困难，术者应耐心仔细操作。

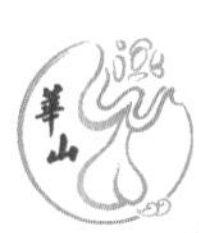

术中须请麻醉科医师严密监测患者生命征变化，防止血压骤然变化和心电异常，必要时给予输血处理。

3. 术后评估和随访 术后1、3、6个月、1年及此后每年随访，随访内容包括甲状腺功能、垂体各轴激素检查及鞍区增强MRI。

4. 手术治愈/缓解标准

1）鞍区增强MRI扫描显示无肿瘤残留。

2）甲状腺功能恢复正常。

5. 术后未缓解者治疗

1）术后1个月评估，甲亢未达缓解者，可先选择药物对症治疗，首选长效SSAs（药物的用量用法和不良反应等详见第9章“肢端肥大症的诊疗规范”），90%以上患者的甲状腺功能可获有效控制。

2）术后3个月鞍区增强MRI复查。如显示残留肿瘤较大且有机会全切或大部分切除者，可考虑由经验丰富的术者再次手术；如残留肿瘤较小且难以再切除者，除继续使用长效SSAs控制外，可选择放射外科治疗（首选立体定向放射治疗，如伽玛刀、射波刀），治疗后联合药物治疗（SSAs、多巴胺受体激动剂）可提高生化控制达标率，随放疗效果的显现，可逐渐减少药物至停用。

八、“金垂体”中心促甲状腺激素垂体腺瘤诊疗流程

见图11-1。

九、“金垂体”观点

1）促甲状腺激素垂体腺瘤首选手术治疗，并尽可能地做到首次手术即全切除肿瘤，争取达到内分泌缓解和临床治愈。

2）术前需全面评估和准备：首先要明确促甲状腺激素垂体腺瘤的诊断；其次要评估甲亢的并发症，特别是甲亢严重、病程较长患者；最后要完善各种术前准备，包括药物控制和心脏检查，以提高手术安全性。

3）术后需要全面评估和定期随访，肿瘤有残留、甲亢症状未缓解

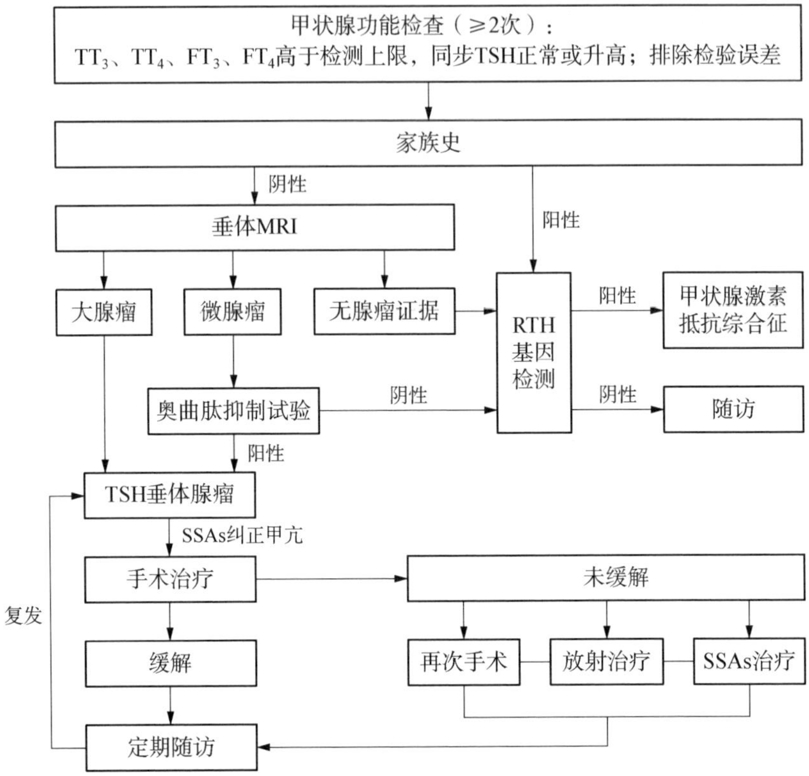

甲状腺功能检查（≥2次）：
TT_3、TT_4、FT_3、FT_4高于检测上限，同步TSH正常或升高；排除检验误差

家族史

阴性

垂体MRI

阳性

大腺瘤

微腺瘤

无腺瘤证据

RTH
基因
检测

阳性

甲状腺激素
抵抗综合征

奥曲肽抑制试验

阴性

阴性

随访

阳性

TSH垂体腺瘤

SSAs纠正甲亢

手术治疗

未缓解

复发

缓解

再次手术

放射治疗

SSAs治疗

定期随访

图 11 - 1　“金垂体”中心促甲状腺激素垂体腺瘤诊治临床路径

者，须根据不同情况，分别选择再次手术、立体定向放射治疗和/或药物治疗。

（撰写者：曾芳芳、张逸超；审校者：叶红英）

参考文献

[1] 中国垂体腺瘤协作组．中国垂体促甲状腺激素腺瘤诊治专家共识(2017)[J]. 全科医学临床与教育，2017，15(3)：245 - 247.

[2] BECK-PECCOZ P, GIAVOLI C, LANIA A. A 2019 update on TSH-secreting pituitary adenomas [J]. J Endocrinol Invest, 2019，42：1401 - 1406.

[3] MANNAVOLA D, PERSANI L, VANNUCCHI G, et al. Different response to chronic somatostatin analogues in patients with central hyperthyroidism [J]. Clin Endocrinol, 2005，62：176 - 181.

第 12 章 临床无功能垂体腺瘤的诊疗规范

一、概述

临床无功能垂体腺瘤占全部垂体腺瘤的 14%～55%，发病年龄高峰在 40～80 岁。2017 年，世界卫生组织（WHO）发布了第 4 版“内分泌器官相关肿瘤的病理分型”（详见第 21 章“鞍区疾病的病理学诊断和解读”）。临床无功能垂体腺瘤在病理学上可进一步分为促性腺激素垂体腺瘤［类固醇合成因子-1，（steroidogenic factor 1，SF-1）阳性］，静默型促肾上腺皮质激素（ACTH）垂体腺瘤［T-box 垂体转录因子（T-Pit）阳性，而 ACTH 免疫组化染色可为阴性或阳性］，静默型垂体转录因子-1 谱系肿瘤［垂体转录因子 1（Pit-1）阳性，而生长激素（GH）、泌乳素（PRL）和促甲状腺激素（TSH）免疫组化染色可为阴性或阳性］和零细胞垂体腺瘤（无明显转录因子和激素免疫组化染色）。

二、临床表现

由于缺乏激素高分泌的相关临床表现，临床无功能垂体腺瘤常难以被早期发现，可因其他原因行影像学检查时偶然发现。典型的临床表现为肿瘤占位效应所致的相关症状，如头痛、视力下降、视野缺损、眼睑下垂、眼肌麻痹以及垂体前叶功能减退相关的症状。

垂体前叶功能减退表现比较隐匿。根据文献报道，部分垂体前叶功能减退占 37%～85%，而垂体前叶功能全部减退者占 6%～29%。生长激素最常受累，61%～100%的患者有生长激素缺乏的证据；下丘脑-垂体-性腺轴（HPG 轴）受累者占 36%～96%；下丘脑-垂体-甲状腺轴（HPT 轴）功能减退者占 8%～81%；下丘脑-垂体-肾上腺皮质轴

（HPA 轴）功能不全者占 17%～62%。

即使在临床无功能垂体大腺瘤中，也罕见中枢性尿崩症（除部分垂体腺瘤卒中外）。如出现中枢性尿崩症需考虑其他鞍区病变，如颅咽管瘤、生殖细胞肿瘤、垂体炎等。

三、诊断与鉴别诊断

（一）诊断

1. 内分泌学检查 临床无功能垂体腺瘤系排除性诊断。故磁共振显像（MRI）扫描发现鞍区或鞍旁占位，需先进行垂体功能评估，包括检测早晨 8 时血皮质醇、ACTH、甲状腺功能、PRL、卵泡刺激素（FSH）、黄体生成素（LH）、雌二醇（E_2）、睾酮（T）、GH 及胰岛素样生长因子（IGF-1），以排除上述激素分泌过多。如 IGF-1 升高需行生长激素高糖抑制试验评估是否存在 GH 过量分泌，如高糖抑制试验 GH 谷值不能被抑制到 1 μg/L 以下，考虑存在 GH 过量分泌；检测 24 h 尿游离皮质醇，皮质醇昼夜节律及小剂量地塞米松抑制试验筛查是否存在皮质醇过量分泌，如 24 h 尿游离皮质醇升高，皮质醇昼夜节律消失或小剂量地塞米松抑制试验血皮质醇不能抑制到 50 nmol/L（1.8 μg/dL）以下，考虑存在皮质醇过量分泌；PRL 轻度增高的大腺瘤，需考虑肿瘤占位引起的垂体柄效应或 Hook 效应，后者应对 PRL 进行稀释后重新测定。

对于临床无功能垂体大腺瘤，还需评估是否存在垂体前叶功能减退。具体评估方法详见第 4 章“鞍区疾病的内分泌功能试验标准操作规范”及第 24 章“垂体功能减退症的诊疗规范”。

2. 影像学检查 鞍区增强 MRI 扫描是明确垂体腺瘤诊断和鉴别诊断的主要影像学检查手段。鞍区冠状 CT 扫描帮助了解蝶窦气化程度和鞍底的形态，也可了解肿瘤是否有钙化以帮助鉴别诊断。磁共振血管造影（MRA）、CT 血管造影（CTA）用以排除血管性病变，尤其是邻近肿瘤的动脉瘤，必要时做数字减影血管造影（DSA）检查。

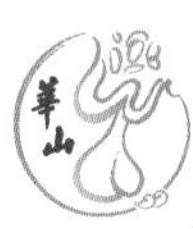

垂体腺瘤按其大小分为大腺瘤（≥10 mm）和微腺瘤（<10 mm）。大腺瘤患者或肿瘤压迫视神经的患者需常规检查双眼视力视野、视敏度、视觉诱发电位、视乳头外观和光学相干层析成像（OCT）的评估。完善的术前视神经功能评估有助于术者制定手术策略和判断预后。

（二）鉴别诊断

1. 泌乳素垂体腺瘤 部分临床无功能垂体大腺瘤伴有轻度的 PRL 增高，系肿瘤占位压迫垂体柄所致，需与泌乳素垂体腺瘤相鉴别。临床无功能垂体腺瘤罕见有 PRL 水平>100 ng/ml，而泌乳素垂体大腺瘤的患者血 PRL 水平常>200 ng/ml。但需要注意的是，部分泌乳素垂体腺瘤可因 PRL 水平过高，引起 Hook 效应，实际测得 PRL 数值偏低，需对 PRL 进行稀释后重新测定以帮助鉴别。

2. Rathke 囊肿 非肿瘤性病变，为先天发育性异常。发病年龄较轻，多无明显临床表现，少数出现内分泌紊乱和视力下降，易被误诊为垂体腺瘤。CT 检查常表现为等高密度囊性病变，MRI 表现各异，在 T_1 和 T_2 加权相上可以表现为短、等或长信号，增强扫描后可见囊肿位于垂体前叶和后叶之间。

3. 颅咽管瘤 常伴有发育停滞、尿崩症等垂体功能减退和下丘脑受累的表现，以及视力下降、视野缺损等表现。影像学上肿瘤多位于鞍上，CT 检查提示肿瘤多伴有钙化，有助于与临床无功能垂体腺瘤相鉴别。

4. 鞍区生殖细胞肿瘤 好发于儿童和青少年，常见的首发症状是尿崩症。影像学检查显示病变多位于鞍上，可累及垂体柄、视交叉和下丘脑，随脑脊液可播散到松果体区。分泌型生殖细胞肿瘤可出现人绒毛膜促性腺激素（HCG）和/或甲胎蛋白（AFP）升高。

5. 鞍区脑膜瘤 临床表现主要为视神经功能障碍，CT 检查可见瘤内钙化、邻近骨质增生、或肿瘤浸润破坏骨质。MRI 检查见基底位于鞍结节或鞍膈的均匀强化病灶、伴脑膜尾征，鞍内可见形态正常的垂体。

6. 脊索瘤 起源于胚胎残留的脊索组织，最常见症状为肿瘤占位效应引起的渐进性头痛和外展神经等脑神经麻痹。最显著的影像学特征是溶骨性骨质破坏，常伴有钙化。

四、治疗

（一）治疗目标

解除肿瘤对视路、其他重要血管和神经组织的压迫，恢复正常垂体功能。对于偶然发现的临床无功能垂体微腺瘤可予以观察随访。

（二）治疗方法

包括手术，放射治疗和药物治疗。

1. **手术**　对于垂体大腺瘤，如肿瘤压迫视路引起视神经功能障碍，或肿瘤压迫正常垂体出现垂体前叶功能减退，或有急性垂体腺瘤卒中表现者，或在随访过程中影像学检查提示肿瘤有明显增大，均需要手术治疗。约 90%的肿瘤可以采用内镜或显微镜下经鼻蝶入路手术切除，其余可采用经颅入路或者经蝶与经颅联合入路手术切除。

临床无功能垂体腺瘤的手术切除原则：在保证手术安全的前提下，最大程度切除肿瘤。尤其是在肿瘤质地偏韧或者伴有瘢痕组织、侵犯海绵窦或者包绕大血管等情况下，不可强求全切除。

2. **放射治疗**　放射治疗的适应证主要有：肿瘤未全切除且无法再次手术者；肿瘤术后复发但其体积尚小；年老体弱不能耐受手术者；患者的治疗意愿和选择。目前，最常用的是伽玛刀治疗，适用于临床无功能垂体腺瘤术后肿瘤残留或复发，体积较小；常规放射治疗适用广泛侵袭性生长、体积较大的肿瘤患者，尤其是反复手术后肿瘤仍进行性增大的病例；射波刀和质子重离子治疗应用于少数临床无功能垂体腺瘤病例，其长期疗效仍有待大样本病例研究证实。

3. **药物治疗**　临床无功能垂体腺瘤目前无确定适应证的药物。对于那些用尽常规治疗（手术、放疗）仍无法控制肿瘤生长、多次复发的患者可尝试使用替莫唑胺治疗或替莫唑胺联合同步放疗（目前尚处于临

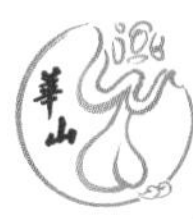

床试验阶段)，剂量参照替莫唑胺治疗胶质瘤的方案。

五、随访

术后 3 d 之内、术后 3 个月需复查鞍区增强 MRI 以了解肿瘤切除情况。无肿瘤残留或复发者建议每年一次鞍区增强 MRI 复查。明确残瘤者建议再次手术或伽玛刀治疗，密切随访者如病灶增大应及时行治疗。复发者根据病灶大小和全切概率及患者意愿等因素采取密切观察，或再次手术，或放射治疗。术后的激素替代治疗详见第 7 章“鞍区肿瘤的围手术期管理”及第 24 章“垂体功能减退症的诊疗规范”。

临床无功能垂体腺瘤术后需要重视肿瘤的病理学类型和形态：其病理学分型中包含的静默型 ACTH 垂体腺瘤、Pit-1 阳性多激素垂体腺瘤以及部分 Ki67 指数高、核分裂活跃的肿瘤，均提示为易复发的难治性垂体腺瘤的高危病理类型，需增加随访频次，密切观察肿瘤生长情况，并尽早采取治疗措施。

六、“金垂体”观点

1）应加强科普宣教，以早期筛查出临床无功能垂体腺瘤，并给予相应治疗。

2）需要严格掌握手术指征，在手术安全的前提下，最大程度切除肿瘤；术后残瘤或者复发肿瘤，可考虑行放射治疗。

3）术前临床无功能垂体腺瘤诊断主要根据临床症状和实验室检查结果，随着 2017 版“WHO 垂体腺瘤分类”的更新，病理学采用谱系特异性转录因子检测后，临床无功能垂体腺瘤仅为临床诊断，病理类型中静默型 ACTH 垂体腺瘤和 Pit-1 阳性多激素垂体腺瘤等归属于复发高危病理学类型。术后须重视肿瘤的病理学类型和形态，尽早辨识易复发的高危垂体腺瘤患者，给予积极的治疗方案，密切随诊，监测肿瘤生长情况。

（撰写者：王　熠、乔霓丹；审校者：王镛斐）

参考文献

[1] ALMALKI M H, AHMAD M M, BREMA I, et al. Contemporary management of clinically non-functioning pituitary adenomas: a clinical review [J]. Clin Med Insights Endocrinol Diabetes, 2020,13:1179551420932921.

[2] GOYAL-HONAVAR A, SARKAR S, ASHA H S, et al. A clinicoradiological analysis of silent corticotroph adenomas after the introduction of pituitary-specific transcription factors [J]. Acta Neurochir (Wien),2021:3143 - 3154.

[3] LENDERS N F, WILKINSON A C, WONG S J, et al. Transcription factor immunohistochemistry in the diagnosis of pituitary tumours [J]. Eur J Endocrinol, 2021,184:891 - 901.

[4] METE O, LOPES M B. Overview of the 2017 WHO classification of pituitary tumors [J]. Endocr Pathol, 2017,28:228 - 243.

[5] NEWMAN S A, TURBIN R E, BODACH M E, et al. Congress of neurological surgeons systematic review and evidence-based guideline on pretreatment ophthalmology evaluation in patients with suspected nonfunctioning pituitary adenomas [J]. Neurosurgery, 2016,79:E530 - 532.

[6] NTALI G, WASS J A. Epidemiology, clinical presentation and diagnosis of non-functioning pituitary adenomas [J]. Pituitary, 2018,21:111 - 118.

[7] TROUILLAS J, JAFFRAIN-REA M L, VASILJEVIC A, et al. How to classify the pituitary neuroendocrine tumors (PitNETs) in 2020[J]. Cancers (Basel), 2020,12:514.

[8] ZHANG K, SHOU X, CHEN H, et al. Clinical parameters of silent corticotroph adenomas with positive and negative adrenocorticotropic hormone immunostaining: a large retrospective single-center study of 105 cases [J]. Front Endocrinol (Lausanne),2021,11:608691.

扫描二维码，观看
内镜下经鼻-鞍结节入路（备开颅）
巨大侵袭性无功能垂体瘤切除术

第 13 章 颅咽管瘤的诊疗规范

一、概况

颅咽管瘤（craniopharyngioma，CP）起源于 Rathke 囊，属胚胎残留性肿瘤。肿瘤可发生在颅咽管的各个部位，绝大部分颅咽管瘤见于鞍上，同时累及鞍内，仅 5%完全位于鞍内。虽然颅咽管瘤在组织学上属良性肿瘤（WHO Ⅰ级），但呈局部进袭性生长，常累及下丘脑-垂体轴和视神经/视交叉，出现颅内占位效应和神经内分泌功能障碍相关的症状及合并症，严重者可危及生命。既往文献报道颅咽管瘤 1 年和 5 年生存率的中位数分别为 92%和 84%，但存活者常伴有多种后遗症，生活质量较差。

二、病理学和分子遗传机制

颅咽管瘤可分为造釉质型（adamantinomatous CP，ACP）和乳头型（papillary CP，PCP）两个亚型。ACP 系由 *CTNNB1* 基因的体细胞突变所致，主要是 *CTNNB1* 基因的第 3 号外显子点突变，导致该基因编码的 β-联蛋白（catenin）不能被有效降解而在细胞内积累，过度激活 WNT/β-联蛋白信号通路。而在绝大多数（95%）PCP 中可检测到 *BRAF V600E* 的体细胞突变。BRAF 是促分裂原活化蛋白激酶（mitogen-activated protein kinase，MAPK）信号通路的上游调节因子，*BRAF V600E* 基因突变可激活 MAPK 信号通路，参与肿瘤的发生。然而，仅在 PCP 纤维血管中心周围的基底细胞中检测到 MAPK 通路激活，其他部分并未检测到 MAPK 通路激活。到目前为止，还没有发现其他频发突变（recurrent mutations）或基因组畸变（genomic aberrations）与颅咽管瘤的发生相关。

三、临床表现

颅咽管瘤的发病年龄呈双峰分布，多在5～14岁及50～74岁发病，无明显的性别差异。肿瘤生长相对缓慢，通常在肿瘤较大时才开始出现临床表现，主要表现为视力下降、下丘脑-垂体功能减退和头痛（在肿瘤引起脑积水、出现颅内压增高后）等。儿童颅咽管瘤患者多表现为生长发育障碍（52%～87%）和视力障碍（62%～84%）；成人颅咽管瘤患者在诊断时内分泌激素缺乏的相关症状更明显。“金垂体”中心横断面数据显示120例成人颅咽管瘤患者术前82.5%存在至少一种垂体激素缺乏，其中最常受累的是性腺轴（77.5%），其次为甲状腺轴（45.0%）和肾上腺轴（36.1%），28.3%的患者有中枢性尿崩症。需要指出的是，由于绝大多数患者术前未规范评估生长激素分泌功能，因此术前生长激素缺乏比例不详，可能造成术前至少一种垂体激素缺乏的比例被低估。部分颅咽管瘤患者可表现为下丘脑功能障碍，如摄食行为变化、肥胖、睡眠节律紊乱、渴感缺失、情绪调节及认知功能障碍、体温调节障碍、心率和血压变化等。

四、实验室检查及下丘脑功能评估

首诊时应全面评估垂体前叶和后叶功能（详见第4章“鞍区疾病的内分泌功能试验标准操作规范”），并进行代谢评估，包括血糖、血脂、尿酸等。病变累及下丘脑者还应行下丘脑功能评估，然而关于下丘脑功能评估尚缺乏统一公认的方法，我院采用的下丘脑功能评估包括以下六方面：①认知和情绪：采用简易精神状态评价量表（mini-mental state examination，MMSE）、蒙特利尔认知评估量表（Montreal cognitive assessment，MoCA量表）和症状自评量表（symptom checklist，SCL-90）进行评定；②食欲和摄食评估：采用三因素饮食问卷（three factor eating questionnaire，TFEQ-R21）和三天饮食日记进行评估；③睡眠评估：采用Epworth嗜睡量表（Epworth sleepiness score，ESS）、斯坦福嗜睡量表

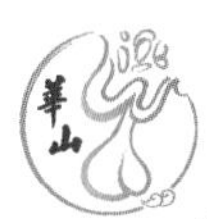

(Stanford sleepiness scale，SSS)、睡眠日记进行评估，并采用睡眠监测仪进行睡眠监测，记录氧流量及睡眠节律；④体温调节：详细记录体温及检测部位；⑤心率变异性评估：行动态心电图检测，分析心率变异性；⑥泌汗功能：采用电导分析仪 SUDOSCAN 及泌汗贴评估泌汗功能。

五、影像学检查

常规行头颅 CT 和鞍区增强 MRI 检查，以确定肿瘤与周边重要结构的毗邻关系，包括视交叉、Willis 环、垂体、垂体柄、下丘脑以及脑室系统；建议同时行头颅 MRA 或者 CTA 检查，以排除有可能合并的血管性疾病（常见为动脉瘤）。

颅咽管瘤在影像上一般表现为质地不均匀的囊实性病变，造釉质型颅咽管瘤 90%以囊性为主，90%在 CT 图像上可发现钙化，绝大多数囊壁有强化表现；而乳头型颅咽管瘤通常为无钙化的实性病变。颅咽管瘤实性部分在 MRI 的 T_1 加权上常呈等信号，在 T_2 加权上多为不均匀的高信号，实性部分及囊壁在 MRI 增强扫描可有明显或不均匀强化。颅咽管瘤囊性部分在 MRI 的信号强度取决于囊液蛋白质含量，在 T_1 加权上可表现为低信号（含正铁血红蛋白）或高信号（其他蛋白含量高），在 T_2 加权上大多数为高信号，部分为低信号（有角蛋白或钙盐结晶），囊性成分不增强。

除了病理学分型，临床医师则对颅咽管瘤进行临床分型：Yasargil、Kassam 分型依据是肿瘤的位置和生长方式；漆松涛、洪涛等则根据肿瘤的起源以及肿瘤与垂体柄、下丘脑的关系进行分型。按位置及生长方式基本分型为：鞍内型、鞍内鞍上型、鞍上型、单纯第三脑室内型以及异位型，其中鞍上型最为常见。按照肿瘤和垂体柄关系及起源则主要分为中央型（肿瘤在垂体柄内或沿着垂体柄长轴生长，与垂体柄之间无明显分界）及外周型，其中外周型又分为：下丘脑垂体柄型（结节漏斗型）、鞍上垂体柄型及鞍内垂体柄型。

六、诊断

影像学显示鞍上可增强的囊实性病变，且伴有钙化的肿瘤，是诊断颅咽管瘤的重要线索，结合发病年龄、下丘脑-垂体功能障碍等临床表现可以初步诊断，确诊有赖于病理检查。

七、鉴别诊断

颅咽管瘤需与其他鞍区病变进行鉴别，如垂体腺瘤、生殖细胞肿瘤、下视丘胶质瘤、Rathke囊肿、表皮样囊肿、朗格汉斯细胞组织细胞增生症及动脉瘤等。

八、治疗

（一）治疗目的和方式

手术是首选治疗方法。通过切除肿瘤达到视神经减压、解除下丘脑压迫和恢复脑室系统脑脊液循环的目的。由于颅咽管瘤为良性肿瘤，除部分与视交叉、垂体柄、下丘脑、第三脑室等黏连外，其他区域与周围组织结构有胶质反应边界或蛛网膜分界。因此，多数学者主张应争取手术全切除肿瘤，尤其是儿童患者，以减少复发。但也有学者认为，肿瘤深埋于垂体柄、下丘脑等重要神经结构部位，给手术切除带来困难，且有严重并发症致死致残的高风险，故选择肿瘤大部分、部分切除或仅作囊肿穿刺抽液，再行放疗，不但手术风险明显降低，而且可以获取与肿瘤全切除相似的疾病控制和长期生存效果。近年来，随着内镜经鼻蝶手术的应用和技术的不断提高，颅咽管瘤全切除比例增多，术后严重并发症低于传统开颅显微手术。尽管如此，术后发生神经和内分泌功能障碍仍然常见，如永久性尿崩、腺垂体功能减退、视力下降、精神行为异常、肥胖及工作学习能力下降等。故需要联合内分泌科、眼科、康复科及精神科等多学科继续进行较长时期的综合治疗。术后肿瘤残留者可行放射治疗（伽玛刀、射波刀和常规放疗）。肿瘤全切除患者，术后不必行放疗，但须保持终身随访，因其仍有10%～20%的复发率。

（二）术前评估

所有颅咽管瘤患者均应在内分泌科和神经外科医师的共同管理下完

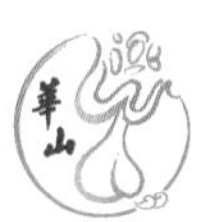

成术前评估。评估内容主要包括下丘脑功能及垂体各轴功能，心肺等重要脏器功能，视神经和视交叉受压情况，及根据影像学显示的肿瘤形态及与周围神经、血管的毗邻关系。

1. 内分泌评估 患者的血生长激素（GH）、胰岛素样生长因子（IGF-1）、黄体生成素（LH）、卵泡刺激素（FSH）、睾酮（T）、雌激素（E_2）、促肾上腺皮质激素（ACTH）、皮质醇、促甲状腺激素（TSH）、游离三碘甲状原氨酸（FT_3）、游离甲状腺素（FT_4）等均可不同程度低下，因垂体柄受压，泌乳素（PRL）可轻中度升高。另外，需要记录24 h尿量，检测血渗透压、电解质、尿比重及尿渗透压以评估垂体后叶功能。如有垂体功能低下，应在术前即给予相应替代治疗，尤其是对肾上腺与甲状腺轴进行相应替代。而在手术期间应给予应激剂量糖皮质激素，我们对所有患者在手术期间给予糖皮质激素的保护性应用。具体用法为：术前每日醋酸可的松口服早50 mg，下午4时25 mg；手术当天术中静脉给予甲强龙40 mg；术后第1天起，每日给予甲强龙40 mg至术后第4天；术后第5天甲强龙减至20 mg，术后第6天停药。

2. 眼科评估 视力下降、视野缺损和眼底变化等，常为成年患者的首发症状。视野检查对于判断肿瘤与视路之间的关系有重要的参考价值和手术指导意义。视野缺损可表现为象限盲、偏盲及暗点等。如见双颞侧下象限盲，提示肿瘤自上向下压迫视交叉；肿瘤由下向上压迫视交叉，可出现双颞侧上象限盲或双颞侧偏盲；如视交叉前置，即使肿瘤向鞍上生长，视野可仍然正常。视力下降与肿瘤直接压迫视路和颅高压引起的视乳盘水肿导致视神经萎缩（原发或继发）有关。术前眼科评估内容包括：视力、视野检查、OCT及眼底检查。

3. 影像学评估 垂体MRI T_1及T_2平扫、垂体MRI增强（需包括水平位、矢状位及冠状位）、头CT平扫（2 mm，薄层水平位及冠状位）、头颈部MRA（或CTA）检查。对于形态不规则累及多个解剖腔隙的肿瘤，做好MRI术中导航准备。蝶窦气化不良（甲介型蝶窦）行经鼻蝶手术者，应做好术中CT导航准备。

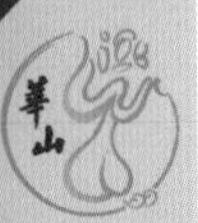

（三）手术治疗

手术方式主要包括经颅手术及经鼻蝶手术。经颅手术又包括经额下（包括经眶上锁孔）、经翼点、经终板、经胼胝体及经侧脑室入路等多种方式。经鼻蝶手术包括内镜下标准经鼻-鞍底入路和扩大经鼻-鞍结节入路。各种手术方式均具有不同优势（表13-1）。对于复杂病例，则考虑经颅和经鼻蝶联合入路手术，以争取尽可能全切除肿瘤。

表13-1 主要手术入路及优缺点

入路	优　　点	缺　　点
经额下	视神经、视交叉及同侧颈内动脉暴露清楚	第三脑室内占位暴露不清，同侧视束、视交叉下暴露差，易损伤嗅神经
经翼点	经Willis环下方到达鞍旁区距离最近，在Willis环下方鞍后区暴露清楚	基本上是单侧的，对侧视神经暴露差，对同侧颈内动脉、视神经骚扰大
经终板	第三脑室前部暴露清楚，可以将肿瘤从脉络丛，大脑内静脉上进行分离	侧方标志定位困难，有下丘脑和视交叉后部损伤的风险
经胼胝体	在半球表面内侧进入，两侧第三脑室壁暴露清楚，可以显露第三脑室前方肿瘤两侧边界	分离胼胝体前部，有两侧穹隆损伤的风险；易损伤双侧大脑前动脉和前交通动脉及其分支
经侧脑室	容易识别标志，同侧室间孔暴露清楚，第三脑室前壁及对侧暴露好	第三脑室壁暴露差；分离额区皮质，有可能术后癫痫
经鼻蝶	避免开颅，入路方向与肿瘤生长纵轴一致，可以最大限度、安全显露肿瘤	肿瘤扩展至前颅底、鞍旁及脚间池时，暴露受限

手术入路的选择主要取决于肿瘤大小、生长形态（累及的解剖部位）、肿瘤质地（实质、钙化和囊变）及与视交叉、垂体柄和脑室系统之间的关系、既往手术和/或放疗史等因素。医师的个人手术经验也非常重要。任何手术入路均存在优缺点，要合理掌握其适应证和禁忌证，最大限度提高手术疗效和手术安全性。

目前，在"金垂体"中心，约95%的颅咽管瘤采用内镜经鼻蝶手术。经鼻蝶入路的优点在于：避免开颅手术损伤，尤其适合于视交叉前置的鞍上肿瘤。可直视下分离肿瘤包膜与视神经、垂体柄、下丘脑、脑

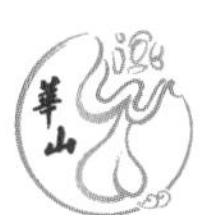

干、第三脑室之间界面。容易分辨垂体柄位置，最大限度地保留垂体柄结构。对血管骚扰少，大多数以分离操作为主，能够确保下丘脑血供，避免功能损害。以带蒂鼻中隔黏膜瓣为主的新型颅底重建技术，大大减少了术后脑脊液漏和颅内感染的发生率。与传统开颅手术相比，内镜经鼻蝶手术具有创伤小、术后并发症少、内分泌功能保留好、肿瘤全切率高及复发率低等特点。

内镜经鼻手术解剖要点和操作技巧：①常规颅底骨窗两侧显露至内侧视神经颈内动脉隐窝（opticocarotid recess，OCR），前方至视神经沟前缘，后方显露鞍底前1/3；硬膜窗口两侧显露床突上颈内动脉，后缘显露1/3垂体腺组织，前端以暴露肿瘤前缘和视交叉为度。②肿瘤包膜表面覆盖较多细小血管，内镜下可清晰辨认血管的来源和走向，应重点保护垂体上动脉及其穿支。对于单纯供应肿瘤血供的细小血管可电凝切断，对于黏附于肿瘤包膜却供应视交叉、下丘脑的穿支血管，须用显微剥离子轻轻剥离，远离术区。③肿瘤包膜易与视交叉、第三脑室底部粘连紧密，内镜直视下可清晰辨认两者界面，采取包膜外分离操作。肿瘤后上方通常与第三脑室底部的乳头体和灰结节毗邻，沿此界面可容易分离肿瘤顶部。然后向前，从左右两侧，沿肿瘤包膜和胶质增生带进行分离，最后与肿瘤前部包膜汇合，完全切除肿瘤。④囊性肿瘤，特别是体积较大者，囊壁通常与周边结构黏连，需耐心分离，争取全切除，防止残留囊壁复发；但如囊壁与周边血管黏连过紧，特别是复发肿瘤，不可强行切除之，以免血管损伤，发生术中难以控制的出血。⑤通常要求最大限度地保留垂体柄，但当肿瘤起源于垂体柄或者与垂体柄黏连明显，无法分离时，为全切除肿瘤，可考虑切除受累的垂体柄。⑥对于肿瘤包膜和视交叉粘连紧密的情况，应在术中视神经监测下利用剥离子轻柔分离，尽可能保持视神经包膜完整性。如若黏连过于紧密，则应根据视神经电生理监测结果，优先保护视功能（图13－1）。

此外，对于多次手术后，肿瘤仍复发，或患者全身一般情况欠佳，不能耐受大手术者，如病灶为囊性病灶，可考虑行开颅手术，切除部分

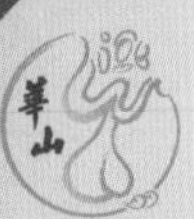

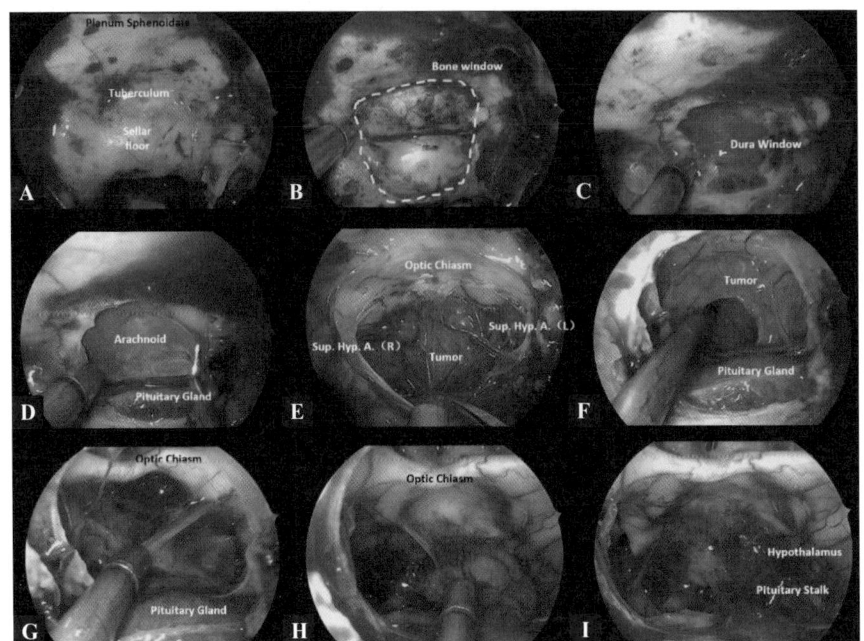

图 13-1　内镜经鼻鞍上颅咽管瘤手术的解剖要点和操作技巧

注：A. 暴露颅底；B. 骨窗范围；C. 硬膜窗；D. 分离蛛网膜；E. 暴露肿瘤；F. 瘤内减压；G. 分离肿瘤并保护视交叉；H. 分离肿瘤并保护第三脑室底部；I. 肿瘤全切除

囊壁，瘤腔内置引流管，外接 Ommaya 储液囊埋于头皮下。不定期经储液囊抽吸囊液以内减压，必要时行内放疗。

（四）手术后并发症及处理

1. 尿崩症　最为常见。“金垂体”中心数据显示 28.3%的患者术前即有尿崩症。术前无尿崩症的患者术后均出现不同程度的尿崩表现，与肿瘤起源于垂体柄和切除程度相关。部分尿崩症持续数天至 2 周可恢复。“金垂体”中心横断面调查 155 例颅咽管瘤术后患者发现 76.8%存在持续性尿崩症。确诊尿崩症患者给予去氨加压素（弥凝）治疗，多数口服给药，术后短时间内尿崩严重者可静脉用药。口渴中枢功能正常的患者，可根据渴感判断尿崩症严重程度，以及是否需要补充液体。每天记录出入液量，根据尿量调整剂量和饮水量。监测电解质，若出现高钠血症，排除人为限水因素则考虑渴感缺失致脱水，应准确记录出入液量，

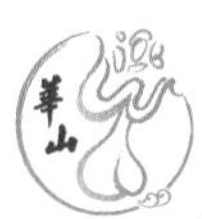

量出为入，保持出入液量平衡，尿量仍多者则适当增加去氨加压素剂量。

2. 垂体前叶功能低下 “金垂体”中心横断面调查155例颅咽管瘤术后患者发现存在垂体前叶功能减退的比例高达96.1%，其中肾上腺轴、甲状腺轴、性腺轴及生长激素轴功能减退比例分别为82.6%、88.4%、91.6%及85.6%。术前存在垂体前叶功能减退者，术后功能多数不能恢复。颅咽管瘤术后垂体功能减退患者应按内分泌评估结果给予相应激素替代治疗，详见第24章“垂体功能减退症的诊疗规范”。

3. 视神经功能障碍 较常见。表现为单眼或者双眼视力下降，不同程度的视野缺损，系术中牵拉损伤视路及其供血动脉所致。开颅经第2间隙操作容易损伤同侧视神经，经鼻蝶入路视神经受损发生比例低于开颅手术。据报道，术后28%～57%的患者视力可改善，但13%～38%的患者反而加重。术前视力越差者，术后视力恶化率越高，全盲或近全盲1周以上者视力几无恢复可能。

4. 下丘脑功能障碍 为颅咽管瘤手术后最严重的并发症。随着内镜经鼻蝶手术的普及，严重下丘脑功能障碍已经不常见，可能仅表现为下丘脑某个核团轻度受累的症状。比如，低热、渴感消失。严重下丘脑功能障碍是导致术后死亡的主要原因。可表现为如下形式：

（1）体温失调

多为中枢性高热，严重者有谵妄、意识不清及四肢抽搐等，应予以物理降温、退热剂、冰毯治疗等。少数也可表现为体温不升，呈危重状态，预后不佳。

（2）急性上消化道出血

可有呕血和黑便等，宜及时应用质子泵抑制剂及输血等，严重者需手术处理。

（3）循环衰竭

术前有明显垂体功能减退而未予相应替代者，术后极易产生肾上腺危象，患者呈休克状态。术前补充激素可预防，术后发生者可给予大剂量糖皮质激素。这不仅可以治疗危象，也可减少下丘脑反应及脑水肿，对中枢性高热的预防也有积极作用。但长时间应用会增加感染、消化道出血等风险，故多在术后 4 d 内快速减至维持量。

(4) 饮食过度及肥胖

儿童患者术后 1～6 个月常见中枢性饮食过度，肥胖的发生率可达 52%，其中一半儿童极难控制食欲，与下丘脑前部损伤有关，应进行宣教并严控饮食。经鼻蝶内镜手术和合理使用围手术期的糖皮质激素使用量可有效减少术后体重增加程度。

(5) 认知功能和记忆力下降

与健康对照者相比，颅咽管瘤患者最常发生情感和社会功能受损，包括焦虑、抑郁状态、退缩行为及情感淡漠等，接受手术治疗后患者的情感、身体功能和社会功能均显著下降。儿童起病颅咽管瘤患者长期认知相关损伤包括注意力下降、工作记忆以及情景记忆减退、执行功能下降等；下丘脑累及会加重颅咽管瘤患者认知功能减退以及情绪状态异常。目前，对成人颅咽管瘤患者长期的神经心理、认知行为以及健康相关生活质量缺乏大样本的系统评估。

5. 无菌性脑膜炎　多由于术中肿瘤囊内容物溢出所致。因此，术中应尽可能避免和减少囊内容物对术野的污染。术后可行腰穿排放脑脊液，糖皮质激素的应用对缓解发热也有帮助。

6. 癫痫　与脑组织损伤及血钠紊乱等因素有关，围手术期应给予抗癫痫药物预防，积极预防和纠正血钠紊乱。

7. 术后脑脊液漏　多见于经鼻蝶手术入路。开颅手术开放额窦或磨除蝶骨平板也可能发生脑脊液漏。一旦发生即有颅内感染可能。随着带蒂鼻中隔黏膜瓣为主的颅底重建技术的应用，术后脑脊液漏的发生率已得到有效控制。

（五）术后随访

按“金垂体”中心诊疗流程，术后 1、3、6、12 个月及此后每年须随访垂体前、后叶功能，评估体重变化、糖代谢、血脂及尿酸水平，病

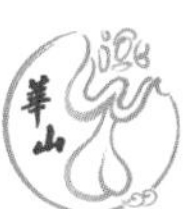

变累及下丘脑者还应行下丘脑功能评估，根据综合评估结果调整激素替代治疗方案，合并下丘脑性肥胖及代谢紊乱者给予相应干预措施。另外，术后3月及此后每年还需复查垂体MRI增强，以了解手术疗效，如存在明确的残留肿瘤，则需要考虑行伽玛刀治疗或常规放疗，或再次手术。

（六）放射治疗

肿瘤全切除者不推荐放疗，未全切者可辅以放射治疗。通常认为放疗可杀死有分泌能力和形成囊肿的细胞，减少肿瘤的血供、抑制肿瘤生长。放疗可控制残留病灶的生长，延长生存期。目前，常规采用的颅外放疗有^{60}Co、直线加速器等。Choux的长期随访结果显示次全切除加放疗的患者生存率优于单纯手术者。Fischer认为手术联合放疗的患者术后生存质量要优于手术全切除者。但传统放疗的危害不容忽视。其并发症有放射性脑坏死、内分泌功能低下和认知下降等，也可诱发脑膜瘤、肉瘤及胶质瘤等继发性肿瘤。儿童患者接受大范围高剂量放疗可能损害智力。目前，现代常规放疗方案多采用适形调强放疗技术，剂量为50～55 Gy/25～33 Fx，单次1.8～2 Gy，以减免并发症的发生。

“金垂体”中心推荐对于术后明确肿瘤残留的患者，可行立体定向放疗（伽玛刀或射波刀）。它具有对肿瘤分次外照射和对放疗剂量精确分配的优点，因而几乎不损坏儿童发育的大脑（额叶、颞叶），减免传统放疗的并发症。现在对肿瘤和视路距离已无绝对禁忌要求，对于残瘤距视路较近的患者，也可通过剂量分割技术完成治疗。

（七）药物疗法

目前尚无疗效非常确切的治疗药物，但探索从未停止。既往Takahashi曾报道应用博来霉素（bleomycin）注入肿瘤囊腔，可减少囊液分泌和促进肿瘤细胞退化。Cavalheiro等向囊腔多次注射博来霉素，可使钙化灶几近消失。但该药漏出囊外可能对周围正常组织造成损伤甚至致死。近年来，还有经开颅或者内镜技术瘤腔内置储液囊应用α-干扰素治疗颅咽管瘤的报道。另外，分子生物学研究表明大部分造釉质型颅咽管瘤均低表达或不表达甲基鸟嘌呤甲基转移酶（methylguanine methyltransferase，MGMT），提示该型肿瘤可能对替莫唑胺敏感，他莫西芬可能通过抑制 *ADAMDEC1* 基因的表达来抑制该型颅咽管瘤的生长。近来有报道 BRAF 抑制剂达拉菲尼（dabrafenib）联合 MAPK-ERK 激酶（MEK）抑制剂曲美替尼（trametinib）治疗伴有 *BRAF V600E* 基因突变的乳头型颅咽管瘤，可使肿瘤显著缩小。但以病例报道为主，尚缺乏多中心大样本随机对照试验（RCT）药物临床试验研究。

九、"金垂体"观点

1）颅咽管瘤首选手术切除，绝大部分肿瘤可采用内镜扩大经鼻—鞍结节入路切除。复发颅咽管瘤由于伴发瘢痕黏连，几无再全切除可能，故首次手术要力争肿瘤全切除。同时术中要注意保护下丘脑、视神经、重要血管及分支。术后如有残瘤可行放疗。

2）特别强调颅咽管瘤的多学科联合评估和综合治疗，尤其是垂体功能减退患者的激素替代治疗。患者需要终身随访。

（撰写者：吴　蔚、马增翼；审校者：王镛斐、赵　曜、张朝云、叶红英）

参考文献

［1］中华医学会神经外科学分会小儿神经外科学组,《颅咽管瘤治疗专家共识(2016)》编写委员会．颅咽管瘤治疗专家共识(2016)[J]. 中华医学杂志,2017,97(17):1283－1289.

［2］寿雪飞,何文强,王镛斐,等．神经内镜扩大经鼻入路治疗鞍上型颅咽管瘤[J]. 中华神经外科杂志,2017,33(11):1098－1102.

［3］寿雪飞,鲍伟民．58 颅咽管瘤及鞍区少见病变[M]//周良辅．现代神经外科学．2 版．上海:复旦大学出版社,2015:939－947.

［4］CAVALHEIRO S, SPARAPANI F V, FRANCO J O, et al. Use of bleomycin in intratumoral chemotherapy for cystic craniopharyngioma. Case report [J]. J

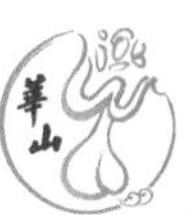

Neurosurg, 1996,84:124 - 126.

[5] CHAPMAN P R, SINGHAL A, GADDAMANUGU S, et al. Neuroimaging of the pituitary gland: practical anatomy and pathology [J]. Radiol Clin North Am, 2020,58:1115 - 1133.

[6] CHOUX M, LENA G. Bases of surgical management of craniopharyngioma in children [proceedings] [J]. Acta Neurochir Suppl (Wien), 1979,28:348.

[7] FISHER P G, JENAB J, GOPLDTHWAITE P T, et al. Outcomes and failure patterns in childhood craniopharyngiomas [J]. Childs Nerv Syst, 1998, 14: 558 - 563.

[8] FORBES J A, ORDÓÑEZ-RUBIANO E G, TOMASIEWICZ H C, et al. Endonasal endoscopic transsphenoidal resection of intrinsic third ventricular craniopharyngioma: surgical results [J]. J Neurosurg, 2018:1 - 11.

[9] JESWANI S, NUÑO M, WU A, et al. Comparative analysis of outcomes following craniotomy and expanded endoscopic endonasal transsphenoidal resection of craniopharyngioma and related tumors: a single-institution study [J]. J Neurosurg, 2016,124:627 - 638.

[10] JIANGUO X, LIANG L, XIAOMEI Z, et al. Expression and inhibition of ADAMDEC1 in craniopharyngioma cells [J]. Neurol Res, 2012, 34: 701 - 706.

[11] KASSAM A B, GARDNER P A, SNYDERMAN C H, et al. Expanded endonasal approach, a fully endoscopic transnasal approach for the resection of midline suprasellar craniopharyngiomas: a new classification based on the infundibulum [J]. J Neurosurg, 2008,108:715 - 728.

[12] KOUTOUROUSIOU M, GARDNER P A, FERNANDEZ-MIRANDA J C, et al. Endoscopic endonasal surgery for craniopharyngiomas: surgical outcome in 64 patients [J]. J Neurosurg, 2013,119:1194 - 1207.

[13] LI X, WU W, MIAO Q, et al. Endocrine and metabolic outcomes after transcranial and endoscopic endonasal approaches for primary resection of craniopharyngiomas [J]. World Neurosurg, 2019,121:e8 - e14.

[14] MOUSSAZADEH N, PRABHU V, BANDER E D, et al. Endoscopic endonasal versus open transcranial resection of craniopharyngiomas: a case-matched single-institution analysis [J]. Neurosurg Focus, 2016,41:E7.

[15] MULLER H L, MERCHANT T E, WARMUTH-METZ M, et al.

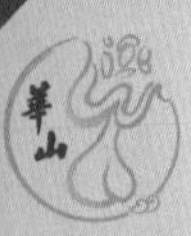

Craniopharyngioma [J]. Nat Rev Dis Primers, 2019,5:75.

[16] MULLER H L. Craniopharyngioma [J]. Endocr Rev, 2014,35:513 - 543.

[17] MULLER H L. The diagnosis and treatment of craniopharyngioma [J]. Neuroendocrinology, 2020,110:733 - 766.

[18] OSTROM Q T, GITTLEMAN H, LIAO P, et al. CBTRUS statistical report: primary brain and other central nervous system tumors diagnosed in the United States in 2010 - 2014[J]. Neuro Oncol, 2017,19:1 - 88.

[19] QI S, LU Y, PAN J, et al. Anatomic relations of the arachnoidea around the pituitary stalk: relevance for surgical removal of craniopharyngiomas [J]. Acta Neurochir (Wien),2011,153:785 - 796.

[20] ROSTAMI E, WITT N P, LIBARD S, et al. Recurrent papillary craniopharyngioma with BRAFV600E mutation treated with neoadjuvant-targeted therapy [J]. Acta Neurochir (Wien), 2017,159:2217 - 2221.

[21] TAKAHASHI H, YAMAGUCHI F, TERAMOTO A. Long-term outcome and reconsideration of intracystic chemotherapy with bleomycin for craniopharyngioma in children [J]. Childs Nerv Syst, 2005,21:701 - 704.

[22] TANG B, XIE S H, XIAO L M, et al. A novel endoscopic classification for craniopharyngioma based on its origin [J]. Sci Rep, 2018,8:10215.

[23] WANNEMUEHLER T J, RUBEL K E, HENDRICKS B K, et al. Outcomes in transcranial microsurgery versus extended endoscopic endonasal approach for primary resection of adult craniopharyngiomas [J]. Neurosurg Focus, 2016,41:E6.

[24] YASARGIL M G, CURCIC M, KIS M, et al. Total removal of craniopharyngiomas. Approaches and long-term results in 144 patients [J]. J Neurosurg, 1990,73:3 - 11.

[25] ZUHUR S S, MÜSLÜMAN A M, TANK C, et al. MGMT immunoexpression in adamantinomatous craniopharyngiomas [J]. Pituitary, 2011, 14: 323 - 327.

扫描二维码，观看两例
内镜下经鼻-鞍结节入路鞍上颅
咽管瘤切除术

第 14 章 鞍区脑膜瘤的诊疗规范

一、概况

鞍区脑膜瘤主要包括鞍结节和鞍膈脑膜瘤（tuberculum sellae and diaphragma sellae meningiomas），占颅内脑膜瘤的 5%～10%。平均发病年龄为 40 岁，男∶女比约为 1∶3。

与中枢神经系统其他部位的脑膜瘤一样，鞍区脑膜瘤的病理分型根据 2016 年世界卫生组织（WHO）“中枢神经系统肿瘤病理分类”第 4 版（修订版）分级标准分为Ⅰ、Ⅱ、Ⅲ级：

1）WHO Ⅰ级（9 型）：脑膜上皮细胞型、纤维型（成纤维细胞型）、过渡型（混合型）、沙砾型、血管瘤型、微囊型、分泌型、淋巴浆细胞丰富型及化生型。

2）WHO Ⅱ级（3 型）：非典型脑膜瘤、透明细胞型及脊索样型。

3）WHO Ⅲ级（3 型）：横纹肌型、乳头状型及恶性（间变型）。

二、诊断标准

根据典型的临床表现和影像学特征，鞍区脑膜瘤的诊断一般不困难。

鞍结节脑膜瘤依其发展可分为 4 个时期：

1）初期（症状前期）：无症状表现。

2）症状期：视力下降、视野缺损（视神经、视交叉受压，注意与垂体腺瘤引起的典型双颞侧偏盲相区别）。

3）进展期：尿崩、嗜睡（下视丘受压）、眼肌麻痹（海绵窦或眶上裂受压）、钩回发作（颞叶前内部受压）、不全瘫痪（颞叶深部的内囊或大脑脚受压）、脑积水和颅内压增高（第三脑室受压）等。

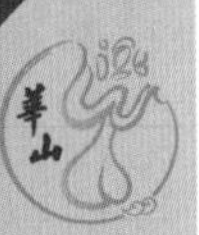

4）终末期：视力完全丧失、颅内压增高明显，甚至引起脑干症状。

鞍区脑膜瘤的影像学典型表现包括磁共振成像（MRI）见基底位于鞍结节或鞍膈的均匀强化病灶、伴脑膜尾征，病灶可侵入单侧或双侧视神经管，鞍内往往可见形态较正常的垂体信号，鞍底一般不扩张；计算机断层扫描（CT）可见瘤内钙化、邻近骨质增生或肿瘤浸润形成的骨质破坏。

三、鉴别诊断

鞍区脑膜瘤需与鞍区其他常见的病变相鉴别，主要包括垂体腺瘤、颅咽管瘤、视神经胶质瘤及生殖细胞肿瘤等。视野缺损类型、是否有中枢性尿崩、内分泌激素和肿瘤标志物化验、CT 图像是否见钙化、MRI 图像是否见脑膜尾征等有助于鉴别诊断。

四、治疗

（一）治疗目标

由于鞍结节脑膜瘤紧邻视神经、视交叉，即便尚未出现临床症状，也建议积极手术。治疗目标是在最大限度保护患者视功能的前提下最大限度地切除肿瘤，解除肿瘤对邻近神经、血管结构的压迫；力争行 Simpson Ⅰ类全切除，以减少复发；定期随访，警惕复发，必要时辅以放疗或再次手术。

Simpson 切除分类系统：

1）Simpson Ⅰ类（彻底切除）：脑膜瘤及其附着的硬膜、受侵犯的颅骨均切除。

2）Simpson Ⅱ类（全切除）：瘤体完全切除，但其附着的硬膜未切除，仅作电灼。

3）Simpson Ⅲ类（肉眼全切）：瘤体切除，但其附着的硬膜、受侵或增生的颅骨、肿瘤的颅外延伸部分未处理。

4）Simpson Ⅳ类（次全或部分切除）：有相当一部分瘤体未切除。

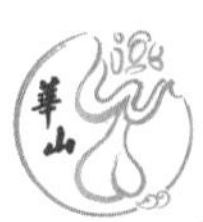

5）Simpson Ⅴ类（开颅减压）：肿瘤仅活体组织检查、减压。

（二）治疗流程

欧洲神经肿瘤学协会（European Association of Neuro-Oncology，ENAO）建议的脑膜瘤治疗流程见图14-1。

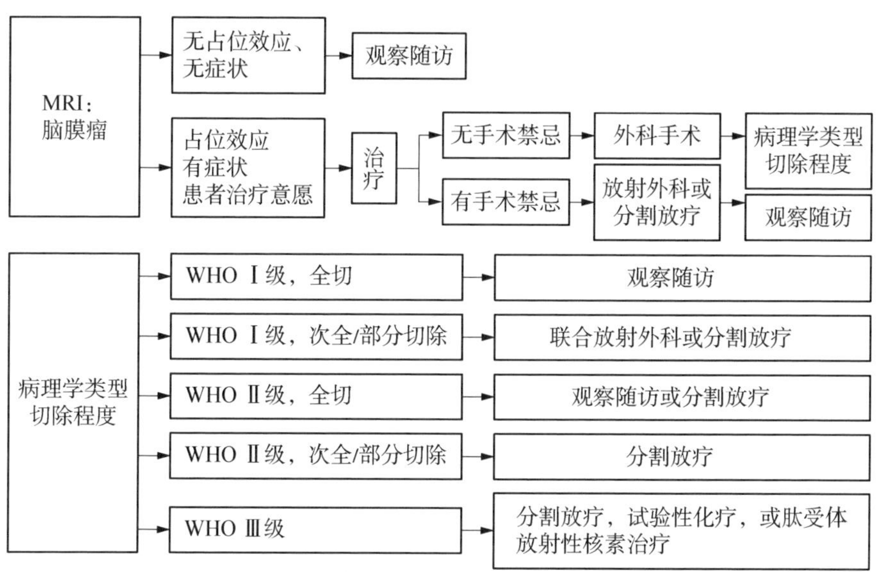

图14-1 脑膜瘤管理流程

对于一般的脑膜瘤而言，临床无症状、影像学无占位效应、无瘤周水肿的病例，可定期观察随访。然而，以下2种情况建议采取更为积极的治疗措施：①鞍结节脑膜瘤，即便病灶很小，也有引起患者视力迅速下降的风险；②年轻患者的脑膜瘤一般生长速度较快，且患者面临长期带瘤生存的风险。

此外，鞍区脑膜瘤不同于颅内其他部位的脑膜瘤，术前术后要重视垂体内分泌功能评估，包括肾上腺轴、甲状腺轴、性腺轴以及垂体后叶功能。

（三）手术治疗

1. 术前评估 嗅觉、视力、视野、眼底、眼球各向运动；垂体前叶功能：皮质醇、甲状腺激素、性腺激素；垂体后叶功能：电解质、尿比重、血浆渗透压、尿渗透压；蝶鞍区 MRI：水平位、冠状位、矢状位，T_1WI，T_2WI，T_1 增强；蝶鞍区 CT：水平位、冠状位、矢状位，平扫＋增强扫描；CT 血管造影（CTA）三维重建。

2. **术前准备**　对于拟采用经鼻入路的患者，术前一天剪除鼻毛，可使用左氧氟沙星滴眼液、呋麻滴鼻液做鼻腔准备，练习张口呼吸。手术部位标记。

3. **手术入路选择**　随着快速康复理念的普及，各种微侵袭手术入路逐渐成为神经外科颅底手术的主要方式。针对鞍区脑膜瘤的手术入路主要是开颅手术和内镜扩大经鼻入路。开颅手术主要有眶上锁孔入路（或眶上外侧入路）、翼点入路和经前纵裂入路，以锁孔手术最为常用。应根据术前脑神经症状及影像学上肿瘤的大小、部位、形态、生长方向、脑膜尾征涉及范围、毗邻的神经血管结构关系等选择相应的入路及暴露范围。

（1）眶上锁孔入路（或眶上外侧入路）适应证

病灶向侧方延伸；主体位于蝶骨平台上方、脑膜尾征范围宽广。

（2）眶上锁孔入路（或眶上外侧入路）禁忌证

病灶完全位于蝶骨平台水平以下者不宜行开颅手术。此外，额窦发达者，一般不宜行眶上锁孔入路，建议行眶上外侧入路。

（3）内镜扩大经鼻入路适应证

病灶位于中线；主体位于蝶骨平台下方；向鞍内侵袭（鞍膈脑膜瘤）；从视神经腹侧侵入视神经管；硬膜内外生长，肿瘤侵入副鼻窦。

（4）内镜扩大经鼻入路禁忌证

患者高龄、极度肥胖、无法耐受鼻腔填塞、极度躁动、持续正压通气（continuous positive airway pressure，CPAP）依赖者不宜行扩大经鼻手术；鼻腔、鼻旁窦炎症急性期不宜经鼻手术，建议五官科会诊处理，待炎症缓解后再手术。

再者，手术入路选择应结合术者自身经验，对于缺少内镜经鼻手术

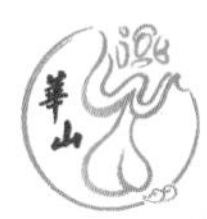

经验的术者，应谨慎选择内镜扩大经鼻入路。

4. 手术操作要点

（1）手术入路

1）眶上锁孔入路：仰卧位，头部向健侧旋转约 30°，略后仰；全麻后使用甘露醇降颅压；切口起自眶上切迹内侧，在眉毛内沿眉弓弧形向外，终于关键孔外侧，长约 5 cm，切口内侧注意保护眶上神经；骨瓣约 2 cm×2.5 cm。磨除前颅底突起骨嵴，解剖脑池释放脑脊液以获得最佳暴露。切除肿瘤需遵循 4D 原则（离断血供、分离蛛网膜边界、分块切除减瘤及解剖分离神经血管结构），力争将肿瘤基底硬膜切除，以达到 Simpson Ⅰ类全切。

2）扩大经鼻入路：仰卧位，上半身抬高 30°，头后仰、右旋各 15°。建议切除一侧中鼻甲、双侧后组筛窦，广泛暴露鞍底、鞍结节和蝶骨平台后部骨窗；注意需切除内侧视神经颈内动脉隐窝（medial opticocarotid recess，MOCR）以增加鞍上的操作空间。用流体明胶和双极电凝处理前海绵间窦，切开鞍底和鞍结节、蝶骨平台后部的硬膜。此时，来源于肿瘤基底的血供已基本被阻断。切除肿瘤同样遵循 4D 原则，建议使用经鼻超声刀减瘤。沿脑膜尾征范围切除硬膜，两侧注意保护颈内动脉（internal carotid artery，ICA）。采用多层修补法重建颅底，碘仿纱条支撑，2 周后在内镜下拔除碘仿纱条。术后必要时可行腰大池引流 1 周。

（2）分离肿瘤的操作要点

在分离肿瘤与瘤周神经血管结构时需特别注意保护垂体上动脉及其供应视交叉、垂体柄的穿支。若肿瘤与视神经、视交叉、ICA、大脑前动脉（anterior cerebral artery，ACA）等粘连严重（该情况常见于肿瘤复发伴瘢痕增生的病例），不宜强求全切，可将肿瘤打薄后残留少许。术中及术后早期建议使用糖皮质激素保护视神经功能（如甲强龙 80 mg，每日 1 次），3 d 后逐日递减。

（3）视神经管的处理

鞍区脑膜瘤易侵犯视神经管，表现为肿瘤体积不大但视功能受损严重。侵犯视神经管的肿瘤往往较为隐蔽，是手术后残留最常见的部位之一。并且，该部位的残瘤后期处理较为困难。因此，在条件允许的情况下，建议首次手术力争将该部位的肿瘤切除。鞍区脑膜瘤一般从视神经的腹侧侵入视神经管，采用经鼻入路时，根据本中心的经验结合文献报道，我们建议切开双侧视神经管腹侧硬膜探查，以免遗漏侵入视神经管的肿瘤，同时切除增厚的硬膜（尾征），最大限度减少复发的概率。采用开颅手术时，我们建议磨除前床突，既利于游离并保护视神经，同时方便探查视神经管及硬膜是否受肿瘤侵犯。

（4）肿瘤基底的处理

采用经鼻入路时，肿瘤基底硬膜基本在内镜直视下，建议将肿瘤基底切除。特别注意探查视神经管的硬膜是否受累。采用开颅手术时，特别注意探查鞍膈是否受累。由于鞍膈常常被肿瘤压迫至蝶骨平台以下水平，显微镜下显露困难。我们建议采用双镜联合，在30°或45°内镜直视下探查，根据具体情况决定行鞍膈切除或采用弯头双极电凝反复烧灼，以减少复发。

（四）药物治疗

脑膜瘤的药物治疗尚处于试验阶段，只有在手术或放射治疗均不可行、特别是复发的情况下，才考虑药物治疗。文献报道的药物，包括溴隐亭、枸橼酸他莫昔芬（三苯氧胺，tamoxifen citrate）、米非司酮（mifepristone）、曲匹地尔（trapidil）、羟基尿素（hydroxycarbamide）、环磷酰胺-多柔比星（阿霉素）-长春新碱（cyclophosphamide-doxorubicin-vincristine chemotherapy）、干扰素（interferon-alfa）、醋酸甲地孕酮（megestrol acetate）、醋酸甲羟孕酮（medroxyprogesterone acetate）、奥曲肽（octreotide）、派瑞泰（pasireotide）、伊马替尼（imatinib）、埃罗替尼（erlotinib）、吉非替尼（gefitinib）、瓦他拉尼（vatalanib）、舒尼替尼（sunitinib）、贝伐单抗（bevacizumab）、曲贝替啶（trabectedin）等。药物治疗一般用于WHO Ⅱ～Ⅲ级的脑膜瘤，使用时需监测药物的副作

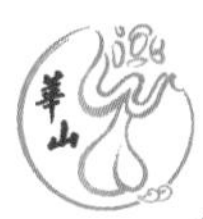

用，且仍需通过大样本随机对照试验（RCT）验证其疗效。

（五）放疗

放疗一般用于有手术禁忌者，或未能全切的 WHO Ⅰ～Ⅱ级脑膜瘤，以及所有 WHO Ⅲ级脑膜瘤。放疗主要分为立体定向放疗（放射外科）和分割放疗。放射外科适用于 WHO Ⅰ级脑膜瘤或有手术禁忌者，分割放疗适用于 WHO Ⅱ～Ⅲ级脑膜瘤。

（六）疗效评估

外科切除程度评估根据 Simpson 分级。

整体疗效需综合评估患者的神经功能、内分泌功能和影像学表现。

（七）并发症的处理

围手术期的并发症主要与病灶大小，质地软硬以及与毗邻视神经、垂体、下丘脑、颅底动脉环的粘连程度密切相关。术者应轻柔操作，沿肿瘤界面进行分离，避免损伤重要血管，并在围手术期采取合理的治疗措施妥善处理。

1. 视神经功能障碍 双侧视神经和视交叉损伤多由于神经机械性损伤或神经供血动脉痉挛缺血所致。术中注意保护视神经通路的供血动脉（主要为垂体上动脉及其分支），减少神经牵拉操作。术后建议保证足够的血容量和动脉灌注，避免术后因血管痉挛导致视力进一步下降。可使用尼莫地平、马来酸桂哌齐特等扩容、改善微循环的药物。除补充晶体液外，尚需补充白蛋白、血浆或代血浆等胶体液。纠正贫血。监测血电解质、尿比重、血渗透压、尿渗透压，尿崩时及时补充抗利尿激素。术前存在严重视神经功能障碍者，术中与术后建议使用中大剂量糖皮质激素冲击治疗，可适当使用神经营养药。

2. 动脉损伤 鞍区脑膜瘤常紧密黏着甚至包绕颅底动脉。对于体积较大的鞍区脑膜瘤，术前建议行头 CTA 或磁共振血管造影（MRA）检查，了解肿瘤与动脉之间的关系，血管超声多普勒可帮助术中辨认动

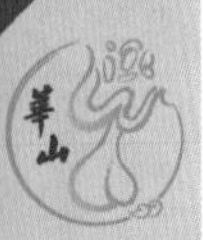

脉位置和走行。术中若出现动脉损伤，可尝试采用双极侧方电凝、动脉瘤夹侧方夹闭、肌肉浆压迫止血、直接缝合、数字减影血管造影（DSA）覆膜支架、栓塞、或颅内外血管搭桥等方法处理。注意防治血管痉挛和假性动脉瘤。

3. **下丘脑损伤** 下丘脑损伤是最为常见的术后致死和致残原因，多由手术操作直接损伤、出血压迫或下丘脑供血支受累所致。下丘脑损伤可导致严重尿崩、体温失调（中枢性高热）及急性消化道出血，严重时可导致昏迷甚至死亡。处理详见第13章“颅咽管瘤的诊疗规范”。

4. **癫痫** 围手术期建议预防性使用抗癫痫药物。发生癫痫者，对症处理，并积极查找病因，排除颅内出血、脑叶缺血或下丘脑损伤等。

5. **脑脊液漏** 主要见于内镜下扩大经鼻入路，术中建议采用可吸收人工脑膜、自体脂肪、阔筋膜、带蒂鼻中隔黏膜瓣和生物胶水作多层颅底重建，确保可靠的缺损修补和支撑（如碘仿纱条）。也可见于额窦开放的开颅手术，术中需妥善处理额窦缺损，小的额窦开放可直接用骨蜡封闭；大的缺损，建议剥除额窦黏膜后用庆大霉素明胶海绵填塞额窦，而后用骨蜡封闭（注意勿填塞过多，堵塞额窦出口），也可采用骨膜瓣覆盖额窦开口。硬膜需缝合严密。

6. **颅内感染** 扩大经鼻入路和眶上锁孔微创开颅的术后颅内感染概率相当。经鼻入路属于污染手术，围手术期建议第三代头孢菌素联合甲硝唑（灭滴灵）预防感染；眶上锁孔入路属于清洁手术，围手术期使用第一、二代头孢菌素预防感染。对于发热或精神萎靡患者，需常规检查脑膜刺激征，必要时行腰穿化验脑脊液，及时发现颅内感染，留取细菌培养、药敏后根据颅内感染的经验性治疗方案使用抗生素。老年人或体质虚弱、免疫缺陷者，建议联合使用胸腺肽、丙种球蛋白提高免疫力。有效的抗感染治疗后疗效仍不佳者，需警惕脑脓肿的可能性，建议复查增强MRI。

7. **水、电解质紊乱** 是鞍区手术围手术期的常见并发症。常规监测24 h出入液量和血电解质。及时处理尿崩（补充抗利尿激素）。警惕

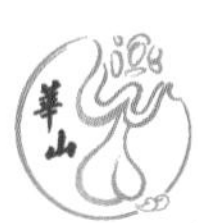

抗利尿激素分泌不当综合征（SIADH）（建议限水，必要时利尿）和脑性盐耗综合征（建议使用盐皮质激素、抗利尿激素及浓钠）。警惕鞍区手术后水、电解质紊乱的典型双相反应和三相反应。

8. **鼻出血** 是扩大经鼻入路的潜在并发症，术中注意鼻黏膜切缘妥善止血，术后注意保持鼻腔湿润。若发生鼻出血，即刻至就近大型综合医院急诊室请五官科医师填塞止血，必要时手术探查。

五、术后垂体内分泌评估和激素替代

（一）肾上腺轴

建议术中及术后早期使用糖皮质激素保护视神经功能（如甲强龙80 mg，每日1次），3 d后逐日递减。出院时醋酸可的松75 mg/d（早晨2/3、下午1/3），每10 d递减25 mg，至出院后1个月化验晨皮质醇，根据化验结果决定停药或继续服药。继续服药者术后3个月再次评估。

（二）甲状腺轴

建议术后首日及出院前测定甲状腺功能，若游离甲状腺素（FT_4）低于下限，予左甲状腺素（优甲乐）25～50 μg/d（晨起饭前口服）。出院后1个月化验甲状腺功能，并根据FT_4是否正常来决定是否继续服药。

（三）性腺轴

男性患者睾酮水平低于正常并排除前列腺肿瘤、严重肝损的情况下，可补充十一酸睾酮，有口服制剂（80 mg/d，分2次口服）或注射剂（250 mg/m，肌内注射）。女性患者月经紊乱、停经者内分泌、妇科会诊，可采用雌孕激素行人工周期疗法。有生育要求者可采用促性腺激素治疗。

（四）垂体后叶

详见第22章“鞍区肿瘤术后水、电解紊乱纠正的诊疗规范”。

六、随访

WHO Ⅰ级脑膜瘤：前 5 年每年随访 1 次；5 年后每 2 年随访 1 次。

WHO Ⅱ级脑膜瘤：前 5 年每 6 个月随访 1 次；5 年后每年随访 1 次。

WHO Ⅲ级脑膜瘤：每 3～6 个月，不定期、按需随访。

七、"金垂体"观点

1）鞍区脑膜瘤由于紧邻视神经、视交叉，应积极手术治疗，争取 Simpson Ⅰ类切除。病灶向侧方延伸、主体位于蝶骨平台上方、脑膜尾征范围宽广的病例宜采用眶上锁孔（或眶上外侧）入路。病灶位于中线、主体位于蝶骨平台下方、向鞍内侵袭（特别是鞍膈脑膜瘤）、从视神经腹侧侵入视神经管者宜采用扩大经鼻入路。

2）术中注意保护垂体上动脉供应视神经、视交叉、垂体柄的分支。视神经管和肿瘤基底硬膜是鞍区脑膜瘤手术处理的要点，也是肿瘤术后残留复发最常见的部位，术中注意仔细探查和切除。复发脑膜瘤伴瘢痕增生、粘连严重时，对于神经、血管的处理可适当保守，不强求全切肿瘤。扩大经鼻入路建议采用以带蒂鼻中隔黏膜瓣为主的多层颅底重建技术。

3）术后应密切观察患者的尿量、尿比重、尿渗透压、血电解质、中心静脉压、口渴感觉等，避免容量不足；结合甲强龙、尼莫地平、马来酸桂哌齐特、低分子右旋糖酐等抗炎、扩容、抗血管痉挛、改善微循环的药物，最大限度保护患者的视神经功能。当患者出现视功能下降时，在采取上述措施的基础上，可酌情考虑早期进行高压氧疗等康复治疗。

（撰写者：沈　明；审校者：王镛斐、赵　曜）

参考文献

［1］周良辅．现代神经外科学[M]．上海：复旦大学出版社/上海医科大学出版社，2015：660－683.

［2］BANDER E D，SINGH H，OGILVIE C B，et al．Endoscopic endonasal versus

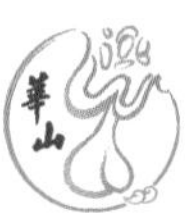

transcranial approach to tuberculum sellae and planum sphenoidale meningiomas in a similar cohort of patients [J]. J Neurosurg, 2018,128:40-48.

[3] CAPPABIANCA P, SOLARI D. Meningiomas of the skull base: treatment nuances in contemporary neurosurgery [M]. Stuttgart; New York: Thieme, 2018:127-137.

[4] GOLDBRUNNER R, MINNITI G, PREUSSER M, et al. EANO guidelines for the diagnosis and treatment of meningiomas [J]. Lancet Oncol, 2016,17: e383-391.

[5] KONG D S, HONG C K, HONG S D, et al. Selection of endoscopic or transcranial surgery for tuberculum sellae meningiomas according to specific anatomical features: a retrospective multicenter analysis (KOSEN-002)[J]. J Neurosurg, 2018,18:1-10.

[6] KOUTOUROUSIOU M, FERNANDEZ-MIRANDA J C, STEFKO S T, et al. Endoscopic endonasal surgery for suprasellar meningiomas: experience with 75 patients [J]. J Neurosurg, 2014,120:1326-1339.

[7] LOUIS D N, PERRY A, REIFENBERGER G, et al. The 2016 World Health Organization Classification of Tumors of the Central Nervous System: a summary [J]. Acta Neuropathol, 2016,131:803-820.

[8] NOZAKI K, KIKUTA K, TAKAGI Y, et al. Effect of early optic canal unroofing on the outcome of visual functions in surgery for meningiomas of the tuberculum sellae and planum sphenoidale [J]. Neurosurgery, 2008,62:839-844.

[9] SALGADO LÓPEZ L, MUÑOZ HERNÁNDEZ F, ASENCIO CORTÉS C, et al. Extradural anterior clinoidectomy in the management of parasellar meningiomas: analysis of 13 years of experience and literature review [J]. Neurocirugia (Astur), 2018,29:225-232.

[10] WINN H R. Youmans & Winn Neurological Surgery [M]. 7th ed. Philadelphia, PA: Elsevier, 2017. 1107-1132.

扫描二维码，观看
内镜下经鼻-鞍结节入路鞍结节
脑膜瘤切除术

第 15 章 鞍区生殖细胞肿瘤的诊疗规范

一、概述

颅内生殖细胞肿瘤（germ cell tumors，GCTs）是一组来源于生殖细胞的中枢神经系统肿瘤，较少见，占脑瘤的 0.3%～0.7%。好发于儿童和青少年，男性多于女性［（4～5）：1］，但鞍区 GCTs 以女性为主。病灶常位于脑的中线结构，好发部位依次为松果体区、鞍上区、丘脑基底节区、第三脑室及侧脑室侧壁、第四脑室、小脑蚓部等。颅内 GCTs 有生殖细胞瘤（临床上常习惯性称之为单纯性生殖细胞瘤）、非生殖细胞瘤性生殖细胞肿瘤（non-germinomatous germ cell tumor，NGGCTs）和混合性 GCTs 3 类。NGGCTs 包括胚胎癌、内胚窦瘤、绒毛膜细胞癌、畸胎瘤和畸胎瘤伴有恶性转化，其中畸胎瘤又分成熟型和未成熟型两种。混合型 GCTs 由两种或两种以上不同的生殖细胞肿瘤成分构成。在 GCTs 中，除成熟型畸胎瘤属于良性外，其余均为恶性肿瘤。颅内 GCTs 中以生殖细胞瘤最为多见，占半数以上。

GCT 患者血清人绒毛膜促性腺激素（HCG）或甲胎蛋白（AFP）升高者称为分泌型 GCTs。若 AFP 和 HCG 皆为正常则称为非分泌型 GCTs。

二、临床表现

位于鞍区的 GCTs 病程较缓慢，可达数年。最多见的首发症状是尿崩症。此外，儿童青少年表现为生长发育障碍，病情进展可出现乏力、纳差、体重下降、视力下降及视野缺损等。鞍上区肿瘤长入第三脑室并闭塞侧脑室室间孔可导致颅内压增高及脑积水。分泌 HCG 的 GCTs 可表现为性早熟。

三、化验和辅助检查

1. CT检查 GCTs多表现为均匀的等、高密度或略高密度，增强扫描后均匀强化，部分肿瘤有囊变。畸胎瘤有牙齿或骨组织，多表现为低、等及高混合密度灶。增强扫描后，肿瘤实质部分明显强化。

2. MRI检查 GCTs在MRI的T_1加权上为等或低信号，囊变时有低信号区。T_2加权上肿瘤呈高信号，囊变部分信号更高；实质性部分血供丰富，增强时明显强化。畸胎瘤多为混杂信号，T_1加权上实质部分呈稍低信号，囊变区低信号，骨组织、牙齿为低或无信号，脂肪为高信号。T_2加权上，实质部分、脂肪及囊性受压均为高信号，牙齿与骨组织呈低信号，增强扫描后实质部分有强化。部分GCT患者早期仅表现为垂体柄增粗。

3. 血清标志物 HCG、AFP、胎盘碱性磷酸酶（placental alkaline phosphatase，PLAP）增高有助于诊断。含有绒癌成分的GCTs常伴有HCG明显升高，含有卵黄囊成分的GCTs常伴有AFP明显升高，含有胚胎性癌成分的GCTs或未成熟的畸胎瘤AFP和HCG均有可能升高。PLAP升高见于生殖细胞瘤。脑脊液检测阳性率高于血清。

4. 正电子发射计算机断层显像 ^{18}F-脱氧葡萄糖（FDG）PET-CT的优势在于对脑室转移灶较敏感，并且可反映肿瘤组织代谢活性；^{68}Ga-DOTA-TATE PET-CT的优势在于病灶显示清晰，不受皮质摄取干扰。两者均可用于鞍区GCTs的辅助诊断，目前主要用于排除颅外GCTs的中枢转移。

5. 内分泌检查 见下文“内分泌评估与治疗”。

四、诊断和鉴别诊断

鞍区GCTs的诊断需结合临床表现、CT及MRI检查的影像学证据以及血清肿瘤标记物。分泌型GCTs根据血清肿瘤标记物阳性结合影像学证据即可诊断。血清肿瘤标记物阴性的GCTs如生殖细胞瘤、畸胎瘤

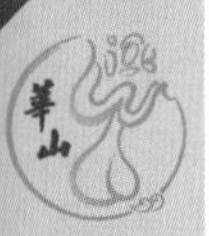

以及部分血清肿瘤标记物阴性的非成熟畸胎瘤需与下丘脑胶质瘤、颅咽管瘤及朗格汉斯细胞组织细胞增生症等相鉴别，最终根据病理结果确诊。

五、治疗

（一）治疗总原则

颅内 GCTs 的治疗应强调手术、放疗及化疗相结合的综合治疗方案。应根据血清肿瘤标志物、肿瘤部位和大小、患者症状和脑积水的严重程度综合判断来制订治疗方案。

（二）鞍区 GCTs 基本诊疗策略

1. 血清标志物阳性

（1）AFP 高于实验室正常值，但≤10 μg/L 和/或 2 mIU/ml＜HCG≤50 mIU/ml

考虑单纯性生殖细胞瘤可能大，应尽可能行手术活体组织检查明确病理，再行放疗或放化疗；如果患者和家属拒绝手术或者手术风险太大，也可以经多学科团队（MDT）讨论后尝试诊断性放疗。对于疑似混合性 GCTs 的患者也优先推荐行手术切除肿瘤或活体组织检查，明确病理，指导下一步治疗。

（2）AFP＞10 μg/L 和/或 HCG＞50 mIU/ml

考虑 NGGCTs 可能大，推荐根据肿瘤大小制订治疗方案。

1）肿瘤直径＞3 cm：先行化疗，化疗 1～2 疗程后若肿瘤直径仍＞1 cm，则行后继探查手术（second look surgery）尽量全切肿瘤，再完成后续化疗疗程，最后行放疗。

2）肿瘤直径≤3 cm：先行手术尽量全切肿瘤，然后再行化疗，最后行放疗。

2. 血清标志物阴性 先行手术切除，术中送快速病理学检查，若考虑单纯性生殖细胞瘤，则停止手术，术后行放疗。若肿瘤含有畸胎瘤

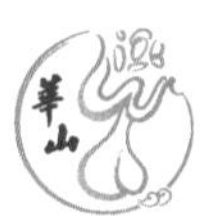

成分，则尽量全切肿瘤。根据病理学检查结果，成熟畸胎瘤可长期随访，未成熟畸胎瘤术后需化放疗。尿崩症起病，影像仅见垂体柄增粗患者，应积极活体组织检查（垂体柄＞6 mm）；未行活体组织检查者必须密切随访。详见第20章“垂体柄增粗相关疾病的诊疗规范”。

（三）手术

1. 常用手术方法和注意点 由于鞍区GCTs多位于鞍上部位，故病灶活体组织检查和切除最常采用内镜下扩大经蝶入路进行；其次为采用经眶上入路锁孔手术；必要时可采用开颅手术。术中需防止对视神经、视交叉、下丘脑和周边血管的损伤。垂体柄往往被肿瘤侵蚀或者完全瘤化，需切开垂体柄切除肿瘤，或将完全受累的垂体柄切除。

2. 特殊情况的手术干预

（1）Second look surgery后继探查手术

国内有学者译为2次手术，我们认为相对于首次治疗（primary treatment），将其译为“后继探查手术”更加符合原义。首次治疗包括化疗，放疗和/或手术治疗。Second look surgery特指对首次治疗后残留或者复发的肿瘤做手术切除，以达到根治肿瘤的目的，有时并非第2次手术。后继探查手术的意义在于明确残留肿瘤的病理学性质，以及再次全切肿瘤给予患者在生存期上的获益。

（2）脑积水的处理

有颅高压症状的阻塞性脑积水者应作脑脊液分流术（脑室外引流术、第三脑室造瘘术或者脑室-腹腔/心房分流术，可根据实际情况进行选择），以降低颅内压，为进一步治疗创造条件。

（四）放疗

1. 放疗前后的评估 放疗前常规检查：血常规、肝肾功能、电解质、血糖、AFP、HCG、心电图、胸部CT、睾丸B超或者妇科B超、头部增强MRI、全脊髓增强MRI检查。

放疗后评估：放疗结束后4～6周复查血AFP、HCG、胸部CT、头

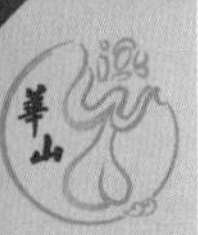

部增强 MRI、全脊髓增强 MRI 检查。之后 2 年内每 3 个月复查，2～5 年间每 6 个月复查，5 年后至少每年复查 1 次。

放疗前后由内分泌科医师全程管理内分泌代谢功能和生长发育。必要时需妇产科和男科医师参与患者性发育和生育功能的管理。

有条件的单位应请神经内科医师在放疗前后评估患者的心理和神经认知功能。

2. 颅内 GCTs 的放疗

（1）颅内生殖细胞瘤的放疗

目前尚无标准放疗方案。可采用单纯的减低剂量全脑全脊髓放疗联合局部病灶推量，也可采用先以铂类为基础的联合化疗之后行低剂量全脑室或全脑放疗的综合治疗方案，目前后者临床应用较多。这两种方案均能获得较好的疗效，5 年总生存率（overall survival，OS）可达 90%以上。但如果脊髓不做预防性放疗，脊髓的播散率会增加。SIOP-96 研究显示，对于局限性单纯性生殖细胞瘤，采用单纯的减低剂量全脑全脊髓放疗联合局部病灶推量的方案，5 年无进展生存率（progrossion free survival，PFS）显著高于联合化疗之后采用局部放疗的方案（$P=0.04$）。对于播散性生殖细胞瘤，推荐以全脑全脊髓放疗＋局部播散灶补量为主，根据情况加或不加化疗。SIOP-96 研究显示播散性生殖细胞瘤接受全脑全脊髓放疗 24 Gy＋局部补充放疗 16 Gy，放疗前加化疗或不加化疗，5 年无进展生存率（progression free survival，PFS）均为 100%，疗效无差异。采用减低剂量的全脑全脊髓放疗（19.5～24 Gy）＋局部补量（16 Gy）的方案治疗单纯性生殖细胞瘤不仅疗效好，不良反应也比传统高剂量全脑全脊髓放疗（36 Gy）小，也可减少额外化疗所带来的急性和迟发性药物不良反应。由于缺乏高级别的循证医学证据，关于生殖细胞瘤治疗的最佳综合治疗方法尚待进一步研究。

（2）颅内 NGGCTs 和混合型 GCTs 的放疗

对于 NGGCTs 和混合型 GCTs，不同的病理学类型预后不同，治疗方案也有所不同。对于不含任何恶性成分的成熟畸胎瘤首选手术切除，

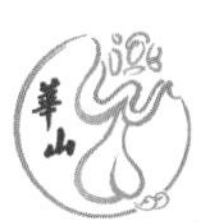

而含有生殖细胞瘤成分的成熟畸胎瘤也需要结合生殖细胞瘤的治疗方案进行治疗。其他 NGGCTs 标准治疗方案多推荐以铂类为基础的联合化疗后进行放疗。

NGGCTs 的放疗方案目前仍存在争议。ACNS1123 试图将放疗范围缩小到全脑室，但在中位 3 年的随访期内，66 例中有 8 例患者出现了脑脊液播散，该方案随后被终止。参考 ACNS0122 试验，"金垂体"中心在化疗后首先评估是否有后继探查手术指征，放疗一般在化疗和后继探查手术之后进行；如化疗效果好，无须做后继探查手术，可直接行放疗。放疗技术一般采用全脑全脊髓放疗 27～36 Gy，局部病灶推量至 54 Gy 左右，脊髓转移灶推量至 45～50 Gy。

（3）放疗技术和参数

采用三维适形（3-dimensionalconformalradiationtherapy，3D-CRT）或调强放射治疗技术（intensity modulated radiation therapy，IMRT），使用 6MV 光子线，在体位固定装置下，CT 模拟定位，CT 扫描范围从颅顶上 3 cm 到硬膜囊下界下 5 cm，层厚 5 mm，CT 图像需与化疗前后的 MRI T_1/T_2/液体衰减反转恢复（fluid-attenuated inversion recovery，Flair）图像融合。按照国际辐射单位与测量委员会（international commission radiation units and measurements，ICRU）50，62，78 号报告确定靶区。勾画大体肿瘤体积（gross tumor volume，GTV）、临床靶体积（clinical target volume，CTV）和计划靶体积（planning target volume，PTV），勾画正常组织包括脑干、晶体、眼球、视神经、视交叉、垂体、肺、食管、心脏、肝脏及肾脏。全脑全脊髓 CTV 需包括整个颅腔和整个椎管内范围，至硬膜囊下缘，PTV 为 CTV 外扩 5～8 mm。局部病灶 GTV 为肿瘤术后残腔和残存病灶，CTV 为 GTV 外放 5 mm，PTV 为 CTV 外放 3～8 mm。全脑全脊髓分次剂量是 1.5～1.8 Gy。采用质子放疗全脑全脊髓的技术值得尝试和研究。

（4）放疗不良反应的预防和处理

放疗期间常见的不良反应包括恶心、呕吐、骨髓抑制、皮肤反应和感染等，应予积极对症治疗。患者每周至少复查 1 次血常规和电解质，在中性粒细胞绝对值（absolute value of neutrophils，ANC）$<1.0\times10^9$/L（或白细胞计数$<2.0\times10^9$/L，ANC 不可得时），或血小板计数$<50\times10^9$/L 时中止放疗，出现其他 3～4 级严重不良反应时也建议暂停放疗。

放疗可能会给患者（尤其是低龄儿童）带来神经认知和内分泌功能受损等远期不良反应。但根据已有研究及华山医院数据显示，采用减低剂量的全脑全脊髓放疗对患者生长发育及认知功能的影响比传统高剂量放疗小，全脊髓放疗也极少发生继发性肿瘤。不过对于低龄儿童，选择放疗技术和剂量时仍需注重其潜在治疗不良反应，应强调综合治疗、个体化治疗、多学科讨论以及家属的知情同意。

（五）化疗

1. 颅内单纯性生殖细胞瘤的化疗 目前认为，初治的单纯性生殖细胞瘤在放疗基础上加用化疗并没有生存期的获益，不过对儿童患者有可能降低放疗的剂量和范围，而减少潜在的放疗不良反应，但有关研究结果存在矛盾；同时需要关注化疗本身所致急性和迟发性不良反应，以及联合放疗后对脑功能的潜在损伤风险增加。

对于复发的单纯性生殖细胞瘤，化疗可能延长生存，常用的化疗方案为依托泊苷＋顺铂/卡铂组成的 EP 方案。

2. 颅内 NGGCTs 的化疗 化疗是目前颅内 NGGCTs 治疗方案的重要组成之一，可采用依托泊苷、异环磷酰胺、顺铂或卡铂中的两种药物进行交替化疗。特殊病例可考虑自身外周造血干细胞保护下的大剂量化疗。目前，采用的化疗方案有以下两种：

（1）EP 方案

依托泊苷＋顺铂。肾功能不全或胃肠道反应明显者，可改用卡铂，但是需要注意骨髓抑制毒性。

（2）IE 方案

依托泊苷＋异环磷酰胺。异环磷酰胺需要巯乙磺酸钠（美司纳）解

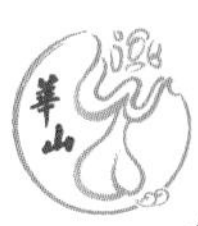

救，解救剂量至少为异环磷酰胺剂量的20%，每天解救3次。

3. 化疗不良反应的预防和处理 目前主要的不良反应是骨髓抑制和胃肠道不良反应，预防和处理措施如下：

1）随访血常规，必要时可在化疗后予粒细胞集落刺激因子预防性治疗。如前次化疗出现2级以上血小板降低（$<75\times10^9$/L），可在化疗后以白细胞介素-11或促血小板生成素预防血小板减少。

2）如果出现中性粒细胞计数显著降低，或者较预期时间提前出现粒细胞下降，需及时给予粒细胞集落刺激因子治疗。血小板降低达3级（$<50\times10^9$/L），可予以白细胞介素-11或促血小板生成素治疗；除非有明显出血倾向，一般不需要输注血小板。

3）可采用H_3受体拮抗剂预防胃肠道反应，如疗效不佳，可加用阿瑞匹坦甚至地塞米松。

（六）内分泌评估与治疗

1. 评估内容

（1）垂体功能

垂体功能减退的诊断方法参考第24章“垂体功能减退症的诊疗规范”，建议所有患者完善以下检查以评估对应轴功能情况。

1）下丘脑-垂体-肾上腺轴（HPA轴）：早晨8～9时血皮质醇（服用糖皮质激素前）。

2）下丘脑-垂体-甲状腺轴（HPT轴）：血清促甲状腺激素（TSH）、总三碘甲腺原氨酸（TT_3）、总甲状腺素（TT_4）、游离三碘甲状腺原氨酸（FT_3）、游离甲状腺素（FT_4）。

3）下丘脑-垂体-性腺轴（HPG轴）：卵泡刺激素（FSH）、黄体生成素（LH）、雌二醇（E_2）和孕酮（progesterone，P）（女性）/睾酮（T）（男性）。

4）生长激素（GH）轴：记录每季度身高（儿童及青少年）、检测血胰岛素样生长因子1（IGF-1）。

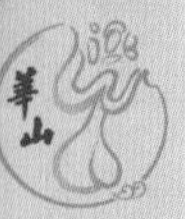

5）泌乳素（PRL）：血 PRL。

6）垂体后叶：记录 24 h 尿量，测定血钠、尿比重、血渗透压、尿渗透压。

在内分泌科专科医师的指导下，必要时行进一步功能试验以评估垂体功能。

（2）代谢指标

鞍区 GCTs 常伴发各种代谢异常，建议所有患者完善以下检查：

1）体重管理：测量身高、体重、腰围及臀围。

2）糖代谢：空腹及餐后 2 h 血糖、胰岛素、C 肽，糖化血红蛋白。

3）脂代谢：血清甘油三酯、总胆固醇、低密度脂蛋白胆固醇、高密度脂蛋白胆固醇。

4）尿酸代谢：血尿酸、尿尿酸。

（3）下丘脑功能评估

病灶累及下丘脑区的患者可伴发下丘脑功能障碍，如贪食、不明原因发热、情绪改变、记忆力减退、嗜睡及无汗等。建议完善以下量表或检查评估下丘脑功能障碍。

详见第 13 章“颅咽管瘤的诊疗规范”。

2. 评估时间点 患者应在初诊时、治疗前后（包括活体组织检查/手术、放疗、化疗）完善以上所有垂体功能和代谢指标评估。鞍区疾病治疗过程中必须全程进行垂体功能评估，减退者及时开始替代治疗。治疗后的长期随访：建议每半年至 1 年至内分泌科专科评估垂体功能和代谢指标。怀疑有下丘脑功能障碍者应在每次评估时选做对应的下丘脑功能检查项目。

3. 治疗 垂体功能减退的替代治疗参考第 24 章“垂体功能减退症的诊疗规范”。在放/化疗期间如使用地塞米松或甲强龙等用于减轻不良反应时，应停用可的松替代；同时应警惕长期过量使用糖皮质激素的不良反应，尽可能合理使用生理剂量。

对于超重/肥胖、糖脂代谢紊乱、高尿酸血症的患者应予生活方式

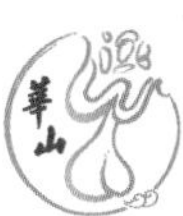

干预，控制热量摄入，低脂、低嘌呤饮食，加强运动。必要时可在内分泌专科医师的指导下予降糖、降脂及降尿酸药物治疗。

下丘脑功能障碍可能在病因治疗后好转或持续存在，相关治疗证据较少，目前一般仅能对症处理。

六、"金垂体"观点

1）鞍区 GCTs 病理分类复杂，预后差异大，诊疗困难，应强调多学科联合诊疗、全面评估和长期规范随访的重要性。

2）通过手术活体组织检查明确肿瘤病理是整个综合治疗的关键环节：它有助于制订后继的放化疗方案和判断总体预后，有助于指导术中肿瘤的切除程度和范围。

3）鞍区 GCTs 多以内分泌症状起病，治疗前后的全程内分泌评估和管理是诊疗顺利和改善长期预后、提高生活质量的重要保证。

（撰写者：黄　翔、朱晗婷、黄若凡、向博妮；审校者：张　荣、汪　洋、叶红英）

参考文献

[1] 黄翔，张超，汪洋，等. 血清肿瘤标记物阴性颅内未成熟畸胎瘤的治疗策略和预后[J]. 中华神经外科杂志，2020，36(9)：891－895.

[2] CALAMINUS G, FRAPPAZ D, KORTMANN R D, et al. Outcome of patients with intracranial non-germinomatous germ cell tumors-lessons from the SIOP－CNS－GCT－96 trial [J]. Neuro Oncol, 2017, 19: 1661－1672.

[3] CALAMINUS G, KORTMANN R, WORCH J, et al. SIOP CNS GCT 96: final report of outcome of a prospective, multinational nonrandomized trial for children and adults with intracranial germinoma, comparing craniospinal irradiation alone with chemotherapy followed by focal primary site irradiation for patients with localized disease [J]. Neuro Oncol, 2013, 15: 788－796.

[4] CHARLES A S, ZOLTAN A, WASSIM C, et al. Hypothalamic-pituitary and growth disorders in survivors of childhood cancer: an endocrine society clinical practice guideline [J]. J Clin Endocrinol Metab, 2018, 103: 2761－2784.

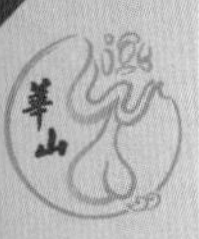

[5] DENYER S, BHIMANI A D, PATIL S N, et al. Treatment and survival of primary intracranial germ cell tumors: a population-based study using SEER database [J]. J Cancer Res Clin Oncol, 2020,146:671-685.

[6] FANGUSARO J, WU S, MACDONALD S, et al. Phase ii trial of response-based radiation therapy for patients with localized CNS nongerminomatous germ cell tumors: a children's oncology group study [J]. J Clin Oncol, 2019,37:3283-3290.

[7] FLESERIU M, HASHIM I A, KARAVITAKI N, et al. Hormonal replacement in hypopituitarism in adults: an endocrine society clinical practice guideline [J]. T J Clini Endocrinol Metab, 2016,101:3888-3921.

[8] GOLDMAN S, BOUFFET E, FISHER P G, et al. Phase Ⅱ trial assessing the ability of neoadjuvant chemotherapy with or without second-look surgery to eliminate measurable disease for nongerminomatous germ cell tumors: A Children's Oncology Group Study [J]. J Clin Oncol, 2015,33:2464-2471.

[9] HIGHAM C E, JOHANNSSON G, SHALET S M. Hypopituitarism [J]. Lancet, 2016,388:2403-2415.

[10] HUANG X, ZHANG R, YING M, et al. Recent advances in molecular biology and treatment strategies for intracranial germ cell tumors [J]. World J Pediatr, 2016,12:275-282.

[11] HUANG X, ZHANG R, ZHOU L F. Diagnosis and treatment of intracranial immature teratoma [J]. Pediatr Neurosurg, 2009,45:354-360.

[12] LO A C, LAPERRIERE N, HODGSON D, et al. Canadian patterns of practice for intracranial germ cell tumors in adolescents and young adults [J]. J Neurooncol, 2019,143:289-296.

[13] MELMED S, KLEINBERG S, HO K. Pituitary physiology and diagnostic evaluation [M]//Shlomo Melmed, et al. Williams textbook of endocrinology. 12th ed. Philadelphia: Sauders, 2011. 175-228.

[14] MELMED S, JAMESON J L. Disorders of the anterior pituitary and hypothalamus. [M]//JAMESON J L, eds. Harrison's Endocrinology. 3nd ed. Chicago: The McGraw-Hill Companies, 2006: 17-56.

[15] MURRAY M J, BARTELS U, NISHIKAWA R, et al. Consensus on the management of intracranial germ-cell tumours [J]. Lancet Oncol, 2015,16: e470-e477.

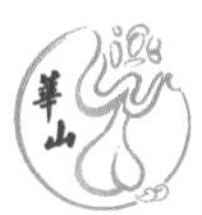

[16] OLGA Y, MARIAM G. Diagnosis and management of hypopituitarism [J]. Curr Opin Pediatr, 2019,31:531-536.

[17] TAKADK A, II N, HIRAYAMA M, et al. Long-term follow-up of intensive chemotherapy followed by reduced-dose and reduced-field irradiation for intracranial germ cell tumor [J]. J Neurosurg Pediatr, 2018,23:317-324.

扫描二维码，观看
内镜下经鼻-鞍结节入路鞍区生殖细胞瘤活检术

第 16 章 颅底骨源性肿瘤的诊疗规范

一、概述

颅底骨源性肿瘤包括脊索瘤、软骨肉瘤、软骨瘤、骨巨细胞瘤及骨瘤等，发病率为（0.2～8）例/百万人不等，其中以脊索瘤和软骨肉瘤最为常见。该类肿瘤的生物学行为多表现为低度恶性，呈侵袭性缓慢生长。临床症状主要表现为进展性头痛和以外展神经为主的脑神经受累症状。肿瘤被发现时多已广泛侵犯颅底骨质及周围的血管神经组织，手术难以全切除。病理 HE 染色和特征性的分子标志物检测是诊断颅底骨源性肿瘤的“金标准”。治疗手段主要为手术切除，常规放疗多不敏感，暂无明确有效的化疗药物及靶向药物。近年来，有多个中心开展了小样本（20～40 例）、单臂、开放的前瞻性临床药物研究，部分取得了较好的效果。

二、临床表现

脊索瘤为来源于残留脊索的原发恶性肿瘤，以人体中轴位置（如鞍区、斜坡和骶尾部）发病居多；软骨肉瘤及软骨瘤起源于软骨，多发于颅底骨质接缝处。鞍区骨源性肿瘤最常见症状为肿瘤占位效应引起的渐进性头痛和脑神经麻痹。

由于肿瘤的生长及侵袭范围不同，患者临床表现不尽相同，分述如下。

1. 上斜坡型 肿瘤主要向斜坡上部侵袭性生长，根据与鞍区的关系可分为：①鞍区型肿瘤主要向鞍内及鞍上生长，临床有视神经压迫及下丘脑-垂体功能障碍，如视力下降、视野缺损、肥胖、嗜睡、女性闭经及男性阳痿等；②鞍旁型肿瘤，多向一侧鞍旁生长，影响海绵窦、眶

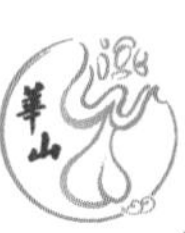

后壁、三叉神经等。临床可产生第Ⅲ～Ⅵ对脑神经症状（其中以外展神经麻痹最多见），出现复视甚至海绵窦综合征等。

2. 中斜坡型 位于斜坡隐窝，蝶骨底，主要表现第Ⅵ对脑神经（外展神经）损害症状。累及脑干者可出现轻偏瘫、四肢无力、一侧或双侧锥体束征等。肿瘤可累及斜坡旁颈内动脉以及基底动脉干。

3. 下斜坡型 位于下斜坡部，常偏于一侧，主要表现第Ⅵ～Ⅻ对脑神经损害症状，如面肌瘫痪、构音障碍及吞咽困难。累及脑干者可出现轻偏瘫、四肢无力、一侧或双侧锥体束征等。颅颈交界区骨肿瘤常破坏枕髁关节、寰枢关节、寰椎前弓或齿状突而导致寰枕失稳。另外，肿瘤可向咽后壁膨胀性生长引起相应症状。

各种骨源性肿瘤中，以脊索瘤和软骨肉瘤为首，部分低度恶性肿瘤还可出现全身转移，有学者报告其发生概率为5%～43%，且在肿瘤复发人群中明显上升（表16-1）。

表16-1 内镜下斜坡脊索瘤各解剖分段（Miranda，2018）

斜坡分段	暴露所需切除的骨质	ICA段	相关脑池	相关动脉	相关神经	侧方延伸
上斜坡	鞍底 鞍背 后床突	鞍旁（床突旁和海绵窦内）	脚间池	基底动脉尖（SCA，PCA）	Ⅲ	海绵窦（鞍旁） 鞍上
中斜坡	斜坡隐窝 蝶骨底 斜坡旁段颈内动脉管	斜坡旁 破裂孔	桥前池	基底动脉干（AICA）	Ⅵ（Ⅳ-Ⅴ-Ⅵ-Ⅶ）	岩尖内侧 Meckel腔
下斜坡	枕骨基底部 枕骨大孔 颈静脉结节 枕骨髁内侧	破裂孔 岩骨 咽旁	延髓前池	椎动脉（PICA）	Ⅻ（Ⅸ-Ⅹ-Ⅺ）	经颈静脉孔 经枕髁 岩骨下方 咽旁

注：ICA，internal carotid artery，颈内动脉

三、实验室检查

1. 颅底肿瘤缺乏术前特异性的实验室指标 但如肿瘤累及鞍区，实验室检查应包括下丘脑-垂体相关的内分泌激素检测，以明确有无相

关功能低下。术后，特别是放疗者有并发垂体功能减退可能，也应检测垂体功能。

2. 病理学检查是诊断骨源性肿瘤的"金标准" HE染色可有效鉴别骨源性肿瘤与大部分颅底其他肿瘤。骨源性肿瘤的具体病理学诊断，还需结合免疫组化染色，常用的指标包括S-100、CK、SMA、VIM、AACT、Lyso、LcA、Leu7、ON、NSE、Brachyury等。其中，Brachyury染色阳性对于脊索瘤的病理学诊断有确诊价值。

四、影像学检查

颅底骨源性肿瘤最显著的影像学特征是溶骨性骨质破坏或膨胀性改变，常伴有钙化。骨破坏范围可涉及斜坡、鞍背、前后床突、中颅凹底、岩骨尖、眼眶及蝶窦等。CT和MRI检查对于骨源性肿瘤的术前影像学评估均是必须的。

1. 头颅CT平扫（含骨窗位） 可显示骨缺损的范围、伴有的软组织占位和病灶内的钙化。其中脊索瘤多在中线位置，其他骨源性肿瘤偏一侧居多。且后者的钙化较前者更多见。CT增强扫描肿瘤呈均匀或不均匀强化。

2. 头颅MRI扫描 肿瘤呈信号高低不一致，通常T_1加权像上为低信号，T_2加权像上为高信号，瘤体内可有钙化或囊变。增强后可呈"花环"状、"蜂窝"状强化。该检查能够清晰显示肿瘤组织的位置和范围，还能明确病变部位与其周围结构的毗邻关系，协助鉴别其他鞍区肿瘤。此外，还需加做头颅MRA检查以明确肿瘤与周边血管的关系。值得注意的是，2015年和2017年的"脊索瘤全球共识"中均提出：对于初发的颅底脊索瘤，应当完善全脊柱MRI检查以排除脑脊液或远端骨转移的可能。

3. 若肿瘤累及颅颈交界区 则应增加相应影像学检查评估枕髁及寰枢等关节的活动度和稳定性（如颈部正侧位及过屈过伸位X线片、颈部CT-3D重建及颈部CTA等），判断肿瘤切除前是否需要先行枕-颈融

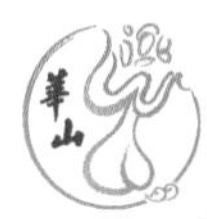

合内固定术。

五、诊断

骨源性肿瘤的术前诊断要点：

1）长期头痛病史。

2）单根或多根脑神经功能障碍。

3）影像学检查提示溶骨性骨质破坏或骨质呈膨胀性改变，可伴有钙化。脊索瘤以溶骨性骨质破坏表现为主，软骨肉瘤钙化明显增多，软骨瘤以骨质膨胀性改变为主。

各种骨源性肿瘤之间，术前往往难以鉴别，明确诊断仍需病理。

六、鉴别诊断

1. 鞍区脑膜瘤 钙化较少，多伴有颅骨增生性改变，较少引起溶骨性破坏，增强MRI呈现特征性的脑膜尾征。

2. 垂体腺瘤 此类肿瘤多以视神经损伤及内分泌异常为主，较少产生脑神经功能障碍，尤其是外展神经麻痹。影像学检查罕见颅底骨质破坏，且病变主要局限于鞍区，鲜有向鞍后生长。

3. 颅咽管瘤 此类肿瘤有青少年及成年两个高发年龄段。初发症状以尿崩、视力改变多见。肿瘤常见囊变及钙化，颅底骨质破坏少见。病变多向鞍上生长，少数可向天幕下生长。

4. 听神经瘤 位于斜坡下部的骨源性肿瘤应与听神经瘤鉴别。听神经瘤影像学检查可示内听道扩大，无斜坡骨质改变。

5. 鼻咽癌颅底转移 需与长入蝶窦及鼻咽部的骨源性肿瘤鉴别。前者很少有钙化及碎骨，破坏区常以一侧鼻咽顶为中心，很少累及鞍背及后床突，应作详细的后鼻孔检查及多次鼻咽部活体组织检查来加以区别。

七、治疗原则和流程

颅底骨源性肿瘤治疗首选手术切除。质子重离子放射治疗对患者预后有一定的获益。暂无有效的化疗或靶向治疗药物。

（一）手术治疗

1）首次手术是否全切或最大限度切除肿瘤，是患者预后的决定性因素。相较于开颅手术，内镜经鼻手术更适合于沿中线生长的颅底骨源性肿瘤，且术后并发症更少。建议患者前往有丰富内镜手术经验的临床中心接受治疗；肿瘤累及多个解剖腔隙，向旁中线生长时，应考虑开颅和经鼻联合入路手术或分期手术切除肿瘤。

2）应尽量全切除肿瘤，争取术区边界肿瘤阴性。当肿瘤与重要神经束、脑组织或大血管黏连紧密无法分离，则手术目的应更改为在不损伤上述重要结构的情况下尽可能多地切除肿瘤，同时充分减压脑干及视神经，为后续高剂量的放疗创造条件。

3）影像学上有侵犯硬膜表现的肿瘤以及术中发现硬膜侵犯，应做好颅底重建的准备。

4）术后早期 MRI 检查提示有残瘤者，是否应限期二次手术积极切除残瘤，目前仍有争议。

5）对于颅颈交界处且影响颈部关节稳定性的肿瘤，建议同期行肿瘤切除手术和枕颈融合内固定术。

（二）放射治疗

1）由于骨源性肿瘤多呈放疗低度敏感，常规光子放射治疗效果欠佳，故首选质子治疗。重离子治疗的疗效尚待进一步临床验证。对于首程放疗患者，建议临床靶区的光子放疗剂量不低于 70 Gy（1.8～2.0 Gy/次），质子放疗剂量不低于 70 GyE（1.8～2.0 GyE/次），碳离子放疗剂量不低于 66～70 GyE（3～4 GyE/次）。对于再程放疗，放疗剂量的选择需兼顾首程放疗剂量、两次放疗间隔时间以及周围正常组织特别是危及器官（organ at risk，OAR）的放射耐受量等因素。一般不推荐进行三程或以上的放疗。

2）特别需要注意保护视神经、脑干、颞叶、下丘脑和垂体等正常

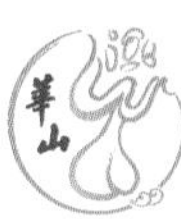

神经组织，尽量减少因放疗剂量过大造成的放射性脑坏死、神经功能损伤和内分泌功能减退等放射不良反应的发生。质子治疗对于正常组织的损伤低于常规放疗。

3）即使肿瘤经手术全切除，大部分具有高侵袭性特点的骨源性肿瘤仍建议术后行辅助性放疗。

（三）药物治疗

1）目前暂无大样本研究证实对骨源性肿瘤有效的化疗或靶向药物。

2）近期，国际各中心开展小样本Ⅱ期临床研究，探索多个靶点的抑制剂效果，如表皮生长因子受体（EGFR）、血小板衍生生长因子受体（platelet derived growth factor receptor，PDFGR）等，均显示其疗效有限。

3）近期，海军军医大学第二附属医院的一项单臂、Ⅱ期、单中心30例的临床试验，提示VEGFR抑制剂阿帕替尼能抑制约25%的脊索瘤患者的肿瘤生长。大样本Ⅲ期临床试验仍待开展。

（四）随访

建议术后5年内，至少每半年作头颅平扫和增强MRI复查，以及颅底薄层CT。对于术后5年以上未复发患者，建议至少每年复查1次MRI和CT直至术后15年。

（五）复发肿瘤

对于怀疑复发的患者，应通过影像学、活体组织检查等方法尽早明确诊断。在排除全身转移后，应再次切除肿瘤，辅以术后放疗。手术应以全切或尽可能减少瘤负荷为目的。对于已经有全身转移或无法耐受手术及放疗的患者，应行姑息性对症治疗。

八、“金垂体”观点

1）手术仍是颅底骨源性肿瘤的主要治疗方法，最佳手术方案是沿肿瘤边界完整切除。但肿瘤解剖位置深，广泛侵犯颅底，累及重要脑神

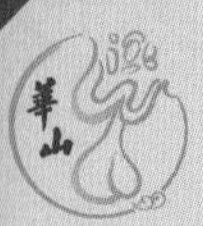

经、血管和脑干，导致手术难以全切肿瘤。目前认为，以保护神经血管和患者生存质量为前提，应最大限度地切除肿瘤，还需作辅助放射治疗，尤其是质子或重离子放射治疗，这是颅底骨源性肿瘤最佳的治疗模式

2）初次手术是否全切肿瘤显著影响患者预后，建议由经验丰富的神经外科团队施行手术。

3）外科多学科团队和神经导航等辅助技术在颅底骨源性肿瘤的外科治疗中也扮演了重要角色。多学科团队包括颅底外科、脊柱外科、五官科、血管外科和放疗科医师。神经导航、神经电生理技术、超声多普勒、术中核磁共振和超声刀等辅助工具的应用极大地保障了神经外科手术安全性，提高肿瘤切除率。

（撰写者：张启麟；审校者：赵　曜、王镛斐）

参考文献

[1] 周良辅．现代神经外科学[M]．上海：复旦大学出版社/上海医科大学出版社，2015.

[2] Best practices for the management of local-regional recurrent chordoma: a position paper by the Chordoma Global Consensus Group. Annals of Oncology Official Journal of the European Society for Medical Oncology, 2017.

[3] ECHCHIKHI Y, LOUGHLIMI H, TOUIL A, et al. Radiation-induced osteosarcoma of the skull base after radiation therapy in a patient with nasopharyngeal carcinoma: a case report and review of the literature [J]. J Med Case Rep, 2016,10:334.

[4] GUO Z F, HU K, ZHAO B, et al. Osteosarcoma of the skull base: an analysis of 19 cases and literature review [J]. J Clin Neurosci, 2017,44:133 - 142.

[5] LIU C, JIA Q, WEI H, et al. Apatinib in patients with advanced chordoma: a single-arm, single-centre, phase 2 study [J]. Lancet Oncol, 2020,21:1244 - 1252.

[6] MAGNAGHI P, SALOM B, COZZI L, et al. Afatinib is a new therapeutic approach in chordoma with a unique ability to target EGFR and brachyury [J].

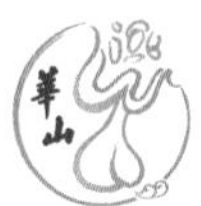

Mol Cancer Ther, 2018,17:603 - 613.

[7] RAZA S M, HABIB A, WANG W L, et al. Surgical management of primary skull base osteosarcomas: impact of margin status and patterns of relapse [J]. Neurosurgery, 2020,86:E23 - E32.

[8] STACCHIOTTI S, SOMMER J. Building a global consensus approach to chordoma: a position paper from the medical and patient community [J]. Lancet Oncology, 2015,16:e71 - e83.

[9] STACCHIOTTI S, LONGHI A, FERRARESI V, et al. Phase Ⅱ study of imatinib in advanced chordoma [J]. J Clin Oncol, 2012,30:914 - 920.

[10] STACCHIOTTI S, MOROSI C, LO VULLO S, et al. Imatinib and everolimus in patients with progressing advanced chordoma: A phase 2 clinical study [J]. Cancer, 2018,124:4056 - 4063.

扫描二维码，观看
内镜下经鼻-斜坡入路软骨肉瘤切除术

第 17 章
Rathke 囊肿的诊疗规范

一、概述

颅颊裂囊肿（rathke cleft cyst，也称 Rathke 囊肿）起源于颅颊囊的残余组织。胚胎时期垂体前后叶之间残留的颅颊囊被覆的上皮间隙在出生后应退缩消失，如持续存在且不断扩大，即可形成 Rathke 囊肿。尸检报告显示 Rathke 囊肿的患病率高达 11.3%，以无症状者居多。随着磁共振成像（MRI）等影像学技术的普及，Rathke 囊肿的临床检出率有日渐增高的趋势，无症状者比例较高。

二、临床表现

绝大多数 Rathke 囊肿病灶微小，临床上无明显症状和体征，常因各种原因（如体检）被偶然发现。当这些囊肿增大后，可引起头痛、垂体功能减退、视神经功能障碍等症状。其中约 40%的患者有慢性头痛，但很难明确其是否与囊肿相关；视神经功能障碍的发生率为 12%～75%；垂体功能减退的发生率为 19%～81%（最常见的症状是月经紊乱、闭经、溢乳或阳痿）；尿崩症的发生率为 0～19%。极少数患者的症状与垂体卒中相似，表现为突发剧烈头痛、视力下降、复视、恶心、呕吐、乏力、萎靡甚至神志不清。

三、实验室检查及眼科学评估

垂体功能评估的具体方法详见第 4 章“鞍区疾病的内分泌功能试验标准操作规范”。

病灶压迫视路结构者需常规检查双眼视力、视野、视乳头外观、光学相干层析成像（OCT）和视觉诱发电位。

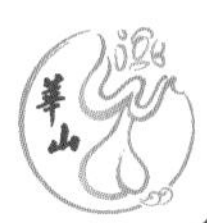

四、影像学检查

Rathke 囊肿好发于鞍内，鞍上也可见。最常见于垂体前后叶之间，呈卵圆形或哑铃形。囊肿多位于中线位置，将正常垂体推移至周边。据文献报道16%～97%的病灶可向鞍上侵袭，但病灶侵袭至蝶窦和海绵窦者较罕见。根据“金垂体”中心的临床所见，病灶的最大直径介于5～50 mm（平均10～20 mm），侵袭鞍上者约占5%，侵袭蝶窦和海绵窦者罕见。

CT 的典型表现是鞍内无钙化、无强化、密度稍高于正常脑组织、有或无鞍上扩展的囊性占位；MRI 的信号强度主要取决于囊内容物的蛋白质含量：多数在 T_1WI 和 T_2WI 上均为高信号（蛋白质含量高），但也可表现为 T_1WI 等低信号、T_2WI 高信号，或 T_1WI 高信号、T_2WI 等低信号。有文献报道囊肿内结节状 T_2WI 低信号影是 Rathke 囊肿较具特征性的表现。此外，由于囊内容物乏血供，增强扫描后 Rathke 囊肿一般不强化。

五、诊断和鉴别诊断

在 MRI 图像上，当 Rathke 囊肿位于垂体前后叶之间、居于中线、T_1WI 略高信号、增强扫描后无强化等典型表现时，诊断一般不困难。而当影像学表现不典型时，需与鞍区其他囊性病变相鉴别：

1. 垂体腺瘤囊变　部分垂体腺瘤的主体呈囊性改变，MRI 片的 T_1WI 可呈低信号（囊变）或高信号（出血）。其囊壁一般较厚，下方或周边可见强化的肿瘤组织。此外，囊腔内液平在垂体腺瘤囊变中较常见。

2. 囊性颅咽管瘤　常伴有发育停滞、尿崩等垂体功能减退和下丘脑功能受累的临床表现。影像学上肿瘤往往较大，呈鞍内/鞍上混合型或单纯鞍上型，CT 片常有钙化。部分鞍内型颅咽管瘤与 Rathke 囊肿较难鉴别，需通过手术方能确诊。

3. 鞍区其他囊性病变　如皮样囊肿、表皮样囊肿（胆脂瘤）、蛛网膜囊肿以及脓肿的影像学鉴别诊断参阅第3章“鞍区疾病的影像学诊断要点”。

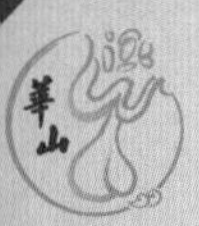

六、治疗

（一）治疗原则

对于无症状或微小 Rathke 囊肿，无须治疗，建议随访观察，定期 MRI 复查、内分泌功能及眼科检查。一项研究随访了 139 例 Rathke 囊肿患者，发现囊肿体积增大者仅占 5.3%，其他患者囊肿体积不变，甚至缩小。另一项历时 9 年的长期随访研究显示，新发的视神经功能障碍、垂体功能减退或囊肿体积增大的发生率为 31%。

对于有临床症状的 Rathke 囊肿，应给予治疗，最佳治疗方法是手术治疗。需注意头痛不是手术指征，应排查是否合并感染或垂体功能减退，给予对症治疗。2014 年，Elsevier 版 *Handbook of Clinical Neurology* 建议的 Rathke 囊肿诊疗流程见图 17－1。

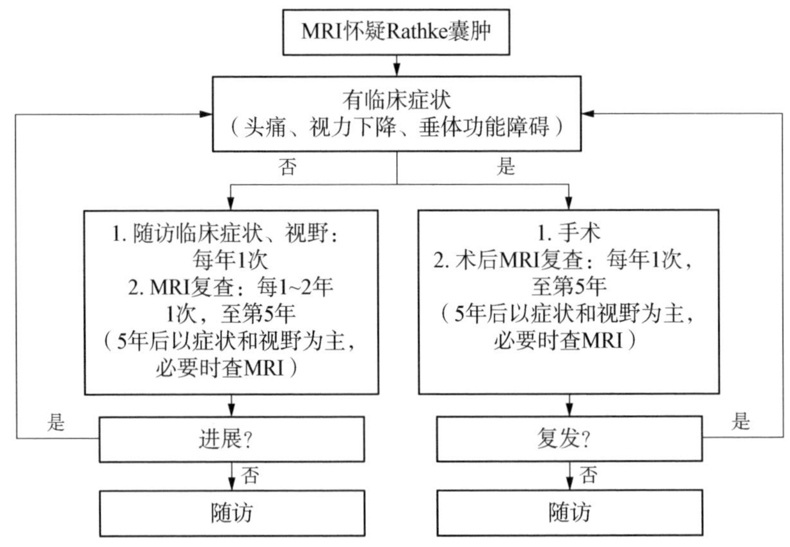

图 17－1　Rathke 囊肿诊疗流程

译自：LARKIN S，KARAVITAKI N，ANSORGE O. Rathke's cleft cyst. Handb Clin Neurol，2014，124：255－269.

（二）手术治疗

1. 手术目的　①囊内减压，解除囊肿对视路结构和垂体组织的压

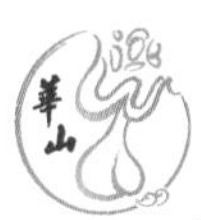

迫，缓解症状，恢复正常垂体功能；②术前鉴别诊断困难者，明确诊断。

2. 手术方法 要尽可能排空囊肿内容物，在保证安全的前提下切除部分囊壁（病理送检）。经鼻入路是最常用的手术方式，尽可能采用内镜下经鼻入路，结合角度镜的使用，有助于排空囊内容物、切除囊壁和减少术中脑脊液漏发生率。囊肿开窗后，使用吸引器或刮匙清除所有囊内容物，检视囊肿腔内有无炎性组织，必要时可用含抗生素的生理盐水冲洗。通常囊壁与正常垂体和鞍膈黏连紧密，不强求剥离。尽量保持鞍膈完整性，防止脑脊液漏。术毕囊肿腔内不必填塞明胶等止血材料，鞍底硬膜缺损可保持敞开。如术中发生脑脊液漏，予以常规修补。少数体积较大且向鞍上生长的 Rathke 囊肿需行开颅手术，一般采用眶上锁孔入路，术中应在防止周边血管和神经受损的前提下，尽量多切除囊壁，将囊壁充分开窗以减少日后复发可能。

3. 手术疗效 40%～100%的患者术后视神经功能障碍和头痛有改善。14%～50%的患者术后垂体功能有所恢复。症状改善不满意者建议行视觉康复和激素替代治疗。

4. 手术并发症 Rathke 囊肿的手术并发症主要包括脑脊液漏、新发的垂体功能减退或尿崩症、水、电解质紊乱、脑膜炎、垂体脓肿及鼻窦炎等。目前，暂无关于死亡率的报道。

5. 预后 根据文献报道，Rathke 囊肿的复发率为 0～48%。复发率的差异主要与随访时间的长短有关（平均 19～48 个月）。一般认为，手术后 MRI 影像学随访应满 5 年，之后以随访临床症状和视野检查为主（见图 17-1）。值得注意的是，既往文献也有远期复发的病例报道，需警惕。

（三）放疗

West 等采用立体定向放射外科（stereotactic radiosurgery）治疗 5 例复发 Rathke 囊肿，3 例病灶完全消失，1 例病灶缩小，1 例病灶稳定；Yu 等对 7 例影像学特征符合 Rathke 囊肿的患者进行了立体定向放射外科治疗，局部控制率达 100%，且未出现新发的垂体功能减退或视神经

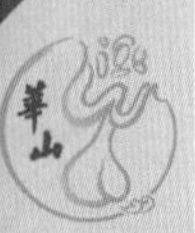

功能障碍；Fisch 等采用分割放疗治疗了 2 例复发 Rathke 囊肿，放疗后病灶体积保持稳定。然而，上述 Rathke 囊肿的放射治疗均为小样本病例报道，其总体疗效仍待进一步研究证实。

七、"金垂体"观点

1）无症状或微小 Rathke 囊肿，无须治疗，建议随访观察；有临床症状的 Rathke 囊肿，应手术治疗。

2）手术治疗以内镜经鼻入路手术为主，行囊肿开窗并清除囊内容物，尽量保持鞍膈完整性，术毕囊肿腔内不必填塞明胶等止血材料。体积较大且向鞍上生长或术后复发者建议采用开颅手术，以获得最大程度的囊肿壁开窗，减少复发。

3）如患者术后出现新发的垂体前、后叶功能减退，需行多学科全面评估、治疗和定期随访。

（撰写者：乔霓丹、沈　明；审校者：王镛斐）

参考文献

[1] AHO C J, LIU C, ZELMAN V, et al. Surgical outcomes in 118 patients with Rathke cleft cysts [J]. J Neurosurg, 2005 Feb;102(2):189 - 193.

[2] FISCH B M, SNEED P, LARSON D A, et al. Radiation therapy for Rathke's cleft cyst [J]. Cancer J, 2001,7:538 - 539.

[3] KINOSHITA Y, TOMINAGA A, USUI S, et al. The long-term recurrence of Rathke's cleft cysts as predicted by histology but not by surgical procedure [J]. J Neurosurg, 2016,125:1002 - 1007.

[4] LARKIN S, KARAVITAKI N, ANSORGE O. Rathke's cleft cyst [J]. Handb Clin Neurol, 2014,124:255 - 269.

[5] LU V M, RAVINDRAN K, PERRY A, et al. Recurrence of Rathke's cleft cysts based on gross total resection of cyst wall: a meta-analysis [J]. Neurosurg Rev, 2020,43:957 - 966.

[6] MARCUS H J, BORG A, HUSSEIN Z, et al. Rathke's cleft cysts following transsphenoidal surgery: long-term outcomes and development of an optimal

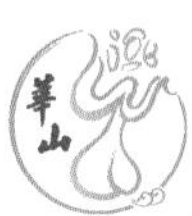

follow-up strategy [J]. Acta Neurochir (Wien), 2020,162:853 - 861.

[7] MUKHERJEE J J, ISLAM N, KALTSAS G, et al. Clinical, radiological and pathological features of patients with Rathke's cleft cysts: tumors that may recur [J]. J Clin Endocrinol Metab, 1997,82:2357 - 2362.

[8] NISHIOKA H, HARAOKA J, IZAWA H, et al. Magnetic resonance imaging, clinical manifestations, and management of Rathke's cleft cyst [J]. Clin Endocrinol (Oxf), 2006,64:184 - 188.

[9] RAPER D M, BESSER M. Clinical features, management and recurrence of symptomatic Rathke's cleft cyst [J]. J Clin Neurosci, 2009,16:385 - 389.

[10] SADE B, ALBRECHT S, ASSIMAKOPOULOS P, et al. Management of Rathke's cleft cysts [J]. Surg Neurol, 2005,63:459 - 66; discussion 466.

[11] SANNO N, OYAMA K, TAHARA S, et al. A survey of pituitary incidentaloma in Japan [J]. Eur J Endocrinol, 2003,149:123 - 127.

[12] SOLARI D, CAVALLO L M, SOMMA T, et al. Endoscopic endonasal approach in the management of Rathke's cleft cysts [J]. PLoS One, 2015,10: e0139609.

[13] TERAMOTO A, HIRAKAWA K, SANNO N, et al. Incidental pituitary lesions in 1,000 unselected autopsy specimens [J]. Radiology, 1994,193: 161 - 164.

[14] TRIFANESCU R, STAVRINIDES V, PLAHA P, et al. Outcome in surgically treated Rathke's cleft cysts: long-term monitoring needed [J]. Eur J Endocrinol, 2011,165:33 - 37.

[15] WANG S, NIE Q, WU Z, et al. MRI and pathological features of Rathke cleft cysts in the sellar region [J]. Exp Ther Med, 2020,19:611 - 618.

[16] WEST J L, SOIKE M H, RENFROW J J, et al. Successful application of stereotactic radiosurgery for multiply recurrent Rathke's cleft cysts [J]. J Neurosurg, 2019,1:1 - 5.

[17] YU X, HUANG R, QIAN W, et al. Stereotactic radiosurgery to treat presumed Rathke's cleft cysts [J]. Br J Neurosurg, 2012,26:684 - 691.

扫描二维码，观看
内镜下经鼻-蝶入路 Rathke 囊肿
切除术

第 18 章 垂体脓肿的诊疗规范

一、概述

垂体脓肿是一种相对少见的鞍区感染性疾病，占鞍区占位性病变的 0.2%～1.1%。临床感染特征（发热、白细胞计数增多及脑膜刺激征）不明显，包括 CT 和 MRI 在内的影像学检查较难区分垂体脓肿与垂体腺瘤，大部分患者在手术探查时才得以确诊，术前易误诊。一般情况下，病灶体积较小，多局限于鞍内，但常出现头痛、尿崩及垂体功能低下等临床表现。

目前认为垂体脓肿按照病因学可分为 3 类。①原发性：发生于无基础病变的正常垂体，可由血源性感染，如败血症引起；或因颅内和垂体窝附近的炎性病变扩散引起，如脑膜炎、副鼻窦炎或脑脊液鼻漏等。②继发性：常见于垂体腺瘤、Rathke 囊肿或颅咽管瘤等鞍区病变术后。③原因不明：患者无明确的感染史，也无鞍区的其他病变。

垂体脓肿病原学培养阳性率偏低，大部分病例的致病菌无法明确。文献回顾发现垂体脓肿致病菌主要为革兰染色阳性细菌，包括葡萄球菌、链球菌等，革兰染色阴性细菌感染在垂体脓肿中也较常见，如肺炎克雷伯菌、大肠埃希菌、铜绿假单胞菌及不动杆菌等。既往也有厌氧菌、结核分枝杆菌、曲霉等引起垂体脓肿的病例报道。

二、临床表现

垂体脓肿可发生于各年龄人群。往往仅有垂体占位的表现，而缺乏感染的征象，因此容易误诊。“金垂体”中心 24 例病例的回顾分析显示，常见的临床表现主要有：头痛（66.7%）、发热（50%）、视力下降（45.8%）、男性性功能减退（66.7%）、育龄期女性月经紊乱/停经（84.6%）、呕吐

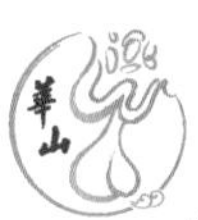

(37.5%)及多饮多尿(尿崩)(29.2%)等。虽有发热、头痛，但体格检查脑膜刺激征多数缺如。部分患者有蝶窦炎病史或既往有鞍区手术病史。眼科检查中常见视力下降及视野缺损，极少见视乳头水肿。

三、实验室检查

内分泌激素检测提示不同程度的垂体前叶功能减退。“金垂体”中心 24 例病例的回顾分析显示，83.3%患者性腺轴功能减退，54.2%患者肾上腺轴功能减退，54.2%患者甲状腺轴功能减退，34.8%患者生长激素缺乏。其中，34.8%患者全垂体功能减退。此外，66.7%患者合并有高泌乳素血症。

血常规中白细胞、中性粒细胞比例、C 反应蛋白可正常或轻度升高。“金垂体”中心回顾性分析的 24 例垂体脓肿患者中，12 例术前完善了腰穿检查(其中 11 例术前有发热症状)，均发现脑脊液白细胞计数有不同程度的升高，且大部分伴有脑脊液糖的下降和蛋白含量的升高。脑脊液和脓液送检病原学检查的阳性率通常较低。

四、影像学检查

CT 检查表现为鞍区圆形或卵圆形低密度或等密度病灶，可有鞍底骨质破坏，蝶窦常累及，鞍背变薄。CT 增强扫描囊壁环状强化。

MRI 检查表现为鞍内或鞍内鞍上的囊性占位；正常垂体影辨别不清；T_1WI 低信号或混杂信号，T_2WI 高信号，增强后病灶呈环状强化。部分病例可见垂体柄局部增粗或者可以同时见到蝶窦黏膜强化。MRI 弥散加权序列(DWI)检查可呈高信号。

五、诊断

1. **临床表现** 出现垂体功能减退、鞍区占位效应和/或颅内感染等表现，如头痛、发热、视力下降、尿崩、月经紊乱、停经及性功能减退等。

2. **内分泌检查** 可有不同程度垂体前叶和后叶功能减退表现。

3. **影像学检查** 鞍内或鞍内鞍上的囊性占位，MRI 增强检查病灶

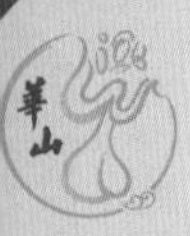

呈环状强化，MRI DWI 检查病灶呈高信号。

4. **术中及术后诊断** 术中明确发现脓肿或抽吸出黄白色不透明、浑浊、较黏稠脓液。脓液涂片检查见大量中性粒细胞浸润。脓液送检病原学检查包括革兰染色涂片及培养发现致病菌。脓液送检多重聚合酶链反应（polymerase chain reaction，PCR）、宏基因组学二代测序等分子生物学技术也可作为补充检测手段。

六、鉴别诊断

垂体脓肿需与鞍区其他占位性病变相鉴别，如垂体腺瘤、颅咽管瘤、Rathke 囊肿等。

1. **垂体腺瘤囊变** 垂体腺瘤是鞍区最常见病变，往往垂体脓肿大多误诊为囊变的垂体腺瘤。垂体腺瘤囊变的临床表现以垂体前叶功能低下为主，尿崩较少见。囊液为淡黄色透明液体或者暗红色陈旧性血性液体。有囊变坏死的垂体腺瘤在增强扫描时周围肿瘤实质部分强化，可类似环形强化，但通常强化的壁厚度差别较大，而垂体脓肿呈环形强化，环壁厚度较均匀，这是鉴别垂体脓肿并与有坏死囊变的垂体腺瘤鉴别的重要征象。

2. **垂体腺瘤卒中** 垂体腺瘤卒中起病急，常伴有剧烈头痛和动眼神经麻痹。在垂体增强 MRI 片上，肿瘤周边“环形强化征”伴瘤内斑片状强化的影像学特点具有极其重要的诊断价值，同时常见蝶窦黏膜增厚。手术中见内容物多为灰黄色豆渣样坏死组织，可伴有点状出血灶。术后病理学检查均证实为垂体腺瘤，瘤内以大片状凝固性坏死为主。

3. **颅咽管瘤** 颅咽管瘤多为分叶状的囊实性肿块。囊性颅咽管瘤多见于儿童，90%有部分实性或环状钙化。囊内容物典型的呈机油样，内含大量胆固醇晶体。

4. **Rathke 囊肿** Rathke 囊肿大多症状轻微。囊肿的壁较薄及半透明，囊内容物大多为乳白色透明或半透明的黏稠液体，或者为黄色半固体凝胶状物。MRI 图像表现为圆形或椭圆形边界清楚的占位。通常位于鞍

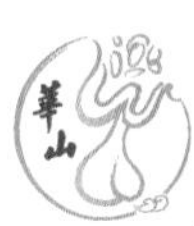

内，介于垂体前后叶之间。Rathke 囊肿信号强度可变，可见薄环状边缘强化。T_1 WI 较高信号 T_2 WI 较低信号的鞍内结节被认为是其典型表现。

值得注意的是，少数垂体脓肿为继发于鞍区其他疾病，有文献报道垂体脓肿合并垂体腺瘤、Rathke 囊肿或颅咽管瘤的病例。

七、治疗原则和流程

首选手术治疗。垂体功能减退者，术前需先行肾上腺轴、甲状腺轴替代治疗。如果术前诊断或疑似垂体脓肿，需使用抗菌药物控制感染，术后继续使用足量抗菌药物。

1. 手术治疗 垂体脓肿采用单纯药物治疗难以治愈，应尽早手术治疗。经鼻蝶手术行垂体脓肿清除是首选方法。经鼻蝶手术可彻底清除脓肿，也可对蝶窦内的炎性病灶予以清除而消灭感染源。此外，还可避免脓肿与蛛网膜下腔相通而引起炎症扩散。术中先彻底清除脓液和贴敷在周边硬膜壁上的“脓苔”，尽量避免鞍膈破损，保护好正常垂体组织。再以 3%过氧化氢溶液和生理盐水反复冲洗脓腔。如果术中确定无脑脊液漏，鞍内不宜填塞明胶海绵，也不必行鞍底修补，保持脓肿腔敞开，以达到充分引流的效果。脓液应即行革兰染色涂片、抗酸染色涂片及真菌涂片检查，并行细菌、真菌及结核分枝杆菌培养。还应同时取部分脓壁组织送检培养，以提高致病菌的阳性发现率。垂体功能低下者需接受激素替代治疗。垂体脓肿经鼻蝶手术后的复发率较低。

对于明显向鞍上扩展、体积较大、形态不规则、突破鞍膈或视神经炎性粘连较重的垂体脓肿，可经颅行脓肿切除。但是开颅手术容易引起感染扩散，脓肿清除不彻底，且术中易损伤神经、血管及正常的脑组织，术后脓肿容易复发。

2. 药物治疗 垂体脓肿的抗感染治疗需遵循足量、足疗程的原则。当临床怀疑垂体脓肿时，在病原学检查送检后建议尽早予以经验性抗菌药物治疗。根据可能的感染入侵途径及当地耐药菌流行情况选用抗菌药物。病原不明时，可首先选用头孢曲松 2 g q12 h，联合使用甲硝唑

500 mg q6～8 h；对头孢菌素过敏，可选用氨曲南 2 g q6～8 h 或美罗培南 2 g q8 h，美罗培南可同时覆盖厌氧菌；有耐甲氧西林金黄色葡萄球菌（methicillin-resistant staphylococcus aureus，MRSA）感染危险因素时，可选用万古霉素（15～20 mg/（kg·次），q8～12 h）。当致病菌药敏结果回报后，应根据抗菌药物药动学/药效学的特点优化给药方案。优化给药方案的建议参考第 23 章“鞍区肿瘤术后中枢神经系统感染的诊疗规范”中的表 23-2、23-3。

关于抗感染疗程：脓肿经手术全清除者，抗菌药物术后继续静脉使用 2 周，之后改口服 2 周；脓肿经手术未能全清除者，抗菌药物术后静脉治疗需持续 4～6 周。在停用抗菌药物前，需要评估患者临床症状和复查鞍区增强 MRI，当临床症状好转，且影像学上提示未见脓肿复发或者残留脓肿增大时，才可以考虑终止药物治疗。

3. 术后评估和随访 术后 1 个月、3 个月、6 个月、1 年及此后每年保持随访。随访内容包括：头痛、尿崩等临床症状缓解情况，视力、视野、内分泌功能以及鞍区增强 MRI 检查。值得注意的是，垂体脓肿即使经手术彻底清除后，仍有复发可能，在首次手术前应告知患者，并强调定期随访的重要性。垂体功能减退者在治疗过程中和治疗后，会有变化及恢复可能。

八、“金垂体”观点

1）垂体脓肿临床易误诊。其可表现为头痛、尿崩及垂体前叶功能减退等临床症状，且对垂体前叶功能的影响较垂体腺瘤更为严重；典型的 MRI 影像表现为环状强化的鞍区囊性占位，DWI 检查病灶表现为高信号。

2）鞍区病变怀疑垂体脓肿的患者，建议术前常规行腰穿检查，并送检脑脊液病原学检查。

3）治疗首选经鼻蝶手术清除脓肿，术中标本必须送病原学检查。

4）垂体脓肿的抗感染治疗需遵循足量、足疗程的原则。

（撰写者：周　翔、王　璇；审校者：李　宁、金嘉琳、赵　曜）

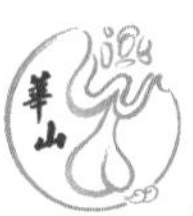

参考文献

[1] 孙洁，赵曜，李士其．垂体脓肿的诊断和经蝶显微手术治疗[J]. 中华神经外科疾病研究杂志，2010，9(2)：157－160.

[2] 张波，王任直，邹玉洁．垂体脓肿的影像学特征及诊断要点[J]. 中国实验诊断学，2004，8(1)：31－32.

[3] 郑康，周翔，吴刚．垂体脓肿的诊断和治疗(14 例报告和文献复习)[J]. 中国临床神经科学，2007，15(3)：281－284.

[4] 简志宏，刘仁忠，郑必全．垂体脓肿的诊断与治疗(附 10 例报告)[J]. 临床外科杂志，2006，14(03)：160－161.

[5] AGYEI J O, LIPINSKI L J, LEONARDO J. Case Report of a primary pituitary abscess and systematic literature review of pituitary abscess with a focus on patient outcomes [J], World Neurosurg, 2017, 101: 76－92.

[6] GAO L, GUO X, TIAN R, et al. Pituitary abscess: clinical manifestations, diagnosis and treatment of 66 cases from a large pituitary center over 23 years [J]. Pituitary, 2017, 20: 189－194.

[7] HATIBOGLU M A, IPLIKCIOGLU A C, OZCAN D. Abscess formation within invasive pituitary adenoma [J]. J Clin Neurosci, 2006, 13: 774－777.

[8] KROPPENSTEDT S N, LIEBIG T. Secondary abscess formation in pituitary adenoma after tooth extraction [J]. J Neurosurgery, 2001, 94: 335－338.

[9] LIU F, LI G, YAO Y, et al. Diagnosis and management of pituitary abscess: experiences from 33 cases [J]. Clin Endocrinol(Oxf), 2011, 74: 79－88.

[10] LIU Y, LIU F, LIANG Q, et al. Pituitary abscess: report of two cases and review of the literature [J]. Neuropsychiatr Dis Treat, 2017, 13: 1521－1526.

[11] VATES G E, BERGER M S, WILSON C B. Diagnosis and management of pituitary abscess: a review of twenty four cases [J]. J Neurosurg, 2001, 95: 233－241.

扫描二维码，观看
内镜下经鼻垂体脓肿切除术

第 19 章
垂体炎的诊疗规范

一、概述

垂体炎泛指腺垂体和/或神经垂体的非感染性炎症性疾病，可累及下丘脑或视神经、海绵窦，也可伴有其他部位的炎症性病变。临床常表现为头痛和不同程度的垂体功能减退，影像学表现为垂体不同程度增大伴强化。可因影像学异常被误判为垂体肿瘤性病变行手术治疗。

目前，对垂体炎的分类尚未统一，通常可分为原发性和继发性两类。原发性垂体炎指病因不明，且仅局限于垂体的疾病。按照临床特征和病理类型可分为淋巴细胞性垂体炎、肉芽肿性垂体炎、黄瘤病性垂体炎和坏死性垂体炎。病因明确或为系统性疾病累及垂体则归为继发性垂体炎。由于垂体炎尤其是原发性垂体炎多与自身免疫相关，因此垂体炎又被称为自身免疫性垂体炎。2019 年国家卫健委罕见病诊疗与保障专家委员会办公室发布的“罕见病诊疗指南”中即包括自身免疫性垂体炎。

二、临床表现、实验室检查及影像学检查

（一）临床表现

主要表现为头痛、乏力、纳差、多饮及多尿；女性可有月经紊乱、闭经；男性有勃起功能障碍、性欲减退等。部分患者出现视神经功能减退症状、动眼神经或展神经麻痹等海绵窦综合征表现。

（二）内分泌实验室检查

提示腺垂体功能减退和/或中枢性尿崩症，检查方法详见第 4 章“鞍区疾病的内分泌功能试验标准操作规范”和第 24 章“垂体功能减退症的诊疗规范”。

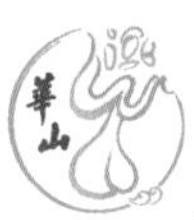

（三）垂体磁共振成像检查

垂体呈不同程度增大，垂体后叶高信号消失，垂体柄增粗但无偏移。增强后漏斗部和/或腺垂体的增大和明显强化（均匀或不均匀），硬膜、蝶窦黏膜可有异常强化。

与垂体腺瘤不同，垂体炎同时伴有不同程度的腺垂体功能减退和尿崩症，其MRI图像通常不能显现正常垂体组织，而垂体腺瘤较少出现尿崩症，且即便是垂体巨腺瘤也常见到正常垂体组织。

（四）几种常见垂体炎的特点

1. 淋巴细胞性垂体炎 为最常见的原发性垂体炎。男女比例为1∶5，女性平均发病年龄为35±13岁，与妊娠关系密切（妊娠晚期或产后1年内）。病理学表现为垂体组织内淋巴细胞和浆细胞浸润。根据受累部位和程度不同，其垂体影像学和功能受损有所差异。根据受累部位可分为腺垂体炎、神经垂体炎和全垂体炎。44%～81%患者表现为不同程度的腺垂体功能减退，17%～48%出现尿崩症，43%～91%出现头痛、视力下降等。病情可轻可重：轻者可无症状，或仅表现为尿崩症和轻度高泌乳素血症，MRI提示垂体柄增粗和强化，或表现为垂体显著增大且均匀强化伴全垂体功能减退；重者以垂体危象起病。

2. 肉芽肿性垂体炎 原发于垂体的肉芽肿性垂体炎称为特发性肉芽肿性垂体炎，约占原发性垂体炎的20%，男女比例为1∶2.6，与妊娠无相关性。其病理学表现为组织细胞和多核巨细胞等炎症细胞聚集，形成肉芽肿并伴有局灶性纤维化。

3. IgG4相关性垂体炎 IgG4相关性疾病（IgG4 related diseases，IgG4-RD）是近年来被新定义的一种由免疫介导的慢性炎症伴纤维化的疾病。主要组织病理学表现为以IgG4$^+$浆细胞为主的淋巴、浆细胞浸润，并伴有席纹状纤维化、闭塞性静脉炎和嗜酸性粒细胞浸润。该病可先后或同时累及全身多个部位，如胰腺、胆管、唾液腺、泪腺及甲状腺等，也可累及垂体。累及部位表现为肿块，可致相应部位功能障碍。虽然特异性欠佳，血清 IgG4 升高仍是 IgG4-RD 诊断和病情评估的重要指标。

IgG4-RD 累及垂体时称 IgG4 相关性垂体炎，目前已报道 100 余例，男女比例约为 1.7∶1，中位发病年龄 56（14～87）岁。近年来，诊断病例增多。血清 IgG4 水平升高和伴其他部位如胰腺、唾液腺等部位肿块性病灶为其特殊点，确诊有赖于病理学检查。

4. 免疫检查点抑制剂相关的垂体炎 免疫检查点抑制剂（immune checkpoint inhibitors，ICIs）主要包括细胞毒性 T 淋巴细胞相关抗原（cytotoxic T lymphocyte associated protein-4，CTLA-4）抑制剂、程序性死亡受体-1（programmed death-1，PD-1）抑制剂和程序性死亡配体-1（programmed death ligand-1，PD-L1）抑制剂。ICIs 通过调控免疫应答杀伤肿瘤，同时过度活化的免疫细胞也可导致机体产生自身免疫损伤，即免疫相关不良反应（immune-related adverse events，irAEs）。内分泌不良反应是最常见的 irAEs 之一，可涉及垂体、甲状腺、胰腺及肾上腺等内分泌器官。ICIs 治疗过程中应关注和监测内分泌功能。

垂体炎是 ICIs 治疗最常见的内分泌 irAEs 之一。随着 ICIs 临床使用增加，垂体炎病例亦有增多趋势，其发生率和发生时间与 ICIs 药物种类和剂量相关，发病时间多在用药后前半年内。荟萃分析结果提示 PD-1 抑制剂诱发的垂体炎发生率仅为 0.5%～1.1%，而 PD-L1 抑制剂则未见报道。但 CTLA-4 抑制剂伊匹木单抗治疗时垂体炎发生率为 5.6%，联合 PD-1 抑制剂治疗者高达 8.8%～10.5%。男性和 ICIs 高剂量应用是高危因素。

最常见的临床表现为头痛和乏力，而视野缺损等神经压迫症状少见。实验室检查提示腺垂体功能减退；MRI 表现为垂体轻度弥漫性增大，多在几周内消失，占位效应少见。

三、诊断

（一）疑似垂体炎的症状和体征

1）出现垂体前叶/后叶功能减退症状，如纳差、乏力、闭经、尿崩，

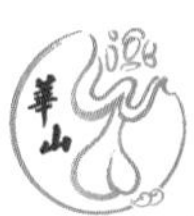

或出现头痛、视野缺损、溢乳等压迫症状，尤其是孕期或产后女性。

2）垂体MRI影像学检查示垂体弥漫性增大，伴明显强化，可累及垂体柄及海绵窦。

（二）诊断依据

1. 主要症状

1）垂体肿块引起的压迫症状，如头痛、视力下降、视野缺损和溢乳。

2）垂体前叶功能减退的症状，如疲劳、纳差及闭经。

3）垂体后叶功能减退的症状，口渴、多饮和多尿。

2. 实验室和影像学依据

1）一种或多种垂体前叶激素水平降低，相应靶器官的激素水平降低。

2）兴奋试验中垂体前叶激素反应受损。

3）符合中枢性尿崩症的实验室发现。

4）影像学上垂体和/或垂体柄弥漫性增大。

5）垂体或垂体柄病变在MRI检查片呈均质且增强明显（钆喷酸盐增强）。

腺垂体炎的临床诊断标准：主要症状1）或2）＋实验室和影像学依据1）、2）、4）、5）。漏斗神经垂体炎的临床诊断标准：主要症状3）＋实验室和影像学依据3）～5）。最终不同类型垂体炎的区分和确认需要病理学诊断。

IgG4相关性垂体炎的临床诊断标准：①垂体MRI示鞍区占位伴/不伴垂体柄增粗；②其他受累器官经活体组织检查病理证实为IgG4相关性病变；③血清IgG4＞1.40 g/L；④糖皮质激素治疗后垂体体积缩小、症状改善。

满足以上①＋②或①＋③＋④者，可临床诊断为IgG4相关性垂体炎。

诊断为IgG4相关性垂体炎的患者需进行全身检查，评估疾病活动度和严重性。

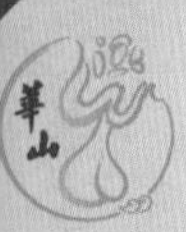

3. 病理学诊断 根据临床特征、实验室和影像学检查难以明确诊断且病情继续进展者，可请经验丰富的神经外科医师行手术活体组织检查明确病理学诊断。

四、治疗

（一）治疗原则

垂体炎主要的治疗措施包括垂体功能减退的激素替代治疗和针对垂体炎的病因治疗。

（二）垂体功能减退的替代治疗及垂体功能随访

垂体功能减退的替代治疗详见第24章“垂体功能减退症的诊疗规范”。部分轻症垂体炎患者病情具有自限性；病因治疗过程中，部分垂体炎患者的垂体功能也可能恢复正常。故应监测垂体功能，及时调整替代治疗方案。

（三）针对垂体炎的病因治疗

垂体炎病因治疗首选糖皮质激素，治疗反应差或复发者可联用免疫抑制剂；部分特殊患者选择手术治疗。不同病因、不同严重程度的垂体炎患者治疗因人而异。

1. 糖皮质激素 如患者无垂体炎相关症状或症状轻微，特别是ICIs垂体炎，可暂缓药理剂量糖皮质激素治疗。对于头痛、垂体功能减退症状明显，特别是淋巴细胞性垂体炎和IgG4相关性垂体炎患者，建议采用药理剂量糖皮质激素治疗。常用治疗方案为泼尼松0.5～1.0 mg/（kg·d）起始，治疗2～4周后，如症状减轻，可逐渐减量至停药，一般治疗疗程为6个月左右。IgG4相关性垂体炎经糖皮质激素治疗后的复发率较高，淋巴细胞性垂体炎也有一定的复发率，如疾病复发可再次使用糖皮质激素治疗，逐渐减量至小剂量维持，并联用免疫抑制剂治疗。

文献报道糖皮质激素治疗原发性垂体炎平均随访2年后，65.5%～

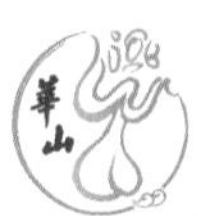

75%患者的临床症状获得改善或缓解，其中，糖皮质激素治疗淋巴细胞性垂体炎的有效性优于肉芽肿性垂体炎和黄瘤病性垂体炎。和原发性垂体炎不同，ICIs诱导的垂体炎经糖皮质激素治疗的疗效欠佳。目前认为ICIs诱导的垂体炎仅在伴有严重低钠血症或占位效应（如压迫视交叉），或在疾病危重的情况下，方可使用大剂量糖皮质激素治疗。

2. 免疫抑制剂 对于单用糖皮质激素疗效不佳、减量或停药后复发、不良反应明显患者如IgG4相关、肉芽肿性垂体炎，可考虑联合非类固醇性免疫抑制剂，包括硫唑嘌呤（azathiopurine，AZA）、吗替麦考酚酯（mycophenolate mofetil，MMF）、6-巯基嘌呤（6-mercaptopurine，6-MP）、甲氨蝶呤（methotrexate，MTX）、他克莫司和环磷酰胺（cyclophosphamide，CYC）等。其中AZA有骨髓抑制及导致再生障碍性贫血的不良反应，用药前需筛查硫嘌呤甲基转移酶（thiopurine S-methyltransferase，TPMT）和*NUDT15*基因的突变情况，无以上两个基因突变者使用AZA相对安全。使用AZA期间需监测血常规和肝功能。

总体而言，药物治疗垂体炎经验相对有限，用法和用量尚无最佳推荐，可结合个人用药经验和病情合理选择。“金垂体”中心近年来采用糖皮质激素联合AZA治疗垂体炎共5例（2例肉芽肿性垂体炎、2例下丘脑垂体炎、1例淋巴细胞性垂体炎），AZA的给药方案：第1个月使用50 mg qd，口服；第2个月加量至50 mg bid，口服1年，再减为50 mg qd，口服维持治疗1年；同时糖皮质激素逐步减量至替代治疗维持。随访时间1～10年，4例患者均未复发，1例尚在治疗中。

3. 手术治疗 诊断不明、病情进展迅速、术者预估经鼻蝶手术入路可行性较大，可考虑行手术治疗。既可明确诊断，也可尽快减轻视神经压迫。对于某些类型的垂体炎，如肉芽肿性垂体炎，手术治疗的缓解率优于糖皮质激素治疗。

4. 其他治疗方法 抗CD20单克隆抗体已经临床研究证实有较好的疗效。其他生物制剂，如抗CD19单克隆抗体、B细胞活化因子

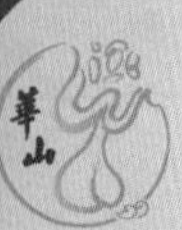

（BAFF）抑制剂、CTLA-4、IL-4 受体 α 单克隆抗体及拮抗滤泡辅助性 T 细胞等药物也有望用于 IgG4 相关性垂体炎的治疗。

当药物及手术治疗效果均不理想时，可考虑行立体定向放射治疗。

五、预后

垂体炎的自然病程差异较大，部分患者的疾病呈自限性，垂体前叶功能减退也可出现自发缓解或好转，具体比例各文献报道不一，最高者达 33%。糖皮质激素治疗后 12%～41%的患者垂体前叶功能好转，下丘脑-垂体-肾上腺轴（HPA 轴）和下丘脑-垂体-性腺轴（HPG 轴）功能恢复较常见，而尿崩症很少恢复。文献报道 71%～72%的垂体炎患者在经过病因治疗后仍存在至少一种垂体前叶激素缺乏，需长期激素替代治疗。40%～89%的垂体炎患者经糖皮质激素治疗后占位效应及影像学表现好转，31%患者垂体病灶大小保持稳定；38%～46%患者的疾病出现复发，3%患者出现疾病进展，6%～7%患者死于肾上腺危象。长期垂体炎可引起垂体纤维化和缩小，表现为空蝶鞍。

六、“金垂体”观点

1）临床表现为头痛，伴不同程度垂体前后叶功能减退症状，MRI 显示垂体弥漫性增大伴明显强化者，需考虑垂体炎诊断可能。

2）部分患者的垂体功能减退可自行或经病因治疗后好转，因此所有患者均需定期监测垂体功能，及时调整替代治疗方案。

（撰写者：吴　蔚、孙全娅；审校者：叶红英）

参考文献

[1] 中华医学会内分泌学分会免疫内分泌学组．免疫检查点抑制剂引起的内分泌系统免疫相关不良反应专家共识(2020)[J]．中华内分泌代谢杂志，2021，37(01)：1－16.

[2] 张文，董凌，朱剑，等．IgG4 相关性疾病诊治中国专家共识[J]．中华内科杂志，2021，60(3)：192－206.

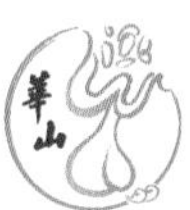

[3] 张抒扬．罕见病诊疗指南(2019年版)[M].北京:人民卫生出版社,2019:57-64.

[4] AMIRBAIGLOO A, ESFAHANIAN F, MOUODI M, et al. IgG4-related hypophysitis [J]. Endocrine, 2021,73:270-291.

[5] CATUREGLI P, LUPI I, LANDEK-SALGADO M A, et al. Pituitary autoimmunity: 30 years later [J]. Autoimmun Rev, 2008,7:631-637.

[6] DE FILETTE J, ANDREESCU C E, COOLS F, et al. A systematic review and meta-analysis of endocrine-related adverse events associated with immune checkpoint inhibitors [J]. Horm Metab Res, 2019,51:145-156.

[7] GUBBI S, HANNAH-SHMOUNI F, STRATAKIS C A, et al. Primary hypophysitis and other autoimmune disorders of the sellar and suprasellar regions [J]. Rev Endocr Metab Disord, 2018,19:335-347.

[8] GUBBI S, HANNAH-SHMOUNI F, VERBALIS J G, et al. Hypophysitis: an update on the novel forms, diagnosis and management of disorders of pituitary inflammation [J]. Best Pract Res Clin Endocrinol Metab, 2019,33:101371.

[9] HUNN B H, MARTIN W G, SIMPSON S, et al. Idiopathic granulomatous hypophysitis: a systematic review of 82 cases in the literature [J]. Pituitary, 2014,17:357-365.

[10] JOSHI M N, WHITELAW B C, CARROLL P V. Mechanisms in endocrinology: hypophysitis: diagnosis and treatment [J]. Eur J Endocrinol, 2018,179:R151-R163.

[11] KHARE S, JAGTAP V S, BUDYAL S R, et al. Primary (autoimmune) hypophysitis: a single centre experience [J]. Pituitary, 2015,18:16-22.

[12] LEPORATI P, LANDEK-SALGADO M A, LUPI I, et al. IgG4-related hypophysitis: a new addition to the hypophysitis spectrum [J]. J Clin Endocrinol Metab, 2011,96:1971-1980.

[13] TAKAGI H, IWAMA S, SUGIMURA Y, et al. Diagnosis and treatment of autoimmune and IgG4-related hypophysitis: clinical guidelines of the Japan Endocrine Society [J]. Endocr J, 2020,67:373-378.

第 20 章 垂体柄增粗相关疾病的诊疗规范

一、概述

垂体柄是连接下丘脑和垂体的重要解剖结构，主要由下丘脑视上核和室旁核的神经元轴突及垂体前叶结节部组成。垂体柄增粗（pituitary stalk thickening，PST）是垂体 MRI 上的一种影像学改变，提示垂体柄发生病变。垂体柄增粗的病因纷杂、起病隐匿，临床诊治存在挑战。

二、临床表现

"金垂体"中心数据显示在 159 例影像学提示垂体柄增粗的患者中，64.2%为女性，35.8%为男性，女性和男性患者比例为 1.79∶1。中位起病年龄为 23 岁（四分位数范围 15～36 岁），其中女性患病年龄存在两个高峰，分别为 15～20 岁和 30～35 岁，而男性患病高峰在 15～20 岁，提示青少年期和女性育龄期是垂体柄增粗的相对高发年龄段。不同病因导致的垂体柄增粗可表现为相同的临床表现，通常为不同程度的中枢性尿崩症，伴/不伴垂体前叶功能减退症状，严重者可有视力下降、视野缺损及下丘脑功能障碍相关症状。"金垂体"中心数据显示垂体柄增粗患者的首位临床症状为多饮多尿（56.6%），其次为性腺功能减退（23.2%），20 岁以下患者中 11.6%表现为生长障碍。

三、实验室检查

对所有垂体柄增粗的患者首先应全面评估垂体前叶和后叶功能，其次应积极完善相关检查以明确垂体柄增粗的病因并排查全身系统性疾病，主要包括血清和脑脊液甲胎蛋白（AFP）、人绒毛膜促性腺激素

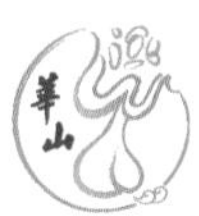

（HCG）、血清肿瘤标志物、免疫球蛋白 G4（IgG4）、血管紧张素转换酶（ACE）、结核感染 T 细胞斑点试验（T-SPOT）和自身免疫相关抗体，如抗核抗体（antinuclear antibody，ANA）、抗可提取性核抗原抗体（anti-extractable nuclear antigens antibody，anti-ENA）和抗中性粒细胞胞质抗体（anti-neutrophil cytoplasmic antibody，ANCA）。

四、影像学检查

常规行垂体增强 MRI 检查。正常垂体柄呈上宽下窄的漏斗状，上端连接下丘脑正中隆起，下端从垂体上缘中后 1/3 处连接垂体，正常垂体柄在 T_1 加权上信号低于视交叉及垂体后叶，增强后明显均匀强化。正常垂体柄靠近视交叉处直径接近 3 mm，与垂体连接处直径接近 2 mm，较常采用的垂体柄增粗诊断标准为垂体柄最宽处直径≥3.5 mm，但不同研究采用的诊断标准尚未完全统一。Turcu 等将 MRI 显示垂体柄增粗的形态分为 4 种类型：均一型、V 型、圆形及金字塔形。垂体柄增粗形态与病因之间存在一定关系，结节病多呈均一型增粗，黄瘤病性垂体炎多呈金字塔样增粗，实体肿瘤转移至垂体柄多呈 V 型或圆形增粗，但单从垂体柄增粗形态不能判定具体病因。

此外，还应积极寻找鞍区以外的病灶，完善胸部 CT、全身扁骨 X 线摄片、骨扫描、甲状腺超声、乳腺钼靶及肝脏 MRI 等检查，条件允许者可行正电子发射计算机断层显像（PET-CT）扫描。

五、诊断

（一）影像学诊断

垂体柄增粗的诊断标准尚未完全统一，目前较常采用的标准是垂体 MRI 影像示垂体柄最宽处直径≥3.5 mm。患者可能因为垂体后叶和/或前叶功能减退症状而就诊，如烦渴、多饮、多尿、生长障碍、性腺功能障碍等，也可能没有明显临床表现，意外检查时发现。

（二）功能诊断

对发现垂体柄增粗患者应评估垂体前叶及后叶功能（详见第4章“鞍区疾病的内分泌功能试验标准操作规范”）。

（三）病因诊断

明确垂体柄增粗的病因对制订治疗方案具有重要意义，但很具挑战性。“金垂体”中心在内分泌科、神经外科、放射科等多学科融合诊疗经验基础上制订了垂体柄增粗诊疗临床路径（图20－1），在全面系统的临床评估基础上多学科会诊为患者制定诊治策略，并进行定期随访。

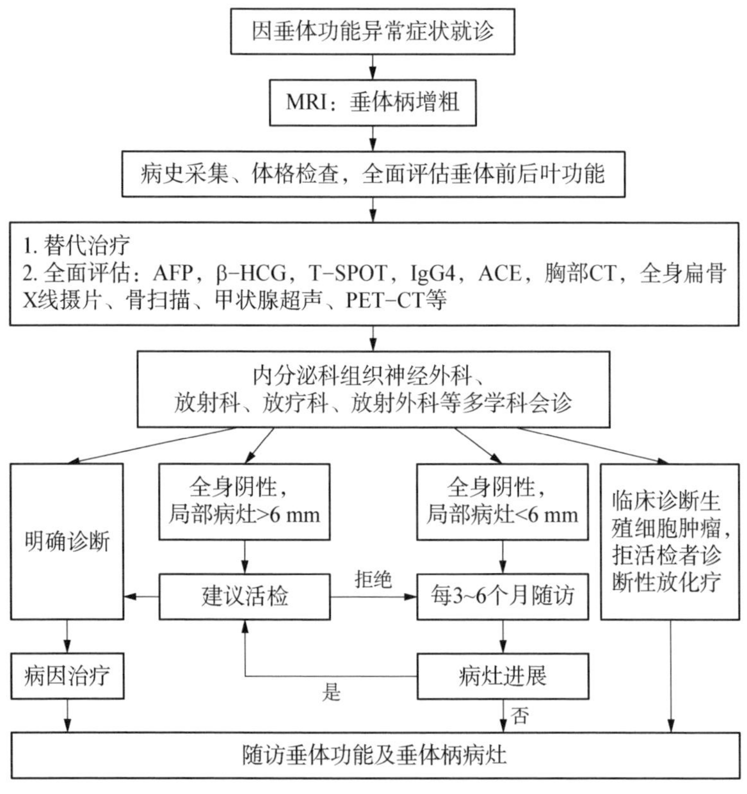

图20－1 “金垂体”中心垂体柄增粗诊治临床路径

病因诊断的要点包括以下几点：

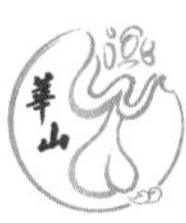

1）鞍区以外病灶的寻找非常关键，若通过全身系统评估发现其他部位病灶，行活体组织检查或穿刺的风险和费用均低于垂体柄病灶活体组织检查。北京协和医院的垂体柄增粗队列数据也显示鞍外病灶活体组织检查的确诊率高于鞍区活体组织检查确诊率（97.8% *vs* 88.4%）。全身系统评估需要重点关注的器官有：皮肤和黏膜、骨骼、肺、甲状腺、乳腺、淋巴结、肝脏、胰腺、泪腺及唾液腺等。

2）对于规范化全身系统评估后未能明确病因的垂体柄增粗患者，垂体柄病灶的活体组织检查有助于明确病因。结合国内外文献及“金垂体”中心的临床经验，我们推荐对于垂体柄宽度＞6 mm、存在中枢性尿崩症和/或垂体前叶功能减退、影像学上疾病进展、经过详细评估仍诊断不明且无其他可供活体组织检查的部位时，可考虑行垂体柄组织活体组织检查。

垂体柄组织活体组织检查应由神经外科垂体亚专科经验丰富的医师进行手术，并应尽可能对垂体柄深部的病灶进行取材，因浅部组织可能缺乏典型病理学特征；如病灶体积较大，建议多部位取材，因单部位取材可能会遗漏一些不同病理的病灶，如混合性生殖细胞肿瘤；垂体柄病灶往往体积较小，而且接近下丘脑，开颅手术活体组织检查非常困难，扩大内镜经鼻手术活体组织检查优势明显；对于病灶过小或患者不愿活体组织检查者，随访极其重要。

此外，由于部分肿瘤性疾病本身可伴有大量炎症细胞浸润，加上垂体柄活体组织检查的困难性和活体组织检查组织量受限，要警惕将肿瘤误判为炎症性病变，必要时可重复活体组织检查。“金垂体”中心曾有2例首次垂体柄活体组织检查诊断为炎症，其中1例经糖皮质激素治疗后病灶缩小，后再次增大，重新活体组织检查确诊为生殖细胞瘤；另1例随访中发现淋巴结肿大，淋巴结活体组织检查后确诊为朗格汉斯细胞组织细胞增生症（LCH）。

3）同时伴有松果体或基底节病灶者，或者青少年患者伴有HCG和AFP异常升高时，可临床拟诊为生殖细胞肿瘤，但由于不同病理学类型的治疗方案有所不同，故仍建议取得病理学诊断。

4）脑脊液脱落细胞病理学检查：对诊断中枢神经系统肿瘤性疾病具有重要意义，尤其对原发性中枢神经系统淋巴瘤，如脑脊液发现脱落肿瘤细胞便可确诊，可避免手术活体组织检查可能导致的并发症。腰穿采样留取的脑脊液量应尽量多（>5 ml），置于无菌管内尽快送检，连续多次送检可提高阳性率。

六、鉴别诊断

垂体柄增粗的病因鉴别主要包括以下三大类疾病。

（一）肿瘤性疾病

国内外文献报道在垂体柄增粗患者中，肿瘤性疾病占47%～75%，儿童及青少年患者以生殖细胞肿瘤最常见，成人以转移性肿瘤及LCH最常见。几种主要的肿瘤性疾病的鉴别诊断要点如下。

1. 生殖细胞肿瘤　20岁前起病多见，男女比例相当，早期影像学可表现为单纯垂体柄增粗，文献报道发现垂体柄增粗平均1.3年后会出现肿瘤进展，后期可出现下丘脑、松果体区占位，肿瘤也可沿脑脊液播散。血清和/或脑脊液AFP升高提示卵黄囊肿瘤或未成熟畸胎瘤，血清和/或脑脊液HCG升高多见于绒毛膜癌及未成熟畸胎瘤，40%颅内生殖细胞瘤也可有血清或脑脊液HCG轻微升高，但肿瘤标志物正常并不能排除生殖细胞肿瘤。

2. 转移性肿瘤　多见于老年患者，已知另一部位癌症病史，突然出现尿崩症，病程短而且进展迅速，行MRI检查发现垂体柄区域转移性病变。最常见的原发肿瘤是乳腺癌、肺癌和淋巴瘤。

3. 朗格汉斯细胞组织细胞增生症　进展速度慢，多系统累及。在随访过程中，除了关注鞍区影像学变化，须同时评估全身器官。成人以骨、肺、皮肤和垂体柄受累为主，垂体柄LCH常呈浸润性生长，病灶可逐渐向上发展，累及下丘脑；儿童以肝、脾、淋巴结和骨髓受累为主。下丘脑垂体LCH病变的MRI影像缺乏特异性。确诊有赖于活体组

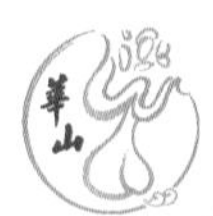

织检查，最常采取的活体组织检查部位有骨骼、肺或皮损部位。朗格汉斯细胞在免疫组化上呈 CD1a 和 Langerin（CD207）阳性。

4. 原发中枢神经系统淋巴瘤 占所有颅内肿瘤的 1%～5%，罕见累及垂体及垂体柄。MRI 多表现为实质性病灶，T_1 加权上呈等信号或低信号，T_2 加权上呈等信号或高信号，增强后强化明显。中枢神经系统的其他部位，如脊髓、脑膜及脑脊液也可受累。确诊方法包括病灶组织病理学检查、脑脊液细胞学检查以及流式细胞术分析发现单克隆淋巴瘤细胞。诊断前使用糖皮质激素可能会导致假阴性结果，应尽量避免。

5. 垂体细胞瘤 起源于神经垂体胶质细胞的良性肿瘤，较多见于 30～50 岁男性，未见儿童病例报告。肿瘤位于垂体柄及垂体后叶，向鞍上生长，较少累及鞍内。影像学特征非特异，确诊需依靠活体组织检查。

6. 颅咽管瘤 发病高峰多在 5～14 岁及 50～74 岁，无明显性别差异，肿瘤生长相对缓慢，主要临床表现为肿瘤占位效应引起的视力下降、视野缺损、下丘脑-垂体功能减退和头痛等。颅咽管瘤极少单独累及垂体柄，多表现为鞍上和鞍内囊实性占位，合并垂体柄受累，且多伴有钙化，典型的影像特征是诊断颅咽管瘤的重要线索。

7. 垂体腺瘤 通常起源于垂体前叶，极少表现为孤立的垂体柄增粗，肿瘤向鞍上发展者可合并垂体柄增粗。实验室检查发现垂体前叶激素水平升高需考虑功能性垂体腺瘤可能。尿崩症极少见。

（二）炎症性/感染性疾病

占垂体柄增粗病因的 13%～53%，可单一累及垂体柄或合并多器官受累。几种主要的炎症性/感染性疾病的鉴别诊断要点如下。

1. 自身免疫性垂体炎 最常见的类型是淋巴细胞性垂体炎，约占原发性垂体炎的 70%，孕后期及产后 6 个月内女性多见，其次还包括肉芽肿性、黄瘤病性、IgG4 相关性、免疫检查点抑制剂相关性垂体炎等（详见第 19 章“垂体炎的诊疗规范”），垂体前叶功能减退的顺序以下丘脑-垂体-肾上腺轴（HPA 轴）和下丘脑-垂体-甲状腺轴（HPT 轴）较常见，其次为下丘脑-垂体-性腺轴（HPG 轴）和生长激素缺乏，MRI 可见垂体对称性增大、垂体柄增粗，T_1 加权上垂体后叶高信号多消失。

2. 结节病 多系统受累的肉芽肿性疾病，肺和淋巴结受累最常见，较少累及中枢神经系统（约占 5%），但一旦累及中枢，常波及下丘脑-垂体区域，半数患者合并其他颅内病变，95%以上患者呈多器官受累。因此，全面的病史采集、体格检查及评估非常重要。结节病的一般症状包括疲劳、消瘦和发热，可有高钙血症和高尿钙，但结节病中高钙血症患病率仅为 5%～10%，血清 ACE 升高可提示结节病的诊断，但文献报道结节病中血清 ACE 升高者，为 24%～76%。确诊依赖于活体组织检查发现肉芽肿性病变。

3. 中枢神经系统结核 累及垂体柄可表现为结核球或肉芽肿形成，MRI 可见副鼻窦或垂体窝受累、垂体柄增粗及邻近脑膜强化，结核球在 T_1 加权上呈等或低信号，T_2 加权呈高信号，与垂体腺瘤较难鉴别。血清及脑脊液 T-SPOT 检查、脑脊液结核杆菌涂片或培养可明确诊断。

4. 垂体脓肿 较罕见，占所有垂体病变的比例不足 1%。可发生于原本正常的垂体组织或已经存在病变的垂体，如垂体腺瘤、Rathke 囊肿及颅咽管瘤等。下丘脑-垂体部位感染可由血源性播散、医源性种植（继发于神经外科手术）或鼻腔、副鼻窦感染播散所致。最常见临床表现为头痛、视觉障碍和多饮多尿，部分病例有发热和白细胞计数增多。典型 MRI 表现为鞍内、鞍上类圆形囊性占位病变，可合并垂体柄累及，囊壁较厚，增强后呈环形强化。脑脊液细菌涂片及培养、病变局部组织病原学培养可明确诊断，但阳性率不高。

（三）先天性疾病

引起垂体柄增粗的先天性疾病主要是 Rathke 囊肿，其主要临床特点包括：多位于鞍内，1/3 的患者可有鞍上累及。MRI 表现为圆形、界

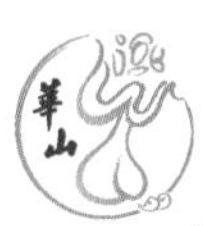

清的病变，常位于垂体前叶和后叶之间，也可能局限于垂体柄，MRI 的信号强度与囊液的成分有关。典型 Rathke 囊肿在 T_1 加权上为低信号，T_2 加权上为高信号，增强扫描后不强化，但随着囊液蛋白浓度增高，可出现 T_1 及 T_2 加权均为高信号，甚至 T_1 高信号、T_2 低信号。

七、治疗

垂体柄增粗的治疗原则包括针对病因的对因治疗和针对垂体功能减退的替代治疗。

（一）病因治疗

影像学意外发现垂体柄增粗但未显示明确结节或肿块者，如评估垂体功能正常，建议定期规律随访。经全身系统性评估未发现其他部位病变，且不具备垂体柄活体组织检查条件者，也建议每 3～6 个月随访垂体功能及垂体柄影像学检查，如出现垂体柄病灶增大或出现其他部位病变，建议活体组织检查。部分垂体柄增粗患者在随访过程中可能出现病变缩小甚至恢复正常。

生殖细胞肿瘤、颅咽管瘤、垂体腺瘤及自身免疫性垂体炎的治疗详见相关章节；转移性肿瘤的治疗主要为针对原发肿瘤的治疗以及针对垂体柄转移癌的手术治疗或局部放化疗；LCH 治疗方案复杂，宜组建包括血液科在内的相应 MDT 团队进行联合诊治。单系统单灶性 LCH 通常只需要进行局部治疗，包括手术和放疗。多系统 LCH 的治疗以化疗和放疗为主。目前，国际上采用的标准化疗方案为泼尼松联合长春碱，其他可供选择的药物还有长春新碱、阿糖胞苷、克拉屈滨或帕米膦酸钠。垂体柄受累的结节病绝大多数需要系统性治疗，最常使用的药物为糖皮质激素，常用剂量为 1 mg/（kg · d）泼尼松或等量甲强龙，糖皮质激素的最佳剂量及疗程尚不清楚，通常建议根据临床反应逐渐缓慢减量。糖皮质激素疗效不佳或者不能耐受糖皮质激素不良反应者可加用其他免疫抑制剂，如甲氨蝶呤（MTX）、硫唑嘌呤（AZA）、吗替麦考酚酯（MMF）、环磷酰胺（cyclophosphamide，CTX）和英夫利昔单抗。糖皮

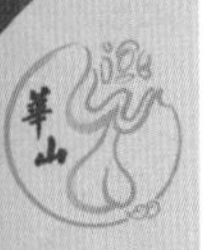

质激素治疗无效或不能耐受其他免疫抑制药物不良反应的患者可考虑行局部放疗；感染性疾病致垂体柄增粗者，建议在明确病原学诊断后采用手术和相应的抗生素治疗。

（二）替代治疗

垂体功能减退的治疗总原则是“缺什么、补什么，缺多少、补多少”，根据临床症状或复查激素水平调整替代治疗激素剂量，详见第24章“垂体功能减退症的诊疗规范”。不管何种病因所致的垂体柄增粗，病因治疗后部分患者的垂体前后叶功能可恢复正常，特别是炎症性病变患者，如淋巴细胞性垂体炎、IgG4相关性疾病及垂体脓肿等，治疗过程中需定期随访垂体各轴功能以调整治疗方案。

八、“金垂体”观点

1）多学科融合诊疗和密切随访是提高垂体柄增粗病变诊疗效果和改善预后的关键。

2）垂体柄增粗诊治的重点和难点是明确病因诊断。垂体柄活体组织检查有助于明确病因，但风险高、难度大，需要由经验丰富的神经外科垂体亚专业专家实施。

3）全面系统规范化评估同样重要，如能发现鞍外病变并行活体组织检查有助于明确诊断。

4）暂时无法明确病因者必须进行规律随访。

（撰写者：吴　蔚；审校者：叶红英、王镛斐、姚振威）

参考文献

［1］吴蔚，姚振威，王镛斐，等．垂体柄增粗相关疾病华山医院诊疗经验［J］．中华内分泌代谢杂志，2020，36(7)：569－571.

［2］周翔，姚勇，朱惠娟．垂体柄增粗相关疾病——北京协和医院诊疗经验［J］．中华内分泌代谢杂志，2020，36(7)：563－566.

［3］ALLEN J，CHACKO J，DONAHUE B，et al. Diagnostic sensitivity of serum

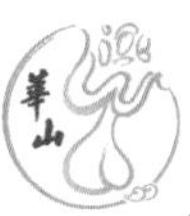

and lumbar CSF bHCG in newly diagnosed CNS germinoma [J]. Pediatr Blood Cancer, 2012,59:1180 - 1182.

[4] CAI Y, SHOU X, ZHANG Z, et al. Clinical features of patients with pituitary stalk thickening: a review of 159 cases from one medical center [J]. Chinese Neurosurgical Journal, 2017,3:2.

[5] CATFORD S, WANG Y Y, WONG R. Pituitary stalk lesions: systematic review and clinical guidance [J]. Clin Endocrinol (Oxf), 2016,85:507 - 521.

[6] DI IORGI N, ALLEGRI A E, NAPOLI F, et al. The use of neuroimaging for assessing disorders of pituitary development [J]. Clin Endocrinol(Oxf), 2012, 76:161 - 176.

[7] FETCKO K, DEY M. Primary central nervous system germ cell tumors: a review and update [J]. Med Res Arch, 2018,6:1719.

[8] GUBBI S, FADY HANNAH-SHMOUNI F, Verbalis J G, et al. Hypophysitis: an update on the novel forms, diagnosis and management of disorders of pituitary inflammation [J]. Best Pract Res Clin Endocrinol Metab, 2019,33:101371.

[9] HAMILTON B E, SALZMAN K L, OSBORN A G. Anatomic and pathologic spectrum of pituitary infundibulum lesions [J]. Am J Roentgenol, 2007,188: W223 - 232.

[10] LANGRAND C, BIHAN H, RAVEROT G, et al. Hypothalamo-pituitary sarcoidosis: a multicenter study of 24 patients [J]. Q J Med, 2012,105:981 - 995.

[11] LEGER L, VELASQUEZ A, GAREL C, et al. Thickened pituitary stalk on magnetic resonance imaging in children with central diabetes insipidus [J]. J Clin Endocrinol Metab, 1999,84:1954 - 1960.

[12] LING S, ZHAO Z, TAO B, et al. Pituitary stalk thickening in a large cohort: toward more accurate predictors of pituitary dysfunction and etiology [J]. Endocr Pract, 2019,25:534 - 544.

[13] LYNCH J P. Neurosarcoidosis: how good are the diagnostic tests? [J]. J Neuroophthalmol, 2003,23:187 - 189.

[14] MULLER H L. Craniopharyngioma [J]. Endocr Rev, 2014;35:513 - 543.

[15] PEKIC S, MILJIC D, POPOVIC V. Infections of the hypothalamic-pituitary region [J]. Endotext, 2018.

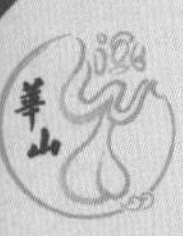

[16] RUPP D, MOLITCH M. Pituitary stalk lesions [J]. Curr Opin Endocrinol Diabetes Obes, 2008,15:339 - 345.

[17] TILLOTSON C V, ANJUM F, PATEL B C. Langerhans cell histocytosis [J]. StatPearls, 2021.

[18] TURCU A F, ERICKSON B J, LIN E, et al. Pituitary stalk lesions: the Mayo Clinic experience [J]. J Clin Endocrinol Metab, 2013,98:1812 - 1818.

[19] VACLAV H, SYLVIE S, PHILIPPE C. Pituitary stalk enlargement in adults [J]. Neuroendocrinology, 2020,110(9 - 10):809 - 821.

[20] ZHOU X, ZHU H, YAO Y, et al. Etiological spectrum and pattern of change in pituitary stalk thickening: experience in 321 patients [J]. J Clin Endocrinol Metab, 2019,104:3419 - 3427.

扫描二维码，观看
内镜下经鼻-鞍结节入路垂体柄
增粗活检术

第 21 章

鞍区疾病的病理学诊断和解读

鞍区解剖学和组织学复杂，肿瘤谱系范围广泛，涵盖于中枢神经系统肿瘤、内分泌器官肿瘤、淋巴造血系统肿瘤及软组织与骨骼肿瘤等分类系统中。本章总结鞍区常见肿瘤的组织病理学和分子遗传学特征、更新的分类标准和病理诊断新进展。

一、垂体前叶肿瘤

（一）垂体腺瘤

垂体腺瘤起源于腺垂体细胞，可根据肿瘤细胞形态学特征、分泌激素类型和超微结构差异进行分类。2017 年，世界卫生组织（WHO）修订内分泌器官肿瘤的分类，首次联合使用垂体前叶激素和转录因子，对垂体腺瘤进行新的分类，以强调转录因子在细胞分化和调控特定垂体前叶激素中的作用（表 21 - 1）。3 个垂体特异性转录因子作用如下。

1. 垂体转录因子 1　垂体转录因子 1（Pit-1）在生长激素细胞（somatotroph）、促甲状腺激素细胞（thyrotroph）、泌乳素细胞（lactototroph）及泌乳素生长激素细胞（mammosomatotrophs）中表达，并在各自的肿瘤分化中起作用。

2. 类固醇合成因子 1　类固醇合成因子 1（SF1）调控促性腺激素细胞（gonadotroph）细胞分化，有 SF1 表达的腺瘤为促性腺激素细胞（gonadotroph）腺瘤。

3. T-box 垂体转录因子　T-box 垂体转录因子（T-Pit）调控促肾上腺皮质激素（ACTH）的前体多肽阿黑皮素原（POMC）的转录，并在促肾上腺皮质激素腺瘤中表达。

免疫组化法检测垂体激素表达仍是研究垂体腺瘤亚型的第一步。应

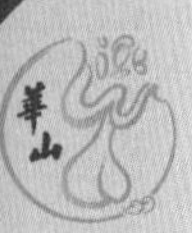

用免疫组化检测转录因子，对于确定具有较低程度（<5%）激素表达或缺乏激素表达的垂体腺瘤的谱系尤为重要。

2017年，内分泌肿瘤WHO分类摒弃了“非典型腺瘤（atypical adenoma）”的术语，推荐区分出具有临床进袭性（aggressive）生物学行为的垂体腺瘤亚型，即高风险垂体腺瘤，包括稀疏颗粒型生长激素细胞腺瘤、男性泌乳素细胞腺瘤、Crooke细胞腺瘤、静默型促肾上腺皮质激素腺瘤及Pit-1阳性多激素细胞腺瘤。

垂体腺瘤多数为良性，但仍然有少部分具有进袭性甚至发生转移，鉴于这种不同的生物学行为，2021年第5版“WHO中枢神经系统肿瘤分类概述”中，与“垂体腺瘤”并列使用“垂体神经内分泌肿瘤（PitNET）”这个新术语。此概念将在第5版“内分泌器官肿瘤分类”中进一步讨论。寻找预测肿瘤进袭或转移性的分子标志物，开发新的治疗靶点，将是今后研究的趋势（表21-1）。

表21-1　2017 WHO垂体腺瘤功能形态学分类

腺瘤类型	免疫表型	转录因子及其他辅助因子
Pit-1细胞谱系腺瘤类型		
生长激素细胞腺瘤		
致密颗粒型生长激素细胞腺瘤	GH，PRL+/-，LCK：核周或弥漫	Pit-1
稀疏颗粒型生长激素细胞腺瘤	GH，PRL+/-，LCK：核旁点状	Pit-1
泌乳生长激素细胞腺瘤	同一细胞表达GH和PRL	Pit-1，ER
混合性生长激素和泌乳激素细胞腺瘤	不同细胞表达GH和PRL	Pit-1，ER
泌乳素细胞腺瘤		
稀疏颗粒型泌乳素细胞腺瘤	PRL	Pit-1，ER
致密颗粒型泌乳素细胞腺瘤	PRL	Pit-1，ER
嗜酸干细胞腺瘤	PRL，GH+/-	Pit-1，ER
促甲状腺激素细胞腺瘤	TSH	Pit-1
Pit-1阳性多激素细胞腺瘤	GH，PRL，TSH	Pit-1

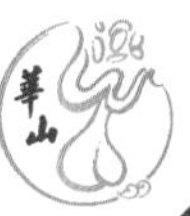

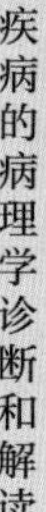

（续表）

腺瘤类型	免疫表型	转录因子及其他辅助因子
T-Pit 细胞谱系腺瘤		
促肾上腺皮质激素细胞腺瘤		
致密颗粒型促肾上腺皮质激素细胞腺瘤	ACTH，LCK：弥漫表达	T-Pit
稀疏颗粒型促肾上腺皮质激素细胞腺瘤	ACTH，LCK：弥漫表达	T-Pit
Crooke 细胞腺瘤	ACTH，LCK：环状表达	T-Pit
SF-1 细胞谱系腺瘤		
促性腺激素细胞腺瘤		
稀疏颗粒型促性腺激素细胞腺瘤	FSH 和/或 LH	SF-1，ER，GATA2
细胞谱系未定腺瘤		
零细胞腺瘤	激素和转录因子均不表达	
复合细胞谱系腺瘤		
多激素腺瘤	2 种或 3 种细胞谱系的不同激素组合	
双腺瘤	2 个腺瘤共存，分别表达不同的转录因子或激素	

注：LCK，低分子量细胞角蛋白

（二）垂体癌

罕见，垂体腺瘤出现颅脑脊髓和/或全身转移时，称为垂体癌，诊断垂体癌必须除外其他部位起源的癌。垂体腺瘤的原发病史、转移灶与原发肿瘤相似或一致的形态学和免疫组化表现有助于诊断。

（三）垂体母细胞瘤

见于婴幼儿的罕见恶性肿瘤，起源于垂体前叶，临床主要表现为库欣病。组织学可见原始 Rathke 裂上皮、小的滤泡星状细胞和部分向腺垂体分化的细胞，分子遗传学有 *DICER1* 基因突变。

二、垂体后叶肿瘤

包括垂体细胞瘤、颗粒细胞瘤、梭形细胞嗜酸细胞瘤和鞍区室管膜瘤。这 4 类肿瘤被认为有共同的垂体后叶细胞起源。垂体后叶细胞属于垂体后叶的特殊胶质细胞，其标志物 TTF-1 免疫反应阳性表达。垂体细胞瘤（pituicytoma，PC）由双极纺锤形细胞组成，呈束状或席纹状排列，瘤细胞胞质丰富嗜酸性，核卵圆形细长，核分裂象罕见，免疫组化显示肿瘤细胞呈弥漫性 S-100 阳性和不同程度胶质纤维酸性蛋白（glial fibrillary acidic portein，GFAP）阳性表达。颗粒细胞瘤（granular cell tumour，GCT）富含溶酶体，具有丰富的颗粒状嗜酸性胞质，特殊染色 PAS 阳性，免疫组化显示 CD68、S-100、α_1-抗胰蛋白酶、α_1-抗胰凝乳蛋白酶和组织蛋白酶 B 阳性表达。梭形细胞嗜酸细胞瘤（spindle cell oncocytoma，SCO）富含线粒体，胞质嗜酸性，呈束状排列或形成模糊的小叶结构，免疫组化显示波形蛋白（vimentin）、S-100、BCL2、EMA 和抗线粒体抗体阳性表达。鞍区室管膜瘤（sellar ependymoma，SEP）是可见典型室管膜瘤的特征，包括形成围绕血管的假菊形团和真室管膜菊形团结构。

三、颅咽管瘤

颅咽管瘤是一种组织学良性、但具有侵袭性生长特点的囊性和/或实性肿瘤，起源于 Rathke 囊的胚胎残余。可分为两种组织学类型：造釉质型颅咽管瘤（ACP）和乳头型颅咽管瘤（PCP）。ACP 是儿童期发病的主要亚型，但可发生在所有年龄；而 PCP 主要发生在成人，很少见于儿童。ACP 由鳞状上皮及局部松散的星网状细胞构成，基底细胞呈栅栏状，可见湿角化、钙化，常伴囊性变，与 PCP 相比，ACP 更易侵犯脑组织；PCP 由非角化鳞状上皮围绕纤维血管轴心形成乳头状结构，无湿角化。

95%的 PCP 存在 *BRAF V600E* 基因突变，免疫组化呈 *BRAF V600E* 阳性表达；75%～96%的 ACP 存在 *CTNNB1* 基因突变，免疫组化呈 β-联蛋白（catenin）细胞核阳性表达。这些分子标志物具有诊断价值，且已有少数病例报道针对 *BRAF V600E* 突变颅咽管瘤的靶向治疗有效。

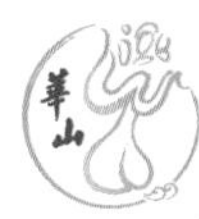

四、节细胞瘤和混合性节细胞瘤-垂体腺瘤

肿瘤由成熟的神经节细胞构成，起源于垂体或与垂体相邻的下丘脑。镜下见丰富的神经纤维网内有散在分布的神经元，神经元胞体较大，核仁明显，可见双核。节细胞瘤常与垂体生长激素细胞腺瘤并发。

五、胶质瘤

毛细胞型星形细胞瘤（pilocytic astrocytoma，PA）为 WHO Ⅰ级的低级别胶质瘤，常见于儿童及青少年，好发于小脑。发生于鞍区及鞍上的 PA 多起源于视交叉、视神经或下丘脑。镜下瘤细胞排列疏松与紧密相间，形成双相结构，瘤细胞突起细长呈毛发状，可见 Rosenthal 纤维和嗜酸性颗粒小体，瘤内血管丰富伴血管壁玻璃样变性和肾小球样增生。

毛细胞黏液样星形细胞瘤（pilomyxoid astrocytoma，PMA）是 PA 的亚型，好发于婴幼儿，多数发生于下丘脑和视神经通路区域，较 PA 具有更强的侵袭性。PMA 病理学表现为：肿瘤细胞由单一的双极细胞组成，明显以血管为中心排列，可见黏液样基质，一般无 Rosenthal 纤维和嗜酸性颗粒小体。2007 年，WHO“中枢神经系统肿瘤分类”中曾将其归入 WHO Ⅱ级，但由于近年来发现 PMA 与 PA 的组织学和基因表型具有广泛重叠，2016 年，“中枢神经系统肿瘤 WHO 分类”建议其分级待定。分子水平层面，部分 PA 和 PMA 病例具有 *KIAA1549-BRAF* 融合或 *BRAF V600E* 突变。

六、间叶性肿瘤

（一）脑膜瘤

肿瘤起源于蛛网膜细胞，紧贴硬脑膜缓慢生长。常发生于成人，女性多见，不典型和间变型脑膜瘤以男性偏多。脑膜瘤形态多样，亚型较多，其中大多数亚型呈惰性生长，组织学分级为 WHO Ⅰ级，包括上皮型、纤维型、过渡型、沙砾体型、血管瘤型、微囊型、分泌型、富于淋巴浆细胞型和化生型脑膜瘤 9 个亚型；有些亚型易复发和快速进展，包括 3 个 WHO Ⅱ级亚型：非典型、透明细胞型和脊索样型脑膜瘤，以及 3 个 WHO Ⅲ级亚型：间变性/恶性、乳头状和横纹肌样脑膜瘤。其中，非典型脑膜瘤病理学诊断标准包括：核分裂象增多≥4/10HPF，或脑浸润，或有至少 3 个以下形态特征：细胞密度增加，核浆比例高的小细胞，核仁明显，失结构呈片状发布，灶性坏死。间变型脑膜瘤，核分裂象增多≥20/10HPF。

（二）神经鞘瘤

良性肿瘤，生长缓慢。组织学梭形表现为瘤细胞排列呈双相性结构，形成瘤细胞致密的 Antoni A 区和疏松的 Antoni B 区。可见 Verocay 小体和含脂细胞聚集。

（三）孤立性纤维性肿瘤/血管外皮瘤

孤立性纤维性肿瘤/血管外皮瘤（solitary fibrous tumor/haemangiopericytoma，SFT/HPC）是纤维母细胞来源的间叶性肿瘤，与硬脑膜相连，术前常被诊断为脑膜瘤，肿瘤内血管异常丰富，手术时易出血。根据 2017 年“WHO 中枢神经系统的分类”，SFT/HPC 可分为 3 级，1 级细胞密度相对较低，间质胶原丰富；2 级细胞密度较高，胶原减少，可见裂隙状或鹿角样血管；3 级核分裂象增加，每 10 个高倍镜视野下至少有 5 个核分裂象。分子水平层面，SFT/HPC 多在 12q13 位点发生 *NAB2* 和 *STAT6* 基因融合，免疫组化表现为 *STAT6* 在细胞核阳性表达，可与脑膜瘤或其他间叶性肿瘤相鉴别。

（四）脊索瘤

脊索瘤是起源于胚胎脊索残留的，低到中度恶性的骨肿瘤，具有局部侵袭性、高复发率和潜在的转移性。斜坡和蝶鞍为其好发部位之一。2019 版 WHO“骨肿瘤分类”将脊索瘤分为传统型（典型黏液样、软骨

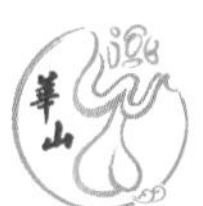

样或混合型）、去分化型和差分化型。大体上，肿瘤为分叶状肿块，切面呈凝胶状或软骨样，质脆。典型组织学特点为在嗜碱性黏液样基质内，空泡样细胞或蜡滴样细胞条索状排列。免疫组化显示肿瘤细胞 CK、波形蛋白（vimentin）、EMA 和 S-100 均呈阳性表达，具有特异性 *Brachyury* 表达和无 *IDH1/2* 基因突变可以将其与软骨肉瘤相鉴别；去分化型脊索瘤系脊索瘤伴发高级别肉瘤，可以是新生的，也可以是在先前切除的传统型脊索瘤的位置。该型预后差，远处转移率和死亡率高；差分化型脊索瘤为 2019 版 WHO“骨肿瘤分类”新增类型，该型罕见，多位于颅底和颈椎，组织学特点是瘤细胞有上皮和横纹肌样分化特点，空泡状细胞和黏液软骨样基质较少，免疫组化以上皮和 Brachyury 阳性及 SMARCB1（INI1）表达缺失为特征，恶性程度较高。

（五）软骨肉瘤

软骨肉瘤好发于四肢长骨，原发于颅内者少见。发生于颅内者常以颅底鞍区和鞍旁为好发区域。肿瘤的浸润性生长可致蝶骨和斜坡等部位骨质破坏。组织学上，软骨肉瘤可产生软骨基质，有大小不等、形态不规则的软骨小叶。软骨肉瘤分为 3 级，1 级分化良好，恶性程度低，可见丰富的软骨基质，细胞稀疏，大小形态一致，双核少见；2 级较 1 级软骨基质少，软骨细胞多，核有异型，可见双核，少量核分裂象；Ⅲ级分化差，恶性程度高，细胞密度高，异型性明显，核分裂象易见。免疫组化显示 S-100 和 Vimentin 阳性，CK 和 EMA 阴性。半数以上软骨肉瘤可发生 *IDH1/2* 基因突变，具有相对特异性。

七、生殖细胞肿瘤

生殖细胞肿瘤（GCTs）是一组罕见的肿瘤，好发于儿童和青少年。中枢神经系统 GCTs 最常见于松果体、鞍上区、第三脑室、基底节及小脑等部位。GCTs 包括生殖细胞瘤、胚胎性癌、卵黄囊瘤、绒癌、成熟畸胎瘤、未成熟畸胎瘤及畸胎瘤恶变。免疫组化显示生殖细胞瘤表达 *PLAP*、*OCT-4*、*CD117* 和 *D2-40*，胚胎性癌表达 *CK* 和 *CD30*，卵黄

囊瘤表达 *CK* 和 *AFP*，绒癌表达 *CK* 和 *HCG*。

八、组织细胞肿瘤

朗格汉斯细胞组织细胞增生症（LCH）起源于髓样树突状细胞，好发于儿童和青少年，可累及单或多个器官，好发部位依次为骨骼（80%）、皮肤（33%）、垂体（25%）、肝脏（15%）、脾（15%）、造血系统（15%）、肺（15%）、淋巴结（5%～10%）和中枢神经系统除垂体外的其他部位（2%～4%）。

中枢神经系统 LCH 以下丘脑-垂体部位最为常见，临床主要表现为尿崩症。活体组织检查病理仍是诊断 LCH 的“金标准”。LCH 的基本病理学特点是朗格汉斯细胞异常增生、浸润，呈簇状或片状分布，伴有比例不等的嗜酸性粒细胞、中性粒细胞、淋巴细胞和泡沫细胞等，有时可见嗜酸性脓肿形成。免疫组化显示 S-100、CD1a 和 Langerin 阳性。研究发现 MAPK 通路激活在 LCH 的发生发展中发挥重要作用，LCH 患者中 *BRAFV600E* 基因突变率为 38.5%～64%，提示 LCH 属于肿瘤性病变。

九、淋巴造血系统肿瘤

包括原发中枢神经系统的弥漫大 B 细胞淋巴瘤（diffuse large B cell lymphoma，DLBCL）、浆细胞肿瘤或系统性血液系统肿瘤累及鞍区。DLBCL 由大 B 淋巴样细胞构成，呈弥漫性生长模式，肿瘤细胞核大小超过正常淋巴细胞核的 2 倍。肿瘤细胞表达 B 细胞标记物 CD19、CD20、CD79a 和 PAX5，联合 CD10、BCL6 和 MUM-1 抗体，可以将 DLBCL 分为生发中心型（GCB）和非生发中心型（non-GCB）两个亚型。中枢神经系统 DLBCL 大多数为 non-GCB 亚型。浆细胞瘤是来源于浆细胞的单克隆性增生形成的肿瘤，表达浆细胞相关抗原 CD38、CD138 和免疫球蛋白相关抗原 CD79a，且仅表达 κ 或 λ 单一型的免疫球蛋白。诊断浆细胞瘤时，需通过骨 X 线及骨髓检查除外血液系统多发性骨髓瘤。

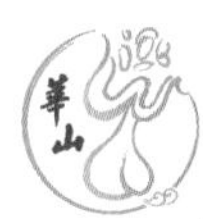

十、转移性肿瘤

虽然垂体转移瘤在总体上少见，但由于近年来癌症患者生存率的提高，该病的发生率有增高趋势。肺癌、乳腺癌和胃肠道癌是最常见的转移到鞍区的原发恶性肿瘤，患者年龄多为60～70岁。

垂体转移瘤常累及垂体后叶，患者出现尿崩症。垂体瘤极少引起尿崩症，因此如出现尿崩症，需考虑垂体转移瘤的可能性；也可出现垂体前叶功能减退和脑神经功能受损症状。此外，垂体转移瘤还可因“垂体柄效应”引起高泌乳素血症。

垂体转移瘤的诊断需结合临床表现、影像学特征、组织形态学和免疫组化特征、患者全身检查结果，必要时需辅以分子或细胞遗传学检测。转移瘤的组织学特征可提示其原发肿瘤的来源。

十一、下丘脑错构瘤

下丘脑错构瘤（hypothalamic hamartomas，HHs）是一种罕见的非肿瘤性异位组织，含有正常的神经元和胶质细胞，后者包括少突胶质细胞和纤维星形胶质细胞，但分布异常。病变起源于第三脑室底、灰结节或乳头体。病理显示大、小神经元弥散或聚集分布，胶质细胞散在分布。这些神经元并没有表现出发育不良的特征，免疫组化显示这些神经元NeuN（成熟神经元的标志）标记强阳性，基质Syn标记阳性，GFAP标记可见少量星形胶质细胞和少突胶质细胞。

十二、鞍区非肿瘤性病变

（一）垂体炎

垂体炎分为原发性和继发性，原发性垂体炎包括淋巴细胞性、肉芽肿性、黄瘤病性3种组织学亚型。淋巴细胞性垂体炎镜下见淋巴细胞浸润垂体前叶，可伴有反应性滤泡、浆细胞和不同程度的纤维化。肉芽肿性垂体炎由组织细胞、多核巨细胞和淋巴浆细胞性炎症组成。黄瘤病性垂体炎可见较多 S-100 和 CD1a 阴性的组织细胞，不同程度的淋巴细胞或肉芽肿形成。原发性垂体炎以淋巴细胞性垂体炎最为常见，多发生于女性，与妊娠关系密切（妊娠晚期或产后）；继发者多与结核、结节病、Wegener 肉芽肿、梅毒和真菌感染等全身性疾病和垂体肿瘤或 Rathke 囊肿等自身病变有关。近年来，随着肿瘤免疫治疗的发展和临床应用，肿瘤免疫治疗相关的继发性垂体炎报道也逐渐增多。

（二）IgG4 相关性垂体炎

IgG4 相关性疾病是一种病因不明的系统性疾病，几乎可影响每一个脏器，神经系统受累很少见，以硬脑膜炎和垂体炎最为常见。IgG4 相关性垂体炎多见于老年男性，病变可累及垂体前叶、后叶甚至垂体柄。垂体活体组织检查可见 IgG4 阳性浆细胞浸润（IgG4 阳性细胞数＞10/HPF 或 IgG4/IgG 阳性细胞＞40%），明确诊断必须结合临床表现和实验室数据。

（三）垂体囊肿

1. Rathke 囊肿　病变起源于垂体前叶和后叶之间的 Rathke 囊残留。囊肿壁内衬立方或柱状上皮，有时伴有黏液分化。免疫组化 CK 标记阳性。囊肿通常含有嗜酸性、胶质样内容物。

2. 蛛网膜囊肿　除了先天畸形因素外，后天的炎症刺激也是蛛网膜囊肿的一个重要发病因素。镜下见增生的蛛网膜细胞和增厚的胶原纤维层。

3. 表皮样囊肿　又称为胆脂瘤，鞍区表皮样囊肿占全部表皮样囊肿的 3%左右，起源于异位胚胎残余的外胚层组织。因其大体呈洁白如珍珠样又称珍珠瘤。包膜由鳞状上皮构成，可有钙化或伴胆固醇晶体。

十三、“金垂体”神经病理中心鞍区肿瘤汇总统计

如表 21 - 2 所示。

表 21-2　2005—2020 年华山医院神经外科鞍区病变病理统计(例)

鞍区病变	2005	2006	2007	2008	2009	2010	2011	2012	2013	2014	2015	2016	2017	2018	2019	2020	合计(按病种)
垂体腺瘤	541	592	503	513	524	555	733	678	966	1035	1044	1018	1134	1040	1391	1301	13568
Pit-1 细胞谱系																	
生长激素细胞腺瘤[1]	64	82	56	46	42	94	111	104	201	216	220	230	245	230	315	202	2458
泌乳素细胞腺瘤[1]	143	147	105	133	147	111	151	117	147	102	115	94	88	55	95	98	1848
促甲状腺激素细胞腺瘤	9	5	17	6	11	7	18	11	41	24	24	31	17	23	21	22	287
Pit-1 阳性多激素腺瘤[1]	0	0	0	0	0	0	0	0	0	0	0	0	0	28	37	65	130
T-Pit 细胞谱系腺瘤																	
促肾上腺皮质激素细胞腺瘤[1]	12	15	14	29	17	17	46	38	81	73	69	77	96	165	324	327	1400
SF-1 细胞谱系腺瘤																	
促性腺激素细胞腺瘤	23	62	88	95	111	23	84	43	93	125	311	221	358	420	563	547	3167
细胞谱系未定腺瘤																	
零细胞腺瘤	0	0	0	0	0	0	0	0	0	0	0	0	0	15	36	40	91
无激素[1]	290	281	223	204	196	303	323	365	403	495	305	365	330	104	0	0	4187
垂体癌	0	0	0	0	0	0	0	1	0	1	0	1	2	0	0	1	6
神经垂体肿瘤[2]	0	0	0	0	0	0	0	0	3	2	6	1	4	9	11	16	52
颅咽管瘤[3]	81	79	77	68	82	59	75	89	128	146	167	161	161	176	207	206	1962
节细胞瘤[4]	2	2	1	0	0	0	2	3	1	2	2	5	3	3	3	3	32
毛细胞型星形细胞瘤[5]	5	3	2	1	4	4	2	2	9	9	8	12	4	6	13	16	100
脑膜瘤[6]	48	42	57	55	57	62	67	63	108	102	89	106	121	123	144	152	1396

（续表）

鞍区病变	2005	2006	2007	2008	2009	2010	2011	2012	2013	2014	2015	2016	2017	2018	2019	2020	合计（按病种）
脊索瘤[7]	11	26	16	17	18	18	18	15	32	34	38	29	34	32	46	45	429
生殖细胞肿瘤[8]	11	11	5	8	3	3	6	6	8	10	14	18	23	17	19	19	181
组织细胞增生症[9]	0	0	0	0	0	0	0	0	3	2	1	2	0	2	2	11	23
淋巴造血系统肿瘤[10]	1	3	0	0	3	1	1	0	2	0	4	1	5	3	2	9	35
转移性肿瘤[11]	2	0	1	2	2	1	2	1	5	0	5	3	6	1	3	5	39
下丘脑错构瘤[12]	1	1	0	0	0	0	0	0	1	0	0	0	1	2	4	0	10
垂体炎[13]	0	0	0	1	0	0	0	0	2	2	1	0	1	2	1	4	14
囊肿[14]	35	42	57	21	33	23	17	20	38	50	33	37	47	61	60	66	640
合计（按年份）	738	801	719	686	726	726	923	878	1306	1395	1412	1394	1546	1477	1906	1854	18487

注：[1] 华山医院神经病理科自 2018 年采用 WHO 2017 分类标准后，累计诊断的高风险的腺瘤亚型如下：稀疏颗粒型生长激素细胞腺瘤 309 例［女性 62.5%，平均年龄（41.9±12.6 岁）］，男性泌乳素瘤 160 例［平均年龄（39.1±14.1 岁）］，Pit-1 阳性多激素腺瘤 130 例［女性 51.5%，平均年龄（46.9±12.8 岁）］，静默促肾上腺皮质激素细胞腺瘤 369 例［女性 88.1%，平均年龄（47.5±12.6 岁）］，19 例促肾上腺皮质激素细胞腺瘤中观察到了 Crooke 细胞形态。因 2018 年之前未采用转录因子分录，无激素分类中可能包含转录因子阳性的垂体腺瘤。

[2] 女性 54.7%，平均年龄 51.3 岁，其中垂体细胞瘤 28 例，颗粒细胞瘤 11 例，梭形细胞嗜酸细胞瘤 12 例，鞍区室管膜瘤 1 例。所有神经垂体肿瘤 TTF-1 染色阳性，垂体细胞瘤和颗粒细胞瘤中大多数病例 GFAP 和 S100 染色阳性，且 Ki67 指数相对较低。然而，在梭形细胞嗜酸细胞瘤患者中 GFAP 阳性率只有 41.7%，且该类型肿瘤中有两例 Ki-67 指数较高（8% 和 6%），提示该类型肿瘤可能有较高的增殖活性。

[3] 女性 42.8%，平均年龄 38.4 岁，其中 2 次以上手术获取病理 197 例。儿童颅咽管瘤 330 例，93.1% 为造釉型。明确分型的病理中，造釉型占 70.1%，乳头型占比 29.9%。

[4] 女性 86.3%，平均年龄 45.7 岁，其中 17 例合并生长激素垂体腺瘤，4 例合并泌乳素垂体腺瘤。

[5] 包含鞍区、视神经和下丘脑毛细胞型星形细胞瘤，女性 57%，平均年龄 20.9 岁。另外诊断 4 例 WHO Ⅱ级星形细胞瘤，3 例 WHO Ⅲ级间变细胞瘤和 2 例 WHO Ⅳ级胶质母细胞瘤。

[6] 女性 80.3%，平均年龄（51.3±11.1）岁，其中绝大多数为 WHO Ⅰ级，WHO Ⅱ级仅 28 例。

[7] 包含鞍区、斜坡脊索瘤，女性 45.7%，平均年龄（45.3±15.4）岁，其中 2 次以上手术获取病理的 95 例。另诊断鞍区、斜坡软骨肉瘤 40 例（女性 45.0%，平均年龄 34.4 岁）。

[8] 女性 50.7%，平均年龄为 16.5 岁，95% 的患者小于 30 岁。

[9] 女性 60.9%，平均年龄 32.1 岁。

[10] 其中淋巴瘤 24 例，浆细胞瘤 11 例，女性 42.9%，平均年龄 55.1 岁。

[11] 女性 41.5%，平均年龄 55.5 岁。

[12] 女性 50%，平均年龄 9 岁。

[13] 女性 75.0%，平均年龄 36.2 岁

[14] 其中 Rathke 囊肿 392 例，蛛网膜囊肿 66 例。

（撰写者：程海霞、乔霓丹；审校者：张　南，陈　宏）

参考文献

[1] DWORAKOWSKA D, GROSSMAN A B. Aggressive and malignant pituitary tumours: state-of-the-art [J]. EndocrRelat Cancer, 2018,25:R559-R575.

[2] KREMENEVSKI N, SCHLAFFER S M, CORAS R, et al. Skull base chordomas and chondrosarcomas [J]. Neuroendocrinology, 2020,110:836-847.

[3] LIM C T, KORBONITS M. Update on the clinicopathology of pituitary adenomas [J]. EndocrPract, 2018,24:473-488.

[4] MANOJLOVIC-GACIC E, BOLLERSLEV J, CASAR-BOROTA O. Invited review: pathology of pituitary neuroendocrine tumours: present status, modern diagnostic approach, controversies and future perspectives from a neuropathological and clinical standpoint [J]. Neuropathol Appl Neurobiol, 2020,46:89-110.

[5] MÜLLER H L. The diagnosis and treatment of craniopharyngioma [J]. Neuroendocrinology, 2020,110:753-766.

[6] SATHYAKUMAR R, CHACKO G. Newer concepts in the classification of pituitary adenomas [J]. Neurol India, 2020,68(Supplement):S7-S12.

[7] TAKAGI H, IWAMA S, SUGIMURA Y, et al. Diagnosis and treatment of autoimmune and IgG4-related hypophysitis: clinical guidelines of the Japan Endocrine Society [J]. Endocr J, 2020,67:373-378.

[8] VILLA C, VASILJEVIC A, JAFFRAIN-REA M L, et al. A standardised diagnostic approach to pituitary neuroendocrine tumours (PitNETs): a European Pituitary Pathology Group (EPPG) proposal [J]. Virchows Arch, 2019,475:687-692.

第 22 章 鞍区肿瘤术后水、电解质紊乱纠正的诊疗规范

一、概况

鞍区肿瘤术后水、电解质紊乱较常见，主要为高钠血症和低钠血症。前者主要原因为尿崩症或渴感中枢受损，后者主要原因为抗利尿激素分泌不当综合征（SIADH）或脑性盐耗综合征（CSWS）。严重的水、电解质紊乱以及处理不当均可致患者死亡。因此，鞍区肿瘤术后水、电解质紊乱的预防和正确处理非常重要。

二、高钠血症

（一）临床表现

血清钠高于 145 mmol/L 时称为高钠血症。轻度高钠血症可无临床表现。持续严重高钠血症可表现为烦躁、易激怒、知觉减退、肌张力增高、横纹肌溶解、认知障碍、癫痫、抽搐和昏迷等，均为非特异性症状。高钠血症是神经外科重症监护病房病死率增加的独立危险因素。

（二）病因

中枢性尿崩症导致出入液量不平衡、排泄稀释的尿液引起失水多于失钠是鞍区肿瘤术后高钠血症的主要原因，主要见于渴感缺失或不能对渴感做出反应（通常由于精神状态受损，如老年或危重症患者）的患者，以及可产生渴感但需他人提供液体摄入的患者。中枢性尿崩症伴渴感缺失，又称渴感减退性尿崩症。该类患者由于抗利尿激素（ADH）分泌和渴感均受损，易反复发生高钠血症，常见于生殖细胞肿瘤、颅咽管瘤及中枢神经系统结节病等疾病。

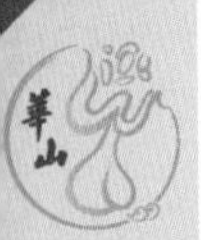

鞍区肿瘤术后尿崩症的发生和持续时间与肿瘤的性质、大小、质地以及与垂体柄的关系等因素相关。颅咽管瘤患者术后尿崩症发生率较高，且多为永久性；而垂体腺瘤患者术后尿崩症常发生于术后早期，发生率为1.6%～45%，大多数病例为一过性，永久性尿崩症发生率为0.3%～10%。部分鞍区病变如生殖细胞肿瘤、颅咽管瘤、朗格汉斯细胞组织细胞增生症或垂体脓肿等，术前即可发生尿崩症。临床上，如未及时识别尿崩，出液量多于入液量，即可能引起高钠血症。除尿崩症外，高热、肺炎、气管切开等导致的不显性失水增加，呕吐、引流、胃肠减压等引起的胃肠原性液体丢失过多，较多含钠药物或甘露醇等的使用，均可能诱发高钠血症。

（三）治疗

治疗高钠血症首先要评估其缺水量和急慢性。高钠血症患者的缺水量可通过公式估算：缺水量（L）＝患者体重（kg）×0.6（青年男性/儿童）或0.5（女性/老年男性）或0.4（脱水患者）×［血清钠浓度（mmol/L）/140－1］。由于尿液丢失导致高钠血症的患者，除了补充现有的缺水量，还必须补充仍在发生的水丢失量。该丢失量可通过尿无电解质水清除率的公式计算：尿无电解质水清除率（mL/h）＝尿流率（mL/h）×｛1－［（尿钠浓度（mmol/L）＋尿钾浓度（mmol/L)］/血清钠浓度（mmol/L）｝。

高钠血症持续超过48 h即为慢性。几乎所有的高钠血症都会发展为慢性，即使是在出现急性精神状态改变的患者中所发现的高钠血症也多为慢性高钠血症。高钠血症持续不超过48 h为急性高钠血症，并不常见。慢性高钠血症过快降低血钠浓度可发生脑水肿，而急性高钠血症得不到治疗可导致永久性神经损伤。对于慢性高钠血症患者的补液目标是在24 h内降低血清钠浓度约10 mmol/L，但不超过12 mmol/L；急性高钠血症的患者，应当使血清钠在24 h内迅速降低至接近正常水平。对于慢性高钠血症，每4～6 h测量1次血清钠浓度，急性高钠血症每1～2 h

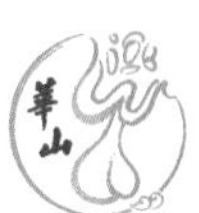

测量1次，直到血钠浓度稳定，然后每12～24 h测量1次，以确保血清钠浓度在以期望的纠正速度恢复到正常的范围。

慢性高钠血症一般在最初的24 h内补充一半的缺水量，剩下的一半在接下来的24 h内给予补充。如果患者有低血容量和休克，通常先静脉给予生理盐水纠正血容量不足。如患者意识清醒，嘱口服蒸馏水；意识欠清，予鼻饲蒸馏水。如无法经肠道补液，则需进行静脉输液，可选择5%葡萄糖注射液、平衡溶液（如乳酸林格液）和0.9%氯化钠注射液，对于多数患者，首选葡萄糖注射液。使用葡萄糖注射液时需监测患者是否出现高血糖，如出现高血糖或为糖尿病患者，则应在5%葡萄糖注射液中加入短效人胰岛素（一般每250 ml 5%葡萄糖注射液中加4单位短效人胰岛素），同时监测血钾，避免低血钾。当高钠血症合并尿崩症时，应同时使用去氨加压素（DDAVP）控制尿量，根据尿量和血钠调整用药剂量。

（四）术后管理与随访

鞍区肿瘤术后常规记录每小时尿量和24 h出入液量，每日监测血浆渗透压、尿渗透压和血电解质。对于术前即有尿崩症的患者、特别是渴感缺失的患者，应积极预防术后高钠血症的发生。当发现每小时尿量明显增加（成人每小时尿量超过250 ml，连续2 h）时，应使用DDAVP，以保证出入液量平衡，尽可能控制24 h出液量不超过3000 ml。DDAVP可使用口服片剂，每天0.05～1.2 mg，每天分1～4次给药。常以睡前给药作为起始治疗，之后可按需加用早晨和/或中午给药。在不能口服给药或其他紧急情况下，可使用DDAVP注射制剂（每天1～2次，每次1～4 μg，静脉、肌内或皮下注射）。必要时可监测中心静脉压（central venous pressure，CVP）以评估血容量。高钠血症纠正过程中监测血电解质的频率可增加至q2 h～q8 h。如连续监测电解质正常，则电解质监测频率可延长至每2～3天1次。

患者出院后需继续记录24 h出入液量。有尿崩症患者按医嘱口服

DDAVP 控制尿量，做到口渴喝水。出院后 2 周内每 2～3 天监测电解质 1 次。

三、低钠血症

（一）临床表现

血清钠低于 135 mmol/L 时称为低钠血症。垂体腺瘤术后低钠血症发生率为 1.8%～35%，多见于术后 5～7 d。低钠血症的症状取决于低钠严重程度和血钠下降速度：轻至中度低钠血症（>120 mmol/L）或血钠逐渐下降（>48 h）的患者症状较轻。严重低钠血症（<120 mmol/L）或血钠迅速下降的患者有多种不同的症状，包括头痛、厌食、恶心、呕吐、易乏力、疲劳和肌肉痉挛，甚至出现精神症状、癫痫、昏迷。在术后应警惕低钠血症的发生，出现可疑症状时应及时监测电解质。

（二）病因

1. 抗利尿激素分泌不当综合征 为鞍区肿瘤术后低钠血症的主要原因。诊断依据：低血钠同时低血渗透压、尿钠浓度（>30 mmol/L）和尿渗透压（>100 mOsm/kg · H_2O）异常升高、血容量不低、排除引起低钠血症的其他原因（如肾上腺皮质功能不全、甲状腺功能减退症、心力衰竭、失盐性肾病、肝病、影响肾脏水排泄的药物）、限制液体摄入可纠正低钠血症。多为一过性，偶有持续长达 1 年甚至更长时间。

2. 脑性盐耗综合征 为中枢神经系统疾病患者低钠血症的另一个原因，表现为尿钠不适当丢失导致的低钠血症和细胞外液容量不足，多数伴有尿量增多，甚至疑似尿崩症。诊断依据：在低血容量临床证据的基础上，患者出现低钠血症伴血浆渗透压下降，而尿钠浓度（>30 mmol/L）和尿渗透压水平（>100 mOsm/kg · H_2O）异常升高，并排除肾小管功能障碍或应用利尿药物后导致的尿钠排泄增加。

抗利尿激素分泌不当综合征（SIADH）和脑性盐耗综合征（CSWS）患者虽均表现为低钠血症，但两者发病机制不同，治疗方式也不同。主

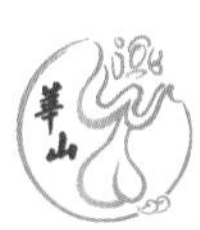

要区别在于 SIADH 为正常血容量而 CSWS 为低血容量，可通过症状、体征、出入液量监测及 CVP 测定予以鉴别。

3. 继发性肾上腺皮质功能减退症 皮质醇缺乏导致的低钠血症与 ADH 分泌增多和作用增强有关，目前认为其可能机制包括低皮质醇导致血压和心输出量降低，间接促进 ADH 释放；低皮质醇可导致促肾上腺皮质激素释放激素（CRH）分泌增加，而 CRH 可直接促进 ADH 分泌；在肾脏，皮质醇可拮抗 ADH 的作用，低皮质醇可导致对 ADH 的拮抗作用减弱，从而使肾脏对自由水的清除率下降。目前，“金垂体”中心对鞍区肿瘤患者术后常规随访晨血皮质醇，如有低下会及时补充糖皮质激素，故该原因所致的低钠血症少见。

4. 甲状腺功能减退症 低钠血症部分与甲状腺功能减退症相关，尤其是重度原发性甲状腺功能减退症和黏液性水肿患者。重度黏液性水肿患者，心输出量减少可通过颈动脉窦压力感受器引起 ADH 释放。此外，肾血流量、肾小球滤过率、肾小管最大重吸收和分泌量减少引起的肾脏排水功能受损和组织中亲水沉积物导致的水潴留使得体内总水量增加，这种总容量的增加偶尔会导致明显的低钠血症。

5. 其他 反复呕吐或长期胃肠减压引流导致胃肠道消化液持续性丢失、应用排钠利尿剂而未补充钠盐，短期输入过多不含钠盐成分的液体，均可导致低钠血症。嗜饮啤酒（不含或仅含极少量的钠）的营养不良者和其他营养不良的患者（包括摄入低蛋白、高水分膳食的患者），可能会由膳食摄入不良直接引起水排泄能力显著下降，导致低钠血症。

（三）治疗

治疗低钠血症首先要评估其严重程度和急慢性。轻、中度低钠血症无症状患者，特别是慢性者，查明病因后予以对因治疗和每天 1～2 次监测电解质。严重症状性低钠血症，即出现癫痫发作、意识混沌、昏迷、头痛、恶心、呕吐、震颤、步态障碍、运动障碍或意识模糊者，需即刻开始治疗。第 1 小时治疗：先予 3%氯化钠注射液 150 ml 静脉滴

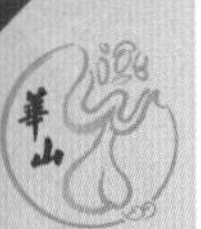

注，20 min 后复查血钠和评估症状，可再次给药，直至血钠升高 5 mmol/L 或达 120 mmol/L，症状改善后，停止输注高渗盐水，换用生理盐水维持静脉滴注，同时积极查明低钠原因后对因治疗。如经第 1 小时上述治疗后血钠升高 5 mmol/L 但症状仍持续，可继续使用高渗盐水但需控制血钠升高速度每小时不超过 1 mmol/L，24 h 血钠升高不超过 10 mmol/L。

SIADH 的治疗为限制液体摄入同时补钠（盐胶囊方便可行），部分限水困难患者可以使用选择性血管加压素 2 受体拮抗剂托伐普坦；CSWS 重点在于补水同时补钠；对于继发性肾上腺皮质功能减退症和甲状腺功能减退症患者，应补充皮质醇和甲状腺激素。

血钠升高过快可能并发渗透性脱髓鞘综合征（osmotic demyelination syndrome，ODS）。发生 ODS 的其他危险因素包括低钾血症、肝病、营养不良及酗酒等。因此，ODS 高风险人群 24 h 内血钠升高速度应不超过 8 mmol/L，ODS 中风险人群应不超过 10 mmol/L。临床表现为若干不可逆的神经系统症状，包括癫痫发作、定向障碍甚至昏迷。严重受累的患者会出现闭锁综合征。MRI 典型表现为脑桥中央或脑桥以外相关结构的病变：在 T_1 加权序列上呈低信号，在相应的 T_2 加权以及流动衰减反转恢复（T_2-Flair）序列上呈高信号，弥散加权成像（DWI）对早期脱髓鞘病变更为敏感。病灶形状可多样，具有对称性，边界清晰，占位效应明显。但临床症状和 MRI 出现病灶并不同步，往往有 1～2 周的时间差。治疗以支持和对症治疗为主，积极治疗原发病。早期应用丙种球蛋白、糖皮质激素冲击疗法可能抑制本病进展，也可试用高压氧和血浆置换。

（四）术后管理与随访

鞍区肿瘤术后常规记录每小时尿量和 24 h 出入液量，监测电解质，及时发现水电解质紊乱，并予以相应的治疗。

术后 SIADH 导致的低钠血症可发生于术后 4～12 d，最多见于术后

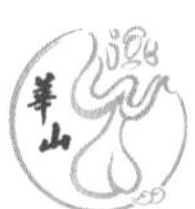

7～8 d，因此出院后仍需要关注低钠血症的发生。出院时需口头和书面提醒电解质紊乱发生风险和相关症状。建议鞍区肿瘤术后患者出院后继续记录 24 h 出入液量，出院后 2 周内每 2～3 天监测电解质 1 次。鉴于术后低钠血症患者 SIADH 发生率远高于 CSWS，鞍区肿瘤患者手术出院后，做到口渴喝水。如果没有尿崩，建议控制入液量＜1 500 ml/d，可有效预防因低钠血症再入院。

四、“金垂体”观点

1）高钠血症和低钠血症均为鞍区肿瘤术后常见的电解质紊乱，是导致患者预后不良和病死率增加的危险因素；

2）患者在围手术期和出院后，均应积极监测是否存在血钠异常，及时正确评估病因及严重度，稳步调整治疗。

（撰写者：龚　伟、周　翔；审校者：何　敏、叶红英）

参考文献

［1］AIYAGARI V，DEIBERT E，DIRINGER M N. Hypernatremia in the neurologic intensive care unit：how high is too high?［J］. J Crit Care，2006，21：163－172.

［2］AJLAN A M，ABDULQADER S B，ACHROL A S，et al. Diabetes insipidus following endoscopic transsphenoidal surgery for pituitary adenoma［J］. J Neurol Surg B Skull Base，2018，79：117－122.

［3］ARAUJO-CASTRO M，PASCUAL-CORRALES E，MARTÍNEZ SAN MILLAN J S，et al. Postoperative management of patients with pituitary tumors submitted to pituitary surgery. Experience of a Spanish Pituitary Tumor Center of Excellence［J］. Endocrine，2020，69：5－17.

［4］BERL T，SCHRIER R W. Disorders of water homeostatis［M］//Schrier RW，7th ed. Renal and electrolyte disorders. Philadelphia，PA：Lippincott，Williams and Wilkins，2010：1－44.

［5］CABASSI A，TEDESCHI S. Severity of community acquired hypernatremia is an independent predictor of mortality：a matter of water balance and rate of correction [J]. Intern Emerg Med, 2017,12:909 - 911.

[6] ELLISON D H, BERL T. The syndrome of inappropriate antidiuresis [J]. N Engl J Med, 2007,356:2064.

[7] HANNON M J, FINUCANE F M, SHERLOCK M, et al. Clinical review: disorders of water homeostasis in neurosurgical patients [J]. J Clin Endocrinol Metab, 2012,97:1423 - 1433.

[8] KIRAN Z, SHEIKH A, MOMIN S N, et al. Sodium and water imbalance after sellar, suprasellar, and parasellar surgery [J]. Endocr Pract, 2017,23:309 - 317.

[9] MENDEL C K, MERVYN K, CHRIOSTOPHER W, et al. Hyponatraemia and hypernatraemia: disorder of water balance in neurosurgery [J]. Neurosurg Rev, 2021, doi:10.1007/s10143 - 020 - 01450 - 9. Online ahead of print.

[10] SATA A, HIZUKA N, KAWAMATA T, et al. Hyponatremia after transsphenoidal surgery for hypothalamo-pituitary tumors [J]. Neuroendocrinology, 2006,83:117 - 122.

[11] SCHRIER R W. Body water homeostasis: clinical disorders of urinary dilution and concentration [J]. J Am Soc Nephrol, 2006,17:1820.

[12] SNYDER M H, ASUZU D T, SHAVER D E, et al. Routine postoperative fluid restriction to prevent syndrome of inappropriate antidiuretic hormone secretion after transsphenoidal resection of pituitary adenoma [J]. J Neurosurg, 2021:1 - 8.

[13] SPASOVSKI G, VANHOLDER R, ALLOLIO B, et al. Clinical practice guideline on diagnosis and treatment of hyponatraemia [J]. Eur J Endocrinol, 2014,170:G1 - G47.

[14] STERNS R H. Disorders of plasma sodium-causes, consequences, and correction [J]. N Engl J Med, 2015,372:55 - 65.

[15] WATTS A G, TANIMURA S, SANCHEZ-WATTS G. Corticotropin-releasing hormone and arginine vasopressin gene transcription in the hypothalamic paraventricular nucleus of unstressed rats: daily rhythms and their interactions with corticosterone [J]. Endocrinology, 2004,145:529 - 540.

第 23 章

鞍区肿瘤术后中枢神经系统感染的诊疗规范

一、概述

鞍区肿瘤术后中枢神经系统感染（脑膜炎/脑室炎）的发生与颅内植入物、开颅手术和经鼻腔操作相关，也与硬脑膜完整性破坏后发生术后脑脊液漏密切相关。其他部位的院内感染也可通过血流播散导致术后中枢神经系统感染。感染的高危因素包括清洁-污染开颅术、手术操作时间＞4 h、脑室内出血、术中大量失血、脑室外引流或植入物、术后脑脊液漏、不规范的无菌操作、术中外科手套破损、术前备皮时间过早、多次手术和长期糖皮质激素应用等。

神经外科术后感染常见的病原菌为革兰染色阳性细菌，主要包括凝固酶阴性葡萄球菌、金黄色葡萄球菌、链球菌、肠球菌等，图 23－1 列

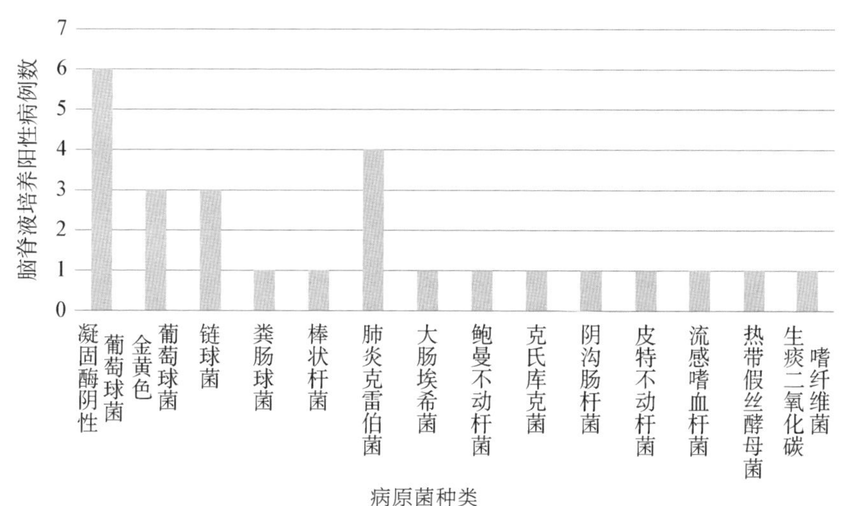

图 23－1　2018 年 11 月至 2020 年 11 月华山医院鞍区肿瘤术后中枢神经系统感染病原体分布

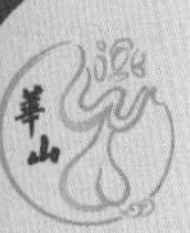

举了华山医院神经外科鞍区肿瘤术后中枢神经系统感染病原学分布情况，其中革兰染色阳性细菌占比约62%；革兰染色阴性细菌感染在鞍区肿瘤术后中枢神经系统感染中也较常见，如肺炎克雷伯菌、大肠埃希菌、不动杆菌等，且革兰阴性菌感染的术后患者病情相对更重；鞍区肿瘤术后中枢神经系统念珠菌感染相对少见。

二、临床表现

1. 症状和体征　发热、头痛、意识及精神状态改变（谵妄、烦躁、嗜睡、昏睡、昏迷等意识状态进行性加重）、癫痫、局灶性神经功能障碍、呕吐、食欲下降、脑脊液鼻漏或耳漏。

2. 体格检查　脑膜炎刺激征（颈抵抗、克氏征阳性、布氏征阳性）；手术切口可见愈合不良、红肿、异常分泌物或皮下积液/积脓。

三、实验室检查

1. 血常规检查　白细胞计数升高、中性粒细胞比例升高。

2. 炎症指标　C反应蛋白升高，降钙素原（procalcitonin，PCT）升高。

3. 脑脊液性状　脑脊液浑浊、黄色或脓性；脑脊液白细胞数升高，多核细胞比例＞70%；脑脊液糖含量降低，脑脊液葡萄糖/同步血糖＜2/3，脑脊液蛋白升高；脑脊液乳酸＞4 mmol/L、脑脊液PCT升高提示存在中枢神经系统感染的可能。

4. 内分泌激素检测　鞍区肿瘤患者术后需检测垂体相关激素的水平，包括晨血皮质醇、甲状腺激素、泌乳素（PRL）、生长激素（GH）、胰岛素样生长因子-1（IGF-1）以及性激素。

四、影像学检查

头颅CT和MRI扫描可提示脑内弥漫性水肿、脑膜强化、脑积水及皮下积液等表现。病史较长者增强影像学检查可出现典型的环形强化占位性病变。

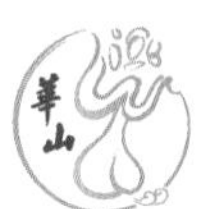

五、病原学检查

在抗菌药物使用之前采集高质量的标本送检病原学检查是明确诊断的关键。需将脑脊液、手术切口分泌物、脓液或皮下积液标本送检病原学检查：革兰染色涂片和培养非常重要，脑脊液床旁接种血培养瓶可提高培养阳性率，聚合酶链反应（PCR）、宏基因组学二代测序等分子生物学技术也可作为补充检测手段。

六、诊断及鉴别诊断

鞍区肿瘤术后中枢神经系统感染的临床诊断主要依据临床症状、体征、辅助检查结果综合分析，确诊需在临床诊断的基础上加上病原学检查结果。病原学检查阳性是诊断的“金标准”，但需要除外标本污染。需与无菌性脑膜炎、下丘脑性发热鉴别。

七、治疗原则及流程

（一）抗菌药物治疗原则

1）怀疑中枢神经系统感染时，在送检相关标本进行病原学检查后，开始经验性抗菌药物治疗。根据病原学检查结果、药敏试验结果及临床疗效，及时调整抗感染方案进行目标性抗菌药物治疗。

2）抗菌药物种类：应首选容易透过血脑屏障的杀菌剂，如青霉素类，第三、四代头孢菌素类，单环β-内酰胺类，碳青霉烯类，甲硝唑以及糖肽类等抗菌药物。

3）抗菌药物剂量：建议使用说明书允许的最大药物剂量。

（二）经验性抗菌药物治疗

临床诊断为鞍区肿瘤术后中枢神经系统感染的患者，经验性抗感染治疗常用覆盖革兰阳性细菌的万古霉素和覆盖假单胞菌属的β-内酰胺类药物（根据当地医院的抗菌谱进行选择）。万古霉素过敏或不耐受者，可选择利奈唑胺或磺胺甲噁唑/甲氧苄啶；如患者对β-内酰胺类药物严重过敏，可选择氨曲南或环丙沙星。

（三）目标性抗菌药物治疗

药敏结果出来后，应根据抗菌药物药动学/药效学的特点优化给药方案。优化给药方案的建议：

1）根据致病原敏感性选用脑脊液通透性相对较好的抗菌药物，如青霉素、头孢曲松、头孢他啶、头孢吡肟、氨曲南、美罗培南、磺胺甲噁唑/甲氧苄啶、环丙沙星、左氧氟沙星、万古霉素及利福平等。

2）细菌性脑膜炎的治疗中，应用浓度依赖性药物时，可通过增加剂量提高疗效；应用时间依赖性药物时，在足量的基础上，可适当延长滴注时间以提高疗效。治疗方案及剂量详见表 23－1、23－2。

表 23－1　针对特殊病原体的抗菌药物治疗方案

病原体	首选药物	次选药物
葡萄球菌		
甲氧西林敏感	萘夫西林或苯唑西林	万古霉素
甲氧西林耐药	万古霉素	去甲万古霉素、磺胺甲噁唑/甲氧苄啶、利奈唑胺
肠球菌		
耐药低风险	氨苄西林/舒巴坦	万古霉素、利奈唑胺、利福平
耐药高风险	万古霉素	利奈唑胺＋利福平
痤疮丙酸杆菌	青霉素 G	头孢曲松、头孢噻肟、万古霉素、利奈唑胺
肺炎链球菌		
青霉素 MIC ≤0.06 μg/ml	青霉素 G	头孢曲松、头孢噻肟
青霉素 MIC≥0.12 μg/ml		
头孢噻肟、头孢曲松 MIC ＜ 1.0 μg/ml	头孢噻肟、头孢曲松	头孢吡肟、美罗培南
头孢噻肟、头孢曲松 MIC ≥ 1.0 μg/ml	万古霉素＋头孢噻肟或头孢曲松	万古霉素＋莫西沙星或利福平
铜绿假单胞菌	头孢吡肟、头孢他啶、美罗培南	氨曲南、环丙沙星
流感嗜血杆菌	头孢噻肟、头孢曲松	头孢吡肟、氨曲南、喹诺酮类
鲍曼不动杆菌	美罗培南	黏菌素、替加环素

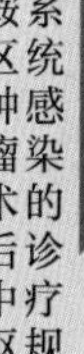

（续表）

病原体	首选药物	次选药物
肠杆菌科	头孢噻肟、头孢曲松、头孢他啶	美罗培南、氨曲南、磺胺甲噁唑/甲氧苄啶、环丙沙星
嗜麦芽窄食单胞菌	喹诺酮类	头孢哌酮舒巴坦、替加环素、黏菌素、磺胺甲噁唑/甲氧苄啶
念珠菌属	两性霉素B脂质体±氟胞嘧啶	氟康唑、伏立康唑
曲霉属	伏立康唑	两性霉素B脂质体、泊沙康唑

注：MIC，最小抑菌浓度

表23-2 肝肾功能正常时具体给药剂量及方案

抗菌药物	全天给药剂量(给药间隔,单位:小时)	
	婴儿和儿童	成人
青霉素	30万U/kg(4～6)	2400万U(4)
萘夫西林	200 mg/kg(6)	12 g(4)
苯唑西林	200 mg/kg(6)	12 g(4)
氨苄西林	300～400 mg/kg(6)	12 g(4)
利福平	20 mg/kg(24)	600 mg(24)
万古霉素	60 mg/kg(6)	30～60 mg/kg(8～12)
利奈唑胺	<12岁:30 mg/kg(8) ≥12岁:20 mg/kg(12)	1200 mg(12)
环丙沙星	30 mg/kg(8～12)	800～1200 mg(8～12)
莫西沙星	/	400 mg(24)
磺胺甲噁唑/甲氧苄啶	按照甲氧苄啶的剂量:10～20 mg/kg(6～12)	按照甲氧苄啶的剂量:10～20 mg/kg(6～12)
头孢曲松钠	100 mg/kg(12～24)	4 g(12)
头孢噻肟	300 mg/kg(6～8)	8～12 g(4～6)
头孢他啶	200 mg/kg(8)	6 g(8)
头孢吡肟	150 mg/kg(8)	6 g(8)
舒巴坦	/	6～8 g(6～8)
氨曲南	120 mg/kg(6～8)	6～8 g(6～8)
美罗培南	120 mg/kg(8)	6 g(8)
阿米卡星	22.5 mg/kg(8)	15 mg/kg(24)
替加环素	/	负荷量200 mg, 维持剂量200 mg(12)

（续表）

抗菌药物	全天给药剂量（给药间隔，单位：小时）	
	婴儿和儿童	成人
多黏菌素 B	/	负荷剂量 2.0～2.5 mg/kg，维持剂量 3 mg/kg（12）
磷霉素	/	6～24 g（6～8）
庆大霉素	7.5 mg/kg（8）	5 mg/kg（8）
妥布霉素	7.5 mg/kg（8）	5 mg/kg（8）
两性霉素 B 脂质体	5 mg/kg（24）	5 mg/kg（24）
两性霉素 B	3～5 mg/kg（24）	3～5 mg/kg（24）
氟康唑	12 mg/kg（24）	400～800 mg（24）
伏立康唑	16 mg/kg（12）	8 mg/kg（12），首 2 剂 6 mg/kg

3）当中枢神经系统感染全身给药治疗效果不佳时，即静脉用药 48～72 h 临床症状持续存在或脑脊液病原学培养持续阳性、敏感抗菌药物脑脊液通透性差的患者，可考虑脑室内或鞘内注射不含防腐成分的抗菌药物。脑室内给药的目标是抗菌药物脑脊液中谷浓度是病原菌最小抑菌浓度（minimum inhibitory concentration，MIC）10～20 倍以上、临床症状改善、脑脊液培养阴性。注射药物后建议夹闭引流管 1 h 左右，使抗菌药物在脑脊液充分扩散。建议根据脑室容量和每日脑室引流量调整鞘内注射频率。具体见表 23－3、23－4。

表 23－3　脑室内给药剂量推荐

抗菌药物	每日脑室给药剂量(mg)
万古霉素	5～20
多黏菌素 B	成人:5,儿童:2
黏菌素甲磺酸盐	10
替加环素	1～10
阿米卡星	5～50
庆大霉素	1～8
妥布霉素	5～20
脱氧胆酸两性霉素 B	0.01～0.5

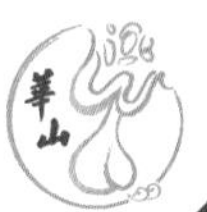

表 23-4 脑室内给药频率

每日脑脊液引流量(ml)	注射频率
<50	每3天注射1次
50～100	隔天1次
>100	每天1次

4）外科干预治疗。明确存在感染的脑室外引流和分流装置、Ommaya囊、人工植入物等均需拔除；引流炎性脑脊液，可行腰大池持续外引流或脑室外引流；在脑脊液检查结果完全正常之前，不可行分流手术；术后出现脑脊液漏者应尽早手术修补漏口；如鞍区有明确的脓肿形成，首选手术治疗（详见第18章“垂体脓肿的诊疗规范”）。

5）抗感染疗效评判及治疗疗程。根据临床指标监测患者的疗效，包括体温、意识状态和精神状态等症状、体征、血常规、C反应蛋白、脑脊液检查（常规、生化和培养）等方面。原则上抗感染疗程需持续至脑脊液培养转阴后10～14 d。因部分患者的脑脊液常规和生化经治疗后仍无法恢复正常水平，可综合判断酌情选择停药时机。

（四）耐药菌感染的处理流程

1. 主动监测多重耐药定植菌来进行早期识别耐药菌定植/感染的患者，及时实施感控措施

1）经鼻腔手术的患者术前行鼻咽/口咽拭子耐甲氧西林金黄色葡萄球菌（MRSA）检测。如拭子MRSA检测阳性，推荐万古霉素作为围手术期间预防性用药，在术前2 h进行输注。

2）在本院重症监护室住院超过3 d的患者和外院重症监护室转入的患者需行肛周、直肠、伤口分泌物、鼻咽部、气道分泌物等部位采样，以常规或快速诊断方法及时发现耐药菌定植并对患者采取隔离措施。必要时通过分子流行病学手段追踪传播途径，为阻断耐药菌传播提供依据。对耐药菌主动筛查阳性的患者，及时实施感控措施，包括开具床旁隔离医嘱，进行单人间隔离或者至少1 m床间距；手卫生清洁消毒，专

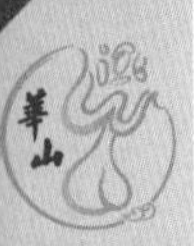

用护理团队，减少密切接触，环境清洁等，以降低医院感染的发生和耐药菌的院内传播及暴发。

3）脑脊液标本培养回报多重耐药菌感染的患者，亦应及时实施感控措施。

2. 治疗 广泛耐药（extensively drug resistant，XDR）是指除对 1～2 类抗菌药物敏感外，细菌对常用抗菌药物几乎全部耐药，常发生于革兰阴性杆菌，表现为仅对黏菌素和替加环素敏感。常见菌种有肠杆菌目细菌、鲍曼不动杆菌、铜绿假单胞菌（对替加环素天然耐药）和嗜麦芽窄食单胞菌。其中，最常见的广泛耐药肠杆菌科细菌为肺炎克雷伯菌，其次为大肠埃希菌等。

治疗广泛耐药细菌时应尽量根据药敏试验结果选择敏感抗菌药物，或选择呈中介或接近中介，或有较大抑菌圈的抗菌药物，建议使用说明书允许的最大药物剂量。广泛耐药革兰阴性杆菌（extensively drug resistant-gram negative bacilli，XDR-GNB）感染常需联合使用抗菌药物；根据药动学/药效学原理优化给药方案。例如，增加给药剂量、延长时间依赖性 β-内酰胺类抗菌药物的滴注时间；同时建议对于抗菌药物选择困难的耐药菌感染进行联合药敏试验，以寻找最佳抗菌药物配伍。常用于治疗 XDR-GNB 中枢神经系统感染的药物如下。

（1）黏菌素类

黏菌素类对各类 XDR-GNB 具良好的体外抗菌活性，与碳青霉烯类、替加环素、喹诺酮类、抗假单胞菌 β-内酰胺类、磷霉素及舒巴坦等抗菌药物联合大多表现为协同抗菌作用。用于各类 XDR-GNB 中枢神经系统感染，包括广泛耐药的铜绿假单胞菌、碳青霉烯类耐药肠杆菌、碳青霉烯类耐药鲍曼不动杆菌感染的治疗。该类药物存在明显异质性耐药，对鲍曼不动杆菌的防突变浓度高，因此不推荐单独应用。中枢神经系统感染者，建议黏菌素类药物在静脉给药的同时脑室内给药。

（2）碳青霉烯类

通常碳青霉烯类不单独用于 XDR-GNB 感染的治疗，但碳青霉烯类

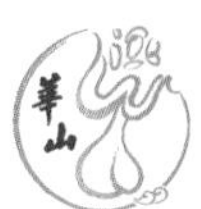

与其他抗菌药物具协同作用，联合方案碳青霉烯类用于治疗 XDR-GNB 感染应符合以下条件：①MIC≤8 mg/L；②说明书允许的最大药物剂量（美罗培南 2 g q8 h）给药；③每剂静脉滴注时间延长至 2～3 h。对于广泛耐药菌株，尽量测定碳青霉烯类的 MIC 值或抑菌圈大小，以供临床考虑碳青霉烯类是否可作为联合用药。碳青霉烯类常与多黏菌素类、磷霉素及利福平等联合应用。

（3）替加环素

对革兰阴性杆菌脑膜炎的作用有限，穿入脑脊液的浓度仅为血清浓度的 5%～10%，静脉给药后的脑脊液浓度不能可靠地超过大多数鲍曼不动杆菌菌株的 MIC。既往曾有大剂量替加环素与其他药物联用成功治疗革兰阴性杆菌（gram negative bacilli，XDR）不动杆菌及肺炎克雷伯菌脑膜炎的病例报道。

（4）氨基糖苷类

不易穿透血脑屏障，通常联用可有效穿透血脑屏障的杀菌药物治疗 XDR-GNB 感染。用药期间应密切监测肾功能及尿常规。

（5）磷霉素

单用可在疗程中出现耐药，通常与多黏菌素类、碳青霉烯类、氨基糖苷类等联合治疗用于 XDR-GNB 感染。治疗中要注意检测血钠浓度，老年人尤其容易发生高钠血症。

（6）喹诺酮类

环丙沙星、左氧氟沙星对铜绿假单胞菌具良好抗菌活性，莫西沙星对嗜麦芽窄食单胞菌的体外抗菌活性优于环丙沙星和左氧氟沙星。喹诺酮类可与 β-内酰胺类、氨基糖苷类、多黏菌素类等联合用于广泛耐药铜绿假单胞菌的治疗。有癫痫症状的患者慎用。

（7）头孢他啶/阿维巴坦

目前，国家药品监督管理局批准的头孢他啶/阿维巴坦适应证包括治疗方案选择有限且对该药敏感的成人患者。因此，在 XDR-GNB 的中枢神经系统感染患者中也可以考虑应用。与传统酶抑制剂相比，阿维巴

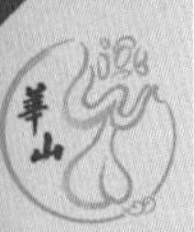

坦可显著抑制碳青霉烯酶（klebsiella pneumoniae carbapenemase，KPC）活性，但对产金属β-内酰胺酶耐药菌株无效，因此用于XDR-GNB感染的治疗前，建议进行耐药酶种类鉴定。

（8）其他

舒巴坦及含舒巴坦的合剂对不动杆菌属具有抗菌作用，虽脑脊液通透性较低，但既往曾有其与其他药物联用成功治疗XDR不动杆菌脑膜炎的报道；磺胺甲噁唑/甲氧苄啶是治疗嗜麦芽窄食单胞菌感染的首选药物，该药对少数广泛耐药鲍曼不动杆菌及耐碳青霉烯类菌株也具抗菌活性，可用于药物联合治疗，但临床研究少，有待研究；少数XDR-GNB对氨曲南敏感，可用于联合治疗。

（五）真菌感染的处理

鞍区肿瘤术后中枢神经系统真菌感染常见的病原菌为念珠菌，临床常用两性霉素B、两性霉素B脂质体、氟康唑、伏立康唑、氟胞嘧啶等药物抗真菌治疗，建议治疗持续至患者症状、体征消失，脑脊液常规、生化恢复，以及颅脑炎性病灶均消失后停药。需要注意的是，氟康唑、伏立康唑等三唑类药物可抑制肾上腺皮质合成皮质醇与雄激素，导致血皮质醇与雄激素水平降低。鉴于鞍区手术后患者可出现垂体前叶功能减退，如出现真菌感染并使用三唑类药物治疗，需要监测下丘脑-垂体-肾上腺轴（HPA轴）功能（查早晨血皮质醇、血钠，观察体温、食欲、体力、血压等症状和体征）。必要时请内分泌科会诊，给予糖皮质激素替代或应激剂量治疗。

八、“金垂体”观点

神经外科术后易出现发热、头痛等疑似中枢神经系统感染的症状，且脑脊液检查仅依靠常规和生化难以可靠地鉴别无菌性脑膜炎和感染性脑膜炎。当难以排除感染时，通常会按照院内感染使用限制级和特殊使用级抗菌药物，这样容易导致限制级或特殊使用级抗菌药物过度使用。因此，在保障患者预后的情况下，建议执行以下措施以促进抗菌药物的

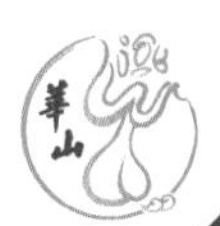

合理应用。

1）不能除外颅内感染者，计划进行经验性抗感染治疗之前，务必送检脑脊液培养；为提高培养阳性率，建议在床旁直接将 2～3 ml 脑脊液打入血培养瓶（需氧＋厌氧＋真菌）；治疗前的脑脊液培养结果对于适时停止或降级不必要的经验性抗菌治疗、调整抗菌治疗方案以获得更佳的疗效、决定合适的治疗疗程均具有重要的指导作用，是感染科会诊参考的重要内容。

2）颅内感染不能除外，但未发现明确感染灶时的经验性抗感染治疗时机，建议参照患者病情分级处置：如患者一般状况良好且病情稳定，感染待排的患者可以暂采取“等待观察”策略，观察等待病原学结果回报期间如病情仍有进展再启动经验性抗菌治疗；患者病情危重且出现血流动力学不稳定状态，应第一时间启动经验性抗感染治疗。

3）采取经验性抗感染治疗的患者应每日评估患者的临床病情。结合新获取的临床、实验室、病原学等结果，每日重新评估抗菌药物使用指征，决定是否维持或需要调整经验性抗菌方案、是否可以转入目标治疗、剂量是否合理以及是否可以对整个抗菌疗程做出规划。建议和本院感染科会诊团队及抗菌药物管理小组充分沟通合作以在此方面获得专业化的支持。

4）合理制订抗菌疗程：早期抗菌治疗起效后需要规划合适的抗菌治疗疗程。对于鞍区肿瘤术后的颅内感染，治疗期间应继续随访脑脊液常规、生化和病原学培养检查，获得连续脑脊液培养阴性结果（3 次以上）有助于确定最终的抗菌疗程。在治疗起效的情况下，通常建议鞍区肿瘤术后感染的抗菌疗程持续至病原学培养结果转阴后 10～14 d。

5）对于合并垂体前叶功能低下的患者，尤其是 HPA 轴功能低下的患者，需请内分泌科会诊，合理补充应激剂量的糖皮质激素。但需避免长期大剂量糖皮质激素治疗。

（撰写者：刘其会、孙　峰；审校者：李　宁、金嘉琳）

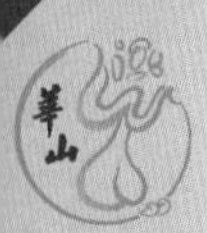

参考文献

[1] 中国医师协会神经外科医师分会神经重症专家委员会，北京医学会神经外科学分会神经外科危重症学组．神经外科中枢神经系统感染诊治中国专家共识(2021 版)[J]. 中华神经外科杂志，2021,37(1):2-15.

[2] 陈佰义，何礼贤，胡必杰，等．中国鲍曼不动杆菌感染诊治与防控专家共识[J]. 中华医学杂志，2012(02):76-85.

[3] 周华，李光辉，陈佰义，等．中国产超广谱β-内酰胺酶肠杆菌科细菌感染应对策略专家共识[J]. 中华医学杂志，2014,94(24):1847-1856.

[4] 周华，周建英，俞云松．多重耐药革兰阴性杆菌感染诊治专家共识解读[J]. 中华内科杂志，2014,53(12):984-987.

[5] DAIKOS G L, MARKOGIANNAKIS A. Carbapenemase-producing Klebsiella pneumoniae: (when) might we still consider treating with carbapenems? [J]. Clin Microbiol Infect, 2011,17:1135-1141.

[6] HASBUN R. Healthcare-associated ventriculitis: current and emerging diagnostic and treatment strategies [J]. Expert Rev Anti Infect Ther, 2020:1-7.

[7] MILLER J M, BINNICKER M J, CAMPBELL S, et al. A guide to utilization of the microbiology laboratory for diagnosis of infectious diseases: 2018 update by the infectious diseases society of America and the American Society for microbiology [J]. Clin Infect Dis, 2018,67:e1-e94.

[8] TACCONELLI E, CATALDO M A, DANCER S J, et al. ESCMID guidelines for the management of the infection control measures to reduce transmission of multidrug-resistant Gram-negative bacteria in hospitalized patients [J]. Clin Microbiol Infect, 2014,20 Suppl 1:1-55.

[9] TSUJI B T, POGUE J M, ZAVASCKI A P, et al. International consensus guidelines for the optimal use of the polymyxins: endorsed by the American College of Clinical Pharmacy (ACCP), European society of clinical Microbiology and Infectious Diseases (ESCMID), Infectious Diseases Society of America (IDSA), International Society for Anti-infective Pharmacology (ISAP), Society of Critical Care Medicine (SCCM), and Society of Infectious Diseases Pharmacists (SIDP)[J]. Pharmacotherapy, 2019,39:10-39.

[10] TUNKEL A R, HASBUN R, BHIMRAJ A, et al. 2017 Infectious diseases society of America's clinical practice guidelines for healthcare-associated

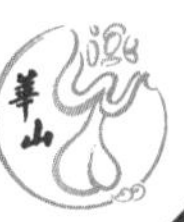

ventriculitis and meningitis [J]. Clin Infect Dis, 2017,64:e34 - e65.

[11] TZOUVELEKIS L S, MARKOGIANNAKIS A, PSICHOGIOU M, et al. Carbapenemases in Klebsiella pneumoniae and other enterobacteriaceae: an evolving crisis of global dimensions [J]. Clin Microbiolo Rev, 2012,25:682 - 707.

第 24 章
垂体功能减退症的诊疗规范

一、概述

垂体功能减退症是指垂体前叶或后叶分泌的一种或多种激素缺乏，主要表现为女性月经紊乱、闭经或不孕，男性性功能减退，多饮、多尿，儿童或青少年生长发育障碍，以及乏力、纳差、恶心、呕吐等。有明确的鞍区疾病或相关手术病史（如垂体腺瘤、颅咽管瘤、垂体脓肿等）、中重度颅脑外伤史、头部放疗史、产后大出血史等垂体功能减退症高危因素的人群需定期进行垂体功能的评估，以期早发现、早治疗；应全面评估相关激素水平，明确定性、定位和病因诊断。对不明原因的多饮、多尿、乏力、纳差、恶心、呕吐、低血钠、低血糖、体重下降、低血压等也应警惕垂体功能减退症可能。

二、垂体功能减退症的诊断

结合第 4 章“鞍区疾病的内分泌功能试验标准操作规范”。

（一）下丘脑-垂体-肾上腺轴

人体促肾上腺皮质激素（ACTH）和皮质醇的分泌呈现经典的昼夜节律，上午 8～9 时的血清皮质醇可作为判断肾上腺皮质功能减退的主要诊断指标，而其他时间点的皮质醇一般不宜用于非急症状态下肾上腺皮质功能减退的诊断。如无特殊应激情况，早晨血皮质醇＞414 nmol/L（15 μg/dL）可排除肾上腺皮质功能减退；早晨血皮质醇＜83 nmol/L（3 μg/dL），患者有垂体功能减退的高危因素及相关临床表现，并排除使用外源性糖皮质激素，可诊断为肾上腺皮质功能减退症；如患者具有危险因素但无明显临床表现，早晨血皮质醇在 83～414 nmol/L（3～15 μg/dL）者，应行兴奋试验以明确诊断。可采用兴奋试验包括胰岛素耐受试

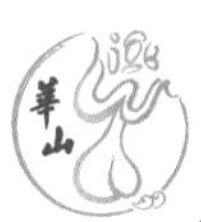

验（ITT）和 ACTH 兴奋试验。虽然随机血皮质醇并不被推荐用于肾上腺皮质功能减退的诊断，但在急重症应激情况下，血皮质醇<414 nmol/L（15 μg/dL）可提示肾上腺皮质储备功能不足。

急诊情况下，如患者有鞍区疾病特别是手术或放射治疗等相关病史，临床上有发热、血容量不足、难以纠正的低钠血症、低血压、低血糖等疑似肾上腺皮质功能不全的情况，可先留取血样后即刻给予静脉糖皮质激素治疗，然后根据治疗反应、血皮质醇结果明确诊断。

（二）下丘脑-垂体-甲状腺轴

评估下丘脑-垂体-甲状腺（HPT）轴功能应测定血清促甲状腺激素（TSH）、总三碘甲腺原氨酸（TT_3）、总甲状腺素（TT_4）、游离三碘甲腺原氨酸（FT_3）及游离甲状腺素（FT_4）。垂体病变导致甲状腺轴功能减退时，TSH 水平可降低、正常，甚至轻微升高，故仅测定 TSH 水平不能判断腺垂体分泌 TSH 的能力。如果 TT_4 和 FT_4 降低而 TSH 无相应升高，排除甲状腺功能亢进治疗过程中，则应考虑垂体分泌 TSH 不足引起的中枢性甲状腺功能减退。严重者血清 FT_3 和 TT_3 也降低，但其下降程度不如 TT_4 和 FT_4。

中枢性甲状腺功能减退应与甲状腺功能正常性病态综合征（sick euthyroid syndrome，SES）鉴别。SES 常见于有急性或严重系统性疾病的患者，如颅脑手术、糖尿病酮症酸中毒、急性心肌梗死、肝硬化、营养不良、使用糖皮质激素类药物等，表现为低 T_3 综合征或低 T_3、低 T_4 综合征。低 T_3 综合征表现为 FT_3 和 TT_3 的降低和反 T_3 的升高，而 TT_4、FT_4 正常；低 T_3、低 T_4 综合征 FT_4、TT_4 也降低，但降低幅度低于 FT_3 和 TT_3。TSH 值一般正常，也可降低或升高。随着基础疾病的好转，甲状腺激素水平可恢复正常。鞍区病变患者，特别是术后患者可能合并存在中枢性甲减和 SES，需随访甲状腺功能。

（三）下丘脑-垂体-性腺（卵巢或睾丸）轴

对下丘脑-垂体-性腺（HPG）轴的功能判断需结合激素水平［卵泡

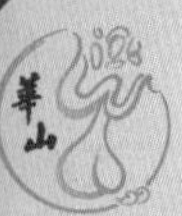

刺激素（FSH）、黄体生成素（LH）、雌二醇（E_2）（女性）、睾酮（T）（男性）〕和临床表现。绝经期女性 E_2 低下而 FSH 和 LH 无相应升高则可确诊中枢性性腺功能减退，育龄期女性闭经或月经稀发，E_2 低下而 FSH 和 LH 无相应升高或无黄体酮撤退性出血可诊断。男性晨睾酮水平降低而 FSH 和 LH 无相应升高可诊断。戈那瑞林（LHRH）兴奋试验可进一步判断病变在腺垂体本身、还是继发于下丘脑病变，前者不能被兴奋，后者表现为延迟反应，若予延长试验（每日静脉注射 100 mg LHRH，连续 3～5 d）可恢复正常反应。

（四）生长激素

鉴于生长激素（GH）呈脉冲式分泌，并且成人 GH 水平较低，测定随机 GH 不能用于诊断 GH 缺乏（GHD），需通过激发试验评估垂体 GH 储备，包括 ITT、胰高血糖素兴奋试验（国内获得该试剂困难）、马昔瑞林（macimorelin）兴奋试验（国外指南推荐，国内尚无该试剂供应）。合并其他腺垂体激素分泌不足时，在试验前须保证肾上腺皮质激素和甲状腺激素替代达标。对于成人，ITT 中 GH 峰值≤5 μg/L、马昔瑞林兴奋试验中 GH 峰值≤2.8 μg/L 可诊断为 GHD。胰高血糖素兴奋试验的切点则根据体质指数（body mass index，BMI）而不同。对于儿童和青少年，ITT 中 GH 峰值≤10 μg/L 提示 GHD，但需结合另一种激发试验才能确诊 GHD。胰岛素样生长因子（IGF-1）主要来自肝脏，受 GH 调节，其半衰期长，血清水平稳定，但肝脏疾患、营养不良、高血糖等均影响 IGF-1 水平。排除上述因素的影响，如 IGF-1 低于年龄和性别相匹配的正常范围，提示 GHD 可能大，但 IGF-1 正常不能除外 GHD，需综合激发试验进行判断。对于有明确鞍区病变的患者，若有其他 3 种垂体激素缺乏伴 IGF-1 低于正常参考范围低限（-2SDS），可直接诊断 GHD。

（五）泌乳素

鞍区病变患者常表现为血泌乳素（PRL）升高，可因垂体柄受累致

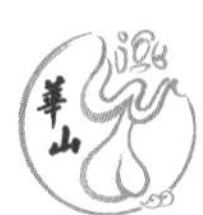

下丘脑对垂体分泌PRL的抑制作用减弱导致。此外，泌乳素垂体腺瘤和部分生长激素垂体腺瘤可分泌过量PRL。垂体损伤严重时可表现为PRL降低，如席汉综合征、鞍区大肿瘤手术或放疗后患者PRL多低于正常。一般不需要进行促甲状腺激素释放激素（TRH）兴奋试验来进一步评估，且国内目前尚无TRH供应。

（六）垂体后叶

垂体后叶功能减退的患者抗利尿激素（ADH）[又称血管加压素（arginine vasopressin，AVP）]缺乏，表现为多饮多尿症状，即中枢性尿崩症。部分下丘脑受损患者（常见于颅咽管瘤患者）伴有渴感缺失，可无多饮症状，仅表现为多尿。应记录尿量、检测血钠、尿比重、血渗透压及尿渗透压。尿量增多（尿量＞50 ml/（kg·24 h）或＞3L/d）、低比重低渗尿提示中枢性尿崩症，但确诊一般需行禁水加压试验。对于有明显多饮多尿症状，并且有明确相关病因者（如垂体柄占位、颅咽管瘤手术），去氨加压素（DDAVP）试验性治疗有效亦可诊断。

三、垂体功能减退症的治疗

替代治疗的原则：尽可能模拟人体激素的生理性分泌，补充垂体促激素或相应的靶腺激素；多种激素缺乏时，首先补充肾上腺糖皮质激素，后补充甲状腺激素、性激素和GH。各激素的替代治疗与原发性靶腺功能减退症的治疗相似，但判断是否达标的实验室指标有所不同。表24－1为垂体功能减退替代治疗一览表。

表24－1 垂体功能减退替代治疗一览表

所缺激素	替代激素(常用剂量)	评估指标
ACTH	氢化可的松(每天10～20 mg,分2～3次服用) 醋酸可的松(每天12.5～25 mg,分2次服用) 强的松(每天2.5～5 mg,分1～2次服用) 应激状况时适当加量	临床评估(食欲、体力、精神状态、体重等)
TSH	左旋甲状腺素片(每天25～150 μg)	FT_3、FT_4、TT_3、TT_4

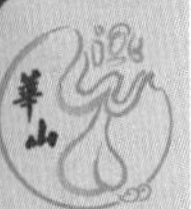

（续表）

所缺促激素	替代激素（常用剂量）	评估指标
FSH/LH	男性	第二性征、性功能、睾酮、血红蛋白
	十一酸睾酮胶囊（起始剂量每天 120～160 mg，连续服用 2～3 周后，服用维持剂量，每天 40～120 mg，可等分为早晚 2 次服用，或早晨服用胶丸个数较多的一份）	
	十一酸睾酮注射剂（每月一次 250 mg，肌注）	
	女性（雌孕激素替代）	
	1. 连续序贯： 雌二醇/雌二醇地屈孕酮片（1/10 或 2/10）（1 片/天）共 28 d 2. 周期序贯： 戊酸雌二醇（1～2 mg/d，分 1～2 次口服）共 21～25 天；后 10～14 d 加地屈孕酮（10 mg/次，每日 2 次）或微粒化黄体酮（100 mg/次，每日 2 次），同步停药，来潮 3～7 d 再开始下一周期	评估月经周期性状、血管舒缩、泌尿生殖系统、骨密度和骨关节、心血管系统等症状，B 超监测子宫卵巢监测不良反应
	女性生育（诱发排卵、辅助生育治疗）	
	HMG（75～150 IU）或 FSH（75～150 IU）联合 LH（75 IU）起始，根据卵泡发育大小调整，直至 HCG（5 000～10 000 IU）触发排卵	
	辅助生殖技术	
	男性生育：HCG/HMG	睾酮和精液
GH	成人： GH 皮下注射，起始剂量： <30 岁：0.4～0.5 mg/d 30～60 岁：0.2～0.3 mg/d >60 岁：0.1～0.2 mg/d 糖尿病或怀疑糖耐量异常：0.1～0.2 mg/d	IGF-1
	儿童和青少年： GH 皮下注射，起始剂量 22～35 μg/kg	体重、生长速度、IGF-1
ADH	去氨加压素片（每天 0.1～1.2 mg，分 2～4 次服用） 去氨加压素注射液（每天 1～2 次，每次 1～4 ug，静脉、肌内或皮下注射） 长效尿崩停（深部肌内注射，0.05～0.5 ml/次，每 3～6 天 1 次，根据尿量调整）	渴感、尿量、血钠、尿比重、血渗透压、尿渗透压

（一）肾上腺糖皮质激素

成人通常给予氢化可的松 20 mg/d（早晨 10 mg、中午 5 mg 和傍晚

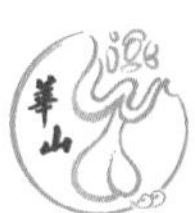

5 mg 分 3 次服用）或醋酸可的松 25 mg/d（晨起 2/3 片，下午 2～4 时 1/3 片）作为生理替代。儿童可根据 7～9 mg/m^2 计算每日氢化可的松总量。替代不足会降低患者生活质量，且易诱发肾上腺危象，替代过量则会导致骨质疏松、肥胖及高血糖等问题。可根据患者的自我感觉和临床指标（体重、精神、胃纳、血压、血钠及血糖等）来判断日常替代剂量是否适宜。应激状况下，应根据严重程度和持续时间决定应激剂量的增加幅度和使用时间。一般轻度应激如普通感冒，口服可的松剂量加倍（每天 2～3 片）。中度应激如肺部感染可予静脉滴注琥珀酸氢化可的松或氢化可的松 100～200 mg/d。重度应激如严重创伤、大手术时，可分次静脉用琥珀酸氢化可的松或氢化可的松 200～300 mg/d（手术日可按手术前 50 mg、术中 100～150 mg、术后 100～150 mg，分次使用），并根据病情随时调整剂量。应激缓解后需逐步将剂量减至原维持剂量。高强度运动前应临时加服半片或一片可的松，可减少运动后乏力不适症状。应重视对患者及家属的教育，告知坚持服药的重要性、应激状况下调整剂量的必要性，避免发生肾上腺皮质危象。

妊娠期间补充治疗首选氢化可的松，因其可被 11β 类固醇脱氢酶 2 降解，不通过胎盘。妊娠期往往需要增加氢化可的松剂量，特别是妊娠末 3 个月。目前暂无妊娠期糖皮质激素补充治疗的最佳方案，推荐根据临床情况（如体重变化、乏力、直立性低血压或高血压、高血糖等）来调节补充剂量，或者可以在妊娠末 3 个月时增加 20%～40%的氢化可的松。分娩时，建议注射应激剂量的糖皮质激素（在第二产程静推 50 mg 氢化可的松）。剖宫产时，推荐每 6～8 h 给予 100 mg 氢化可的松。

（二）甲状腺激素

推荐选用左旋甲状腺素片（LT_4），常用剂量为每天 25～150 μg。开始用药或剂量改变后 4～6 周复查血清 FT_3、FT_4、TT_3、TT_4，以 TT_4、FT_4 维持在正常参考范围中上水平和 TT_3、FT_3 维持在正常范围内为目

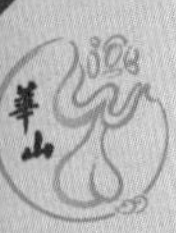

标，根据检测结果调整剂量；不可以根据 TSH 水平调整剂量。女性患者怀孕后，需每 4～6 周评估 FT_4 和 TT_4 水平，并且可能需要增加 LT_4 剂量，以维持甲状腺激素水平在妊娠期的目标范围内。

（三）性激素

1. 女性 中枢性性腺功能减退的生育期女性在无禁忌证的情况下尽早启动激素替代治疗，并维持至普通女性自然绝经的平均年龄（49～50 岁），建议在妇科内分泌专科医师指导下进行替代治疗。性激素替代的禁忌证主要包括已知或怀疑妊娠、原因不明的阴道出血、已知或可疑患乳腺癌或其他性激素依赖性恶性肿瘤、最近 6 个月内患活动性静脉或动脉血栓栓塞性疾病、严重肝肾功能不全、血卟啉症、耳硬化症及现患脑膜瘤（禁用孕激素）。替代治疗过程需要定期随访，评估症状和监测不良反应，根据获益和风险个体化调整替代方案和时程。雌激素有多种剂型（口服、经皮贴片、局部凝胶、乳膏及阴道环），应根据不良反应风险、成本、使用便利性和患者偏好选择雌激素（和孕激素）的剂型。

对青春期女性患者，因激素替代可诱导和促进外生殖器和第二性征的发育，故尤其应予重视。当青春期性幼稚者身高未达到预期高度时，雌激素应从小剂量开始，如 17-β 雌二醇或戊酸雌二醇 0.5 mg/d。当身高达到标准后增加剂量至 17-β 雌二醇或戊酸雌二醇 1～2 mg/d，分 1～2 次口服，以促进第二性征进一步发育。如乳腺发育和子宫大小（B 超检查）接近或达到成年女性水平，可根据子宫内膜厚度定期加用天然或接近天然孕激素（如地屈孕酮 10～20 mg，分 1～2 次口服 10 d，或微粒化黄体酮口服 10 d，早晚各 1 次，每次 100 mg），使子宫内膜定期脱落。

成年女性性激素替代直接用雌孕激素序贯方案，包括连续序贯或周期序贯。

（1）连续序贯

雌二醇/雌二醇地屈孕酮片（1/10 或 2/10）每天口服 1 片，连续 28 d，重复下一周期；也可连续口服 17-β 雌二醇或戊酸雌二醇 1～

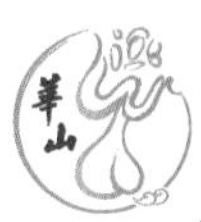

2 mg/d 或经皮雌激素（1～2）mg/d×28 d，后 10～14 d 加用地屈孕酮 10～20 mg/d，分 1～2 次口服，或微粒化黄体酮口服每次 100 mg，早晚各 1 次。

（2）周期序贯

可采用连续口服或经皮雌激素 21～25 d，后 10～14 d 加用孕激素，然后停药 3～7 d，再开始下一周期。

40 岁以下的育龄期女性，可适当加大雌激素使用剂量，推荐 17-β 雌二醇或戊酸雌二醇 2 mg/d 或经皮凝胶 1.5 mg/d。

垂体功能减退症的女性患者因促性腺激素分泌缺乏而无排卵，难以自然受孕，故需要多学科团队来进行生育诱导和垂体功能减退的管理。在子宫条件良好的情况下，可采用促性腺激素促进卵泡发育及人绒毛膜促性腺激素（HCG）诱发排卵，但该治疗必须在有经验的辅助生育专科医师于 B 超和激素水平监测下进行，并警惕卵巢过度刺激（OHSS）。起始剂量为每天尿促性素（human menopausal gonadotropin，HMG）75～150 IU 或 FSH 75～150 IU 联合 LH 75 IU；如卵泡发育欠佳，可增加 HMG 或 FSH 剂量 37.5～75 IU。卵泡大小达到满意反应后，注射 HCG 5 000～10 000 IU 诱发排卵。如果诱发排卵后未成功妊娠，抗缪勒管激素（anti-Mullerian hormone，AMH）预测卵巢储备功能降低，或合并输卵管因素或男方因素不育的患者，可采用辅助生殖技术治疗。

2. 男性　国内常用的男性雄激素替代包括十一酸睾酮胶囊或十一酸睾酮注射剂（每月 250 mg，肌注）。老年男性可适当减少剂量以符合生理性的较低水平。睾酮补充治疗禁忌证包括前列腺癌、乳腺癌等。有生育需求者，停用雄激素改用 HCG（每次 1 000～2 000 U，每周 2～3 次），治疗 6 个月仍无满意生精者加用 HMG（每次 75 IU，每周 2～3 次）或人重组 FSH。针对下丘脑病变引起的性腺轴功能减退如 Kallmann 综合征，还可选用更符合生理的 LHRH 脉冲治疗。

（四）生长激素

成人 GHD 表现为乏力、代谢综合征和心血管疾病风险增加等，故

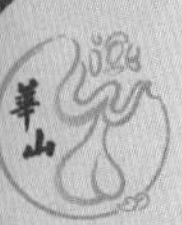

无禁忌证者建议行 GH 替代治疗。30～60 岁患者剂量可从 0.2～0.3 mg/d 起始，>60 岁者可从 0.1～0.2 mg/d 起始，<30 岁者可从较大剂量（0.4～0.5 mg/d）起始。部分 GH 产品剂量单位为 IU，3 IU 约相当于 1 mg（不同品牌产品比活有所差异）。每 1～2 个月评估和监测临床反应和可能的不良反应。根据血清 IGF-1 水平调整剂量，可每 1～2 个月增加 0.1 mg，老年人减慢加量速度。治疗目标为：临床症状改善、无不良反应和血清 IGF-1 在性别年龄相应正常范围（−2.0～2.0SDS）。达标后每半年评估临床表现、可能的不良反应和 IGF-1 水平。

儿童和青少年 GHD 的起始替代剂量建议每日 22～35 μg/kg 起始，根据体重、生长速度或 IGF-1 水平调整剂量，IGF-1 不应超过性别年龄相应正常范围的高限。过渡期患者需注意重新评估以确定是否仍存在 GHD。

妊娠期时建议停用 GH 补充治疗，因该阶段胎盘可以产生大量 GH。

目前尚无证据显示 GH 替代会增加肿瘤的发生或复发风险，但鞍区肿瘤患者进行 GH 替代应注意起始替代的时机，在起始替代前进行 MRI 评估，并密切随访病灶变化。关于起始替代的时机，颅咽管瘤患者通常建议手术或放疗后至少随访 1 年无肿瘤复发证据才可考虑起始替代治疗。生殖细胞肿瘤患者 GH 替代起始时机尚无共识，通常至少在随访 1～2 年无肿瘤复发证据后起始。对于生殖细胞肿瘤患者的替代剂量，“金垂体”中心通常以低于指南推荐的起始剂量开始，维持 IGF-1 在正常范围的低值（−2～0 SDS），起始治疗后 3 个月随访 MRI、AFP、HCG，以后根据病情 3～6 个月复查。

（五）抗利尿激素

一般用 DDAVP 作为 AVP 的替代激素，常口服片剂，每天 0.05～1.2 mg，每日分 1～4 次给药。常以睡前给药作为起始治疗以减少夜尿，之后可按需加用早晨和/或中午给药。在不能口服给药或其他紧急情况下，可使用 DDAVP 注射制剂（每天 1～2 次，每次 1～4 μg，静脉、肌

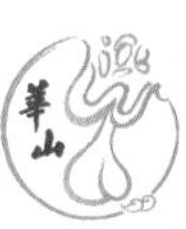

内或皮下注射）。亦可使用长效尿崩停即鞣酸加压素注射液肌内注射，通常 0.1 ml 起始，可逐步增加至 0.2～0.5 ml，以一次注射能控制多尿症状 3～6 d 为宜。

对于持续严重高钠血症（血钠＞150 mmol/L）的中枢性尿崩症患者，应注意控制血钠纠正速度，一般每 24 h 血钠下降不应超过 10～12 mmol/L，避免发生脑水肿。中枢性尿崩症的治疗目标是改善多饮多尿症状，同时应避免过度治疗。治疗期间应监测渴感、尿量、血钠、尿比重，必要时测量血尿渗透压，以指导调整药物剂量。中枢性尿崩症患者应保证自由水补充，补充量一般可根据渴感和尿量进行调节；对于渴感缺失的患者，应密切关注尿量、体重和血钠变化，保证适当的液体补充。

鞍区术后 2～3 d 可出现急性中枢性尿崩症，可补充低张液体和 DDAVP 替代治疗。术后急性中枢性尿崩症多为一过性，后续是否需要继续 DDAVP 治疗需根据患者症状和相关实验室检测指标而定。建议临床医师在手术后至少尝试一次停用 DDAVP，以判断垂体后叶功能是否已恢复。

妊娠期使用 DDAVP 是安全的，并且 DDAVP 对哺乳期患者和新生儿来说也是安全的，妊娠期时可继续给予 DDAVP 治疗，并在必要时调整其治疗剂量。但总体而言，在妊娠期间 DDAVP 的剂量仅偶尔需要少量增加。

四、“金垂体”观点

1）垂体功能减退症是指垂体前叶或后叶分泌的一种或多种激素缺乏，可导致患者不良预后和死亡风险增加。

2）应对有垂体功能减退症危险因素或相关症状的患者进行筛查。对于 HPT 轴、泌乳素轴功能减退的诊断通常基于基线血样测定，而对于 HPA 轴、HPG 轴功能减退以及 GH、AVP 缺乏的诊断，有时需要结合动态功能试验。

3）对于确诊垂体功能减退症的患者，需进行相应激素的替代治疗。

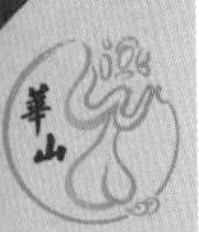

替代治疗应尽可能模拟人体激素的生理性分泌，多种激素缺乏时应遵循一定的替代顺序。在起始替代治疗后，应对患者进行随访，根据检验结果和临床表现调整替代剂量，并监测可能的不良反应。在妊娠期间，需对替代治疗进行调整。

4）对于儿童、青少年、妊娠等特殊情况应注意调整替代方案。尚无证据证实 GH 替代会增加肿瘤的发生或复发风险，但仍应充分权衡替代的获益和风险，替代前应评估肿瘤稳定性，并注意密切随访病灶变化。

（撰写者：向博妮、张　逸；审校者：何　敏、张朝云）

参考文献

[1] 中华医学会内分泌学分会．成人生长激素缺乏症诊治专家共识(2020 版)[J]. 中华内分泌代谢杂志,2020,36(12):995-1002.

[2] 中华医学会妇产科分会绝经学组,中国绝经管理与绝经激素治疗指南(2018 版)[J]. 协和医学杂志,2018,06(5):23-24.

[3] CHIBA K, AIHARA Y, Kawamata T. Clinical experience of growth hormone replacement for pediatric intracranial germ cell tumor [J]. Childs Nerv Syst, 2020,36:1755-1760.

[4] CROWLEY R K, ARGESE N, TOMLINSON J W, et al. Central hypoadrenalism [J]. J Clin Endocrinol Metab, 2014,99:4027-4036.

[5] FLESERIU M, HASHIM I A, KARAVITAKI N, et al. Hormonal replacement in hypopituitarism in adults: an endocrine society clinical practice guideline [J]. J Clin Endocrinol Metab, 2016,101:3888-3921.

[6] GARRAHY A, MORAN C, THOMPSON C J. Diagnosis and management of central diabetes insipidus in adults [J]. Clin Endocrinol, 2019,90:23-30.

[7] GRIMBERG A, DIVALL S, POLYCHRONAKOS C, et al. Guidelines for growth hormone and insulin-like growth factor-Ⅰ treatment in children and adolescents: growth hormone deficiency, idiopathic short stature, and primary insulin-like growth factor-Ⅰ deficiency [J]. Horm Res Paediatr, 2016,86:361-397.

[8] GUZZETTI C, IBBA A, PILIA S, et al. Cut-off limits of the peak GH

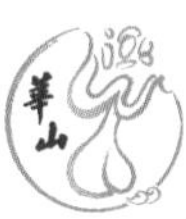

response to stimulation tests for the diagnosis of GH deficiency in children and adolescents: study in patients with organic GHD [J]. Eur J Endocrinol, 2016, 175:41 - 47.

[9] HIGHAM C E, JOHANNSSON G, SHALET S M. Hypopituitarism [J]. The Lancet, 2016, 388:2403 - 2415.

[10] JAMESON J L, ANTHONY P W. Disorders of the thyroid gland [M]// JAMESON J L. Harrison's Endocrinology. Chicago: The McGraw-Hill Companies, 2013:62 - 99.

[11] KAISER U and HO K. Pituitary Physiology and Diagnostic Evaluation. [M]// Shlomo Melmed, et al. Williams Textbook of Endocrinology. 14th ed. Philadelphia: Sauders, 2019:184 - 235.

[12] MOLITCH M E, CLEMMONS D R, MALOZOWSKI S, et al. Evaluation and treatment of adult growth hormone deficiency: an endocrine society clinical practice guideline [J]. J Clin Endocrinol Metab, 2011, 96:1587 - 1609.

[13] MELMED S, JAMESON J L. Disorders of the anterior pituitary and hypothalamus[M]//JAMESON J L. Harrison's Endocrinology. Chicago: The McGraw-Hill Companies, 2006:17 - 56.

[14] NEWELL-PRICE J, AUCHUS R J. The Adrenal Cortex[M]//Shlomo M, et al. Williams Textbook of Endocrinology. 14th ed. Philadelphia: Sauders, 2019: 480 - 573.

[15] SKLAR C A, ANTAL Z, CHEMAITILLY W, et al. Hypothalamic-pituitary and growth disorders in survivors of childhood cancer: an endocrine society clinical practice guideline [J]. J Clin Endocrinol Metab, 2018, 103: 2761 - 2784.

[16] SULLIVAN S D, SARREL P M, NELSON L M. Hormone replacement therapy in young women with primary ovarian insufficiency and early menopause [J]. Fertil Steril, 2016, 106:1588 - 1599.

[17] YUEN K C J, BILLER B M K, RADOVICK S, et al. American association of clinical endocrinologists and American college of endocrinology guidelines for management of growth hormone deficiency in Adults and patients transitioning from pediatric to adult care [J]. Endocr Pract, 2019, 25:1191 - 1232.

第 25 章

鞍区肿瘤的伽玛刀治疗规范

一、概述

鉴于鞍区复杂的解剖结构及组织学异质性，鞍区肿瘤的诊疗极具挑战性，需多学科协作完成。手术通常是第一步，可获得病理诊断和切除肿瘤以解除占位效应。由于毗邻关键结构如重要血管、视觉通路、下丘脑-垂体和脑神经，鞍区肿瘤的外科手术常面临巨大风险。放射治疗是术后肿瘤残留或复发患者的辅助治疗手段和对有手术禁忌证患者的主要治疗措施。

鞍区肿瘤的放射治疗有多种实施方法，本章节就鞍区肿瘤的伽玛刀治疗规范进行总结，并结合最新的国内外指南、共识以及华山“金垂体”中心临床诊疗实践，对已确立和更新的伽玛刀治疗鞍区肿瘤的适应证、治疗策略、技术要点、疗效结果和与伽玛刀治疗相关的放射不良反应、并发症等分别进行阐述。

伽玛刀治疗通常是对颅内较小的靶区实施高剂量辐射，常被应用于术后残留或复发的鞍区肿瘤，也可作为有手术禁忌证患者的首选治疗方式。伽玛刀治疗一般是以单次分割形式进行，但在少数情况下也采用较少的分割次数（从 2～5 次分割不等），在后一种情况下，又被称为大分割或低分割立体定向放射外科（hypofractionated radiosurgery，HFRS），适用于较大体积或者紧邻视路下丘脑等重要结构的鞍区肿瘤的治疗。

伽玛刀利用刚性固定的头部框架或紧密贴合的热塑膜面罩系统（新型的 Leksell Icon 型伽玛刀系统）进行固定，鞍区肿瘤定位 CT 或 MRI 的层厚为 1～2 mm，Leksell Icon 型伽玛刀 CBCT（cone beam CT）的定位层厚是 0.5 mm。伽玛刀治疗前可根据鞍区肿瘤类型进行多模态精细的影像学检查，包括高分辨率的磁共振成像（3D T_2WI 序列、T_1WI 增

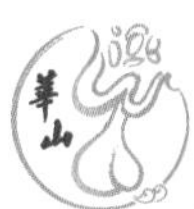

强序列、脂肪抑制序列、CISS序列)、薄层CT或PET等，再与接受伽玛刀治疗时所获得的CT或MRI定位图像相融合，这样可进行更加精确的靶区勾画。伽玛刀治疗鞍区肿瘤时的大体肿瘤体积（GTV）通常定义为MRI T_1WI增强序列上对比增强的病灶，具体应用时也可参考其他序列或影像，一般不使用GTV周围的边缘扩展来生成临床靶体积（CTV），也不需要CTV到计划靶体积（PTV）的边缘扩展。根据鞍区肿瘤类型、靶区体积和重要危及器官（organ at risk，OARs）受累程度等，除单次分割照射外，伽玛刀也可采用大分割（2～5次分割）或剂量/区域分割分期治疗。根据不同鞍区肿瘤的组织学诊断，伽玛刀单次分割剂量约为12～25 Gy，3～5次分割剂量为21～25 Gy，剂量分割分2期治疗时每期照射剂量8～12 Gy，良性肿瘤中间间隔6个月，恶性肿瘤间隔1个月。

二、伽玛刀治疗鞍区肿瘤的适应证、疗效和技术要点

(一)垂体腺瘤

1. 临床无功能垂体腺瘤 临床无功能垂体腺瘤（新名称为无功能垂体神经内分泌肿瘤，non-functional pituitary neuroendocrine tumors，NFpitNET）系指临床上没有发现垂体前叶激素过度分泌证据的一类垂体腺瘤，通常为良性肿瘤。国际立体定向放射治疗学会（International Stereotactic Radiosurgery Society，ISRS）在其2020年颁布的“临床无功能垂体腺瘤治疗指南”中将NFpitNET的放射外科治疗指征定为：①手术无法切除或拒绝手术的患者是最主要的适应证；②术后残瘤经评估后可进行辅助立体定向放射外科治疗（stereotactic radiosurgery，SRS）或再经随访观察后进行挽救性治疗；③SRS实施前患者要进行全面的神经病学、神经眼科学和神经内分泌学评估；④如在SRS之前做过其他放射治疗，要对原有的放射治疗计划进行复习回顾，同时要查明邻近危及器官的剂量受量。

关于SRS治疗，ISRS建议：①在靶区勾画时最好有清晰的高精度

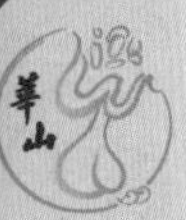

MRI 图像，建议至少有轴位的 T_1 增强和 T_2 图像；② SRS 治疗 NfpitNET 时需要考虑的危及器官为：下丘脑、垂体柄、残留的垂体、视通路和脑干；③如危及器官可以耐受，建议使用单次 SRS，长期随访的控制率和并发症发生率均在可接受的范围，建议单次的周边剂量为 14～16 Gy。

对于低分割放射外科（HFRS），ISRS 建议了 3 种方案：21 Gy/3 Fx 或 20 Gy/4 Fx 或 25 Gy/5 Fx。由于没有关于 NFpitNET 放射治疗的 α/β 数值，通常将其认为是慢反应组织，而将该数值设为 3。因此，上述低分割治疗的等效值在 11～13 Gy，但体外实验的数据认为，等效的单次照射剂量数值可能更高。使用低分割的主要适应证是肿瘤直径超过 2～3 cm 或者紧邻重要结构，但由于缺乏长时间随访的资料，使用 HFRS 时仍需谨慎。

ISRS 建议治疗后随访仍然需要包括神经病学、眼科学和内分泌学的评估。治疗后第 1 年每 6 个月评估 1 次，随后 4 年每年评估 1 次。如有必要，之后每 2 年评估 1 次；每次评估时必需根据疗效评估标准对病灶的诸直径或者体积进行记录，同时对 SRS 后复发的病灶必需注明是照射野内（in-field）还是野外（out-field）复发。治疗后相关并发症的评估也应参照相关标准，对于垂体功能低下的描述需指出是生化检查结果还是临床表现改变。

（1）治疗实践操作治疗前的病史要求

NFpitNET 患者在治疗前应有如下病史治疗评估要求，详见表 25－1。

表 25－1　放射外科治疗临床无功能垂体腺瘤的病史要求

项　目	具体内容	对放射外科的临床意义
手术史	有无手术、手术方式、手术次数	有助于判断手术瘢痕和肿瘤边界，辨别可能肿瘤残留区域；了解有无视力下降、视野缺损以及术后的改变；了解有无其他脑神经功能障碍；了解肿瘤实际复发生长速度

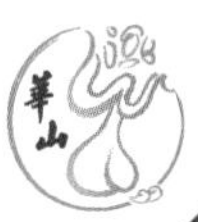

(续表)

项　目	具体内容	对放射外科的临床意义
术后病理	最好有按 Pit-1 或 T-Pit 等分类的详细报告，最好有 P53、核分裂相和 Ki-67（MIB）的描述	对于生长活跃的肿瘤，可考虑使用 HFRS 治疗；对具有前述高风险因素的肿瘤，传统 SRS 单次治疗时应该使用较高的剂量
内分泌检查	各内分泌功能轴检查	SRS 治疗前有无垂体功能减退，对于治疗中垂体柄和垂体的保护有指导意义
影像学检查	术前影像学资料，术后各个随访点的资料	应该按照时间顺序来了解病灶在海绵窦、蝶窦、周围骨质内的变化；由于多数序列为冠状、矢状位而不是治疗计划常用的横断面，需要仔细区别
目前药物使用情况	了解患者激素替代和其他治疗的情况	围 SRS 治疗期，均需继续服用激素替代药物；但治疗前要停用溴隐亭类药物
眼科检查	视力、视野、OCT	了解患者在 SRS 治疗前的视神经受损/实际功能情况
其他放射治疗史	放疗史、其他放射外科治疗史	既往治疗的剂量和范围将影响本次治疗的剂量和范围选择

（2）治疗实践操作的定位影像学要求

放射外科是精准的放射治疗，没有边界清晰的影像学数据无法为精准提供有效的依据。因此，放射外科治疗 NFpitNET 时对图像质量要求极高。具体而言最佳影像学资料应该包括的内容见表 25－2。

表 25－2　放射外科治疗临床无功能垂体腺瘤建议的定位扫描序列

序列	最佳	推荐	基础	备　注
T_1 平扫 @1～3 mm 无间隔横断面	+	−	−	参考序列，用于与 T_1 增强比较
T_1 增强 @1～3 mm 无间隔横断面	+	+	+	主要定性、定位、定界序列
T_2 平扫 @1～3 mm 无间隔横断面	+	+	+/−	有助于区别术区和肿瘤边界；对生长激素垂体腺瘤有判断预后作用
增强 CISS 序列	+	−	−	有助于了解脑神经在海绵窦的走行
T_1 增强 @1～3 mm 无间隔冠状位	+	+	−	了解病灶上下级和周边组织的“真实”解剖关系
增强 3D-FSPGR 横断面	+	+	−	理论上可在可接受的信噪比下获得最精细的图像
容积扫描 CT 平扫	+	−	−	清晰显示颅底骨性结构

(3) 治疗实践操作的计划要求

使用剂量和放射外科治疗方案根据病灶体积、距离视神经视交叉的距离以及病灶的生长活跃程度决定。具体治疗方案参考表 25－3。对于患者的视神经保护，应根据患者的视力视野情况和对视功能保护的要求选择相应的保护方案。视神经-视交叉与肿瘤的关系对治疗计划的影响，参考表 25－4。

表 25－3 放射外科治疗临床无功能垂体腺瘤的常用处方剂量方案

SRS 方法	方 案	剂量选择	视神经保护	主要适应证
单次	Isodose 内部可以“调强*”	周边剂量 16 Gy 以上	8～10 Gy 以下	体积<10 cm^3、计划肿瘤全覆盖时视神经剂量可达 8～10 Gy 以下
分阶段剂量分割	2～3 次，每次间隔 3～6 个月	按 $\alpha/\beta=3$，总剂量 BED 等效 16 Gy	每次在 8～10 Gy 以下	计划肿瘤全覆盖时视神经剂量无法达到 8～10 Gy 以下
分阶段区域分割	2 次以上，每次体积 10 cm^3 以内，间隔 3 个月以上	每次周边剂量 16 Gy 以上	每次在 8～10 Gy 以下	体积超过 15 cm^3 以上，单次治疗计划肿瘤全覆盖时视神经剂量可达 8～10 Gy 以下
HFRS	3～5 次连续剂量分割	见指南	见指南	肿瘤生长活跃；病灶较大。但伽玛刀时需谨慎
上述方法混合	剂量分割和区域分割联合使用	见上述具体方案	见上述具体方案	病灶巨大、同时又压迫视神经和视交叉

注：*，处方剂量线内局部高剂量区的引导；BED，等效生物剂量；HFRS，低分割放射外科

表 25－4 放射外科治疗临床无功能垂体腺瘤时根据视神经与肿瘤解剖关系的分型

分型	单侧视神经	双侧视神经	视交叉
0	－	－	－
Ⅰ	＋	－	－
Ⅱ	－	－	＋
Ⅲa	/	双侧视神经外	－
Ⅲb	/	双侧视神经间	－
Ⅲc	/	＋	视交叉下疝

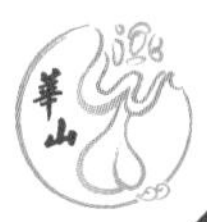

（续表）

分型	单侧视神经	双侧视神经	视交叉
Ⅳ	/	+	+
Ⅴ	视神经视交叉任何一部分被肿瘤完全包裹		

注：理论上Ⅳ级是计划最困难的类型，0型是最容易的类型

（4）治疗后的疗效和并发症

综合35篇文献的荟萃分析表明，SRS治疗NfpitNET的5年无进展生存期（progression-free survival，PFS）为94%，10年PFS为83%，这与“金垂体”中心基于Perfexion伽玛刀系统的研究结果类似（15年PFS为84%）。

SRS治疗后出现视神经等脑神经功能障碍的发生率很低，为0～7%，且多为一过性。由于多数研究都对视神经-视交叉进行了保护，估计造成视神经病变的阈值为12 Gy，但即便是降到8 Gy以下，仍有报道发生视神经损伤。垂体功能低下的发生率，单次照射时约为21%，而分次照射为3%。正常垂体受到的平均照射剂量可能与垂体功能低下有关，Maerk等发现垂体平均照射剂量高于15 Gy，垂体功能低下的发生率为73%；而低于15 Gy为2%。

放疗引起的视神经和其他脑神经功能障碍需立刻使用激素治疗，但目前尚无统一的治疗规范。激素使用的剂量和时间应根据患者的病情进行调整，在常规治疗的同时可辅以维生素B_{12}类药物治疗。由于临床无功能垂体腺瘤放射外科治疗后出现放射性坏死的可能性并不高，故使用贝伐珠单抗治疗此类放射反应的经验较少。治疗后出现的垂体功能减退需在内分泌科医生的指导下进行规范的激素替代治疗。

无论以何种形式复发的肿瘤，只要符合SRS治疗指征，均可继续使用放射外科治疗。如肿瘤有恶性改变的证据，需考虑放疗和辅助药物治疗。

（5）小结

多数NFpitNET在16 Gy左右的周边剂量下即可得到有效控制。治

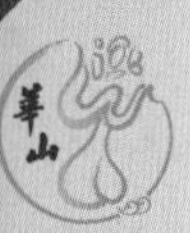

疗时需要常规保护视神经-视交叉，同时尽可能保护患者正常垂体功能。

2. 功能性垂体腺瘤 功能性垂体腺瘤包括生长激素垂体腺瘤（肢端肥大症）、促肾上腺皮质激素垂体腺瘤（库欣病）、泌乳素垂体腺瘤、促甲状腺激素垂体腺瘤以及它们的混合型。伽玛刀放射外科治疗功能性垂体腺瘤的目的是控制肿瘤生长和抑制激素过度分泌，即包括影像学上肿瘤大小的控制和内分泌生化指标的缓解。对于泌乳素垂体腺瘤，药物治疗是首选治疗，而对于肢端肥大症、库欣病和促甲状腺激素垂体腺瘤，手术是首选治疗。当术后肿瘤残留或复发，以及手术或药物治疗未能达到完全的生化缓解，或在某些特殊情况下（如肢端肥大症和库欣病患者常合并较严重的全身多系统并发症，有少数患者不能耐受全麻手术风险），伽玛刀放射外科是可选择的重要辅助治疗手段。根据大宗文献报道以及“金垂体”中心的经验，伽玛刀放射外科治疗功能性垂体腺瘤的5～10年肿瘤局部控制率达90%～95%，50%～60%的功能性垂体腺瘤达到内分泌生化缓解，放射性不良反应的发生率也较低。

伽玛刀放射外科治疗功能性垂体腺瘤时，为达到控制肿瘤生长的同时内分泌也能缓解的目的，边缘照射剂量往往要高于临床无功能垂体腺瘤，通常采用20～35 Gy单次照射，对于体积较大或紧邻视路的功能性垂体腺瘤，我们也采用剂量分割分期伽玛刀治疗策略，一般分为2期，每期照射12 Gy，中间间隔6个月。

功能性垂体腺瘤伽玛刀治疗后，库欣病的内分泌缓解时间最快（平均13个月），泌乳素垂体腺瘤的内分泌缓解时间相对较慢，（平均24.5个月），生长激素腺瘤最慢（平均29.8个月）。边缘剂量、伽玛刀治疗时肿瘤的大小以及药物治疗（如生长抑素类似物、多巴胺受体激动剂和酮康唑等）的中断是影响内分泌改善所需时间的因素。据文献报道，在伽玛刀放射外科治疗时使用生长抑素类似物或多巴胺受体激动剂会降低治疗的成功率，可能是由于这些药物的放射保护作用所致。尽管该观点目前尚有争议，我们仍建议在伽玛刀治疗功能性垂体腺瘤前至少停用这些药物2～4周。

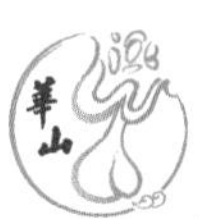

伽玛刀治疗功能性垂体腺瘤的主要并发症是新增垂体功能减退，多在伽玛刀治疗2～5年后出现，发生率为20%～30%，各类型垂体腺瘤之间的发生率无明显差异；其他放射性不良反应如脑神经损伤或颈动脉闭塞等比较少见。

针对多次手术后反复复发且药物治疗效果不佳的功能性垂体腺瘤患者尤其是库欣病，有学者主张行伽玛刀全鞍区照射，认为促肾上腺皮质激素垂体腺瘤可能在影像上隐匿、存在双侧多发病灶或累及海绵窦和硬膜，手术探查或切除存在困难。伽玛刀全鞍区照射后2、4和6年的内分泌缓解率分别达54%、78%和87%，但新发垂体功能减退的发生率高达43.5%，其中3.2%出现全垂体功能减退。

3. 伽玛刀技术操作要点　对于平均直径<2.0～2.5 cm、肿瘤离视路最近距离>3 mm的临床无功能和功能性垂体腺瘤，伽玛刀单次治疗的边缘剂量推荐分别为12～18 Gy和20～35 Gy，视路最大点剂量应<8～10 Gy；对于体积较大或紧邻视觉通路的垂体腺瘤，推荐采用伽玛刀大分割治疗，即采用3次分割21 Gy或5次分割25 Gy的大分割治疗策略。结果显示其与单次伽玛刀治疗后的肿瘤局部控制率相似，但放射性不良反应发生率低。鞍区垂体腺瘤的GTV是指MRI上可见的病变，靶区勾画应使用MRI平扫和对比增强后的T_1WI和FSPGR序列图像，层厚1～2 mm，特殊情况下脂肪抑制序列或PET代谢显像等可能有助于肿瘤的定位和定界。对于术后残留的垂体腺瘤，伽玛刀治疗建议在术后3个月进行，一方面此时手术瘢痕和肉芽在MRI上的高信号已基本消失，另一方面随着时间的推移，鞍区残留肿瘤由于重力的作用可能会下移，进而增加肿瘤与视路尤其是视交叉的距离，有利于伽玛刀治疗的安全性。如有MRI检查禁忌证，则应对垂体区进行薄层CT对比增强扫描。伽玛刀治疗垂体腺瘤时从GTV到CTV的额外边缘外扩是不必要的，一般也不需要CTV到PTV的边缘外扩。伽玛刀治疗垂体腺瘤时的危及器官（OARs）一般包括视神经、视交叉、视束、脑干、垂体柄、垂体腺和晶状体等。

（二）脑膜瘤

鞍区脑膜瘤多属于组织病理学为 WHO Ⅰ级的良性肿瘤，可起源于前床突、鞍结节、鞍膈或蝶骨嵴内侧等处的蛛网膜细胞。手术切除是鞍区脑膜瘤的首选治疗方法，但由于鞍区解剖结构的复杂性以及由此带来神经血管损伤的高风险性，完全切除鞍区脑膜瘤有时存在较大的难度。伽玛刀立体定向放射外科治疗（包括单次分割、2～5 次大分割或分期治疗）经常用于邻近重要结构、体积较大且有症状的鞍区良性脑膜瘤不完全切除术后或复发等情形，以增加肿瘤的局部控制，减少复发。此外，对于无症状或有轻度症状的海绵窦脑膜瘤或其他部位鞍区脑膜瘤，伽玛刀治疗已成为可替代手术切除的首选治疗方法。

伽玛刀治疗鞍区脑膜瘤的边缘处方剂量一般为 12～14 Gy，等剂量曲线通常使用 50％，5 年的肿瘤精算控制率为 90％～95％，10 年和 15 年的精算控制率在 85％～90％；50％～60％的患者的神经功能在伽玛刀治疗后有不同程度的改善。在边缘剂量为 13～14 Gy 时，伽玛刀并发症的发生率低于 5％，可表现为暂时性或永久性的脑神经功能障碍或垂体功能低下等，但均比常规放射治疗少见。对于紧邻视觉通路或体积较大的鞍区脑膜瘤，我们通常采用剂量分割分期或者大分割伽玛刀放射外科治疗策略：前者一般分为两期伽玛刀治疗，中间间隔 6 个月，根据肿瘤邻近视路情况每期照射的边缘处方剂量 9～10 Gy，等剂量曲线 50％左右；后者使用总剂量 21～25 Gy，分割成 3～5 次每日照射。该大分割放射外科治疗策略的 5 年肿瘤局部控制率在 90％～95％，且脑神经不良反应的发生率较低。

鞍区不典型脑膜瘤较少见，手术全切除后接受早期辅助放疗还是密切随访观察，目前尚无定论，已报道的不同研究结果之间也存在矛盾；而对于术后残留的肿瘤行常规放射治疗还是立体定向放射外科治疗，也存在争议。“金垂体”中心采用伽玛刀治疗残瘤后定期随访观察或联合局部辅助放射治疗的策略取得了较理想的肿瘤局部控制率，前者一般采

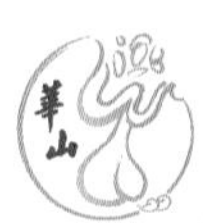

用 14～15 Gy 的边缘剂量，而后者通常先伽玛刀单次照射 12 Gy，再局部辅助放疗 30 Gy，分割 10 次。

伽玛刀技术要点：伽玛刀治疗脑膜瘤的经典边缘剂量是单次分割 12～15 Gy 和 3～5 次分割 21～25 Gy。前者被用于治疗较小体积及远离视路的鞍区脑膜瘤，后者通常用于治疗肿瘤平均直径＞3 cm 或累及脑干、视路等重要结构的鞍区脑膜瘤。对于良性鞍区脑膜瘤，GTV 通常定义为 1～2 mm 层厚 T_1WI 对比增强 MRI 成像上可见的病灶，靶区勾画除常规使用 MRI 平扫和对比增强后的 T_1WI 图像外，其他可以辅助靶区勾画的影像包括 MRI 脂肪抑制序列、CT 及 PET 代谢显像等。值得一提的是，MRI 平扫 T_2WI 图像上肿瘤与脑实质之间的高信号脑脊液间隙除证实肿瘤轴外生长外，还有助于肿瘤的定界和靶区勾画；T_2WI 图像可用于评估瘤周水肿和硬脑膜尾征的异常程度。目前，硬脑膜尾征是否应该被包括在 GTV 中尚有争议。我们认为只有明显增厚的硬脑膜尾征才应考虑作为靶区并纳入 GTV 中，而线性强化的硬脑膜则不应包括在 GTV 中。此外，CT 骨窗位上直接被侵袭或有明显骨质增生的颅骨也应被纳入 GTV 中。一般来说，伽玛刀治疗鞍区脑膜瘤不需要从 GTV 到 CTV 的额外边缘扩展，涉及的 OARs 主要包括视神经、视交叉和视束、垂体腺和垂体柄、海绵窦内脑神经、颈内动脉、脑干和晶状体。

（三）颅咽管瘤

颅咽管瘤也是鞍区较常见的肿瘤，手术切除是首选的治疗方法，伽玛刀常用于肿瘤次全切除或复发后。与单纯行肿瘤次全切除手术相比，术后辅助放射外科治疗可在 10 年内显示较好的肿瘤控制率。目前，主张术后残留的颅咽管瘤应尽早行放射外科治疗，因其在控制肿瘤再生长和降低并发症方面，均优于在肿瘤复发时进行放射治疗。

伽玛刀治疗术后残留或复发颅咽管瘤的边缘剂量一般为 14 Gy，等剂量曲线 50%左右，5 年无复发生存率约为 90%，10 年无复发生存率约为 80%。伽玛刀治疗后的迟发性不良反应主要包括垂体功能减低和视觉障碍，其发生率均低于常规放射治疗：5 年内的新发垂体功能低下发生率在 0～38%，视觉障碍等并发症的发生率较低。

对于紧邻视路结构或体积较大的术后残留或复发颅咽管瘤，结合国外文献和临床实践，“金垂体”中心研究探索了剂量分割分期伽玛刀治疗的安全性和有效性：通常分为两期伽玛刀治疗，中间间隔 6 个月，根据肿瘤邻近视路的情况，每期处方边缘剂量使用 9～10 Gy，等剂量曲线 50%。随访结果显示该治疗策略相比单次分割伽玛刀治疗具有较高的肿瘤局部控制率和较低的长期不良反应发生率。

伽玛刀技术要点：对于体积较小、远离视路结构、术后残留或复发的颅咽管瘤，通常采用单次分割伽玛刀治疗，边缘剂量为 14 Gy；对于肿瘤体积较大或紧邻视路、下丘脑等重要结构的颅咽管瘤，我们采用大分割伽玛刀治疗（21～25 Gy，3～5 次分割），也可采用剂量分割分期伽玛刀治疗的策略，一般分为 2 期，每期处方边缘剂量 9 Gy，中间间隔 6 个月。伽玛刀治疗颅咽管瘤时 GTV 通常定义为 1～2 mm 层厚 T_1WI 对比增强和 T_2WI 平扫 MRI 成像上可见的病灶，肿瘤实性部分用对比增强的 T_1WI 图像可以更精确地勾画其轮廓，而 T_2WI 图像则可以更好地显示肿瘤的囊性成分。需要特别指出的是，GTV 必须包括肿瘤囊性部分增强的囊壁，以减少伽玛刀治疗后肿瘤复发。伽玛刀治疗颅咽管瘤也不需要从 GTV 到 CTV 的额外边缘外扩，涉及的主要 OARs 包括垂体柄、下丘脑、垂体腺、视路结构和脑干。

（四）海绵窦海绵状血管瘤

海绵窦海绵状血管瘤较少见，起病隐匿，生长缓慢，属于脑外的血管源性肿瘤，好发于亚洲人，中年女性多见。一般认为起源于海绵窦硬脑膜的脉管系统，可分为鞍内型、鞍旁型和混合型。在 MRI 上有特征性的表现：T_2 加权和 Flair 序列图像呈均匀高或极高信号，增强后可呈动态延迟强化。海绵窦海绵状血管瘤对放射线非常敏感，伽玛刀治疗后 3～6 个月病灶即可显著缩小，患者症状明显改善。除了术后残留或复

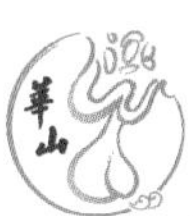

发外，目前越来越多的中心已将伽玛刀放射外科作为海绵窦海绵状血管瘤的首选治疗手段。

伽玛刀治疗海绵窦海绵状血管瘤的边缘剂量通常为 12～14 Gy，等剂量曲线 50％左右，肿瘤局部控制率为 100％，肿瘤缩小的比率达 92％，症状改善率为 61.3％，症状保持稳定者占 17.3％，放射性不良反应发生率低。我们曾报道一组伽玛刀治疗海绵窦海绵状血管瘤的长期随访病例，中位随访时间 83 个月，随访终点肿瘤控制率 100％，肿瘤体积较治疗前缩小 55.7％～94.5％，93.3％的患者在伽玛刀治疗后临床症状改善或保持稳定，长期随访中除 1 例患者出现间歇性复视外，其余患者均未出现新发或加重的脑神经功能障碍等并发症。

针对大型或紧邻视路的海绵窦海绵状血管瘤，除传统开颅手术外，大分割或剂量/区域分割分期伽玛刀治疗也能取得良好疗效。前者可采用 21 Gy/3 次（每次 7 Gy，照射 3 次）的方案，后者通常分为 2 期，中间间隔 6 个月，剂量分割方案每期照射 8～9 Gy，区域分割方案每期照射 12 Gy，初步随访结果显示肿瘤缩小明显，且无新的神经功能障碍等并发症。

（五）脊索瘤

鞍区脊索瘤系起源于胚胎发育期间鞍区残余未退化脊索的骨肿瘤，较少见，具有局部侵袭性和高复发率。目前认为即使完全切除肿瘤，术后仍需辅助放疗，以延缓肿瘤局部复发。脊索瘤具有相对高的放射抵抗性，往往需要较高的累积辐射剂量才能达到满意的局部控制率。对于体积小的术后残留或复发鞍区脊索瘤，伽玛刀立体定向放射外科治疗既能让更高的辐射剂量照射到肿瘤，提高肿瘤局部控制率，又能使周围正常组织的受照剂量尽可能降到最低，减少放射性损伤的发生，具有一定的临床应用价值。

伽玛刀治疗术后残留或复发的小型鞍区脊索瘤的边缘剂量通常为 15 Gy，等剂量曲线 50％，5 年的肿瘤局部控制率达 21％～76％，并发症发生率在0%～33%，主要表现为脑神经功能障碍，严重的放射相关并发症非常少见。近年来，也有采用大分割或剂量分割分期伽玛刀的策略治疗鞍区较大体积或紧邻视路的脊索瘤，但在疗效和不良反应方面是否优于单次照射或常规分割放射治疗仍有待进一步明确。

（六）其他罕见鞍区肿瘤

鞍区其他罕见肿瘤包括如神经鞘瘤、血管母细胞瘤、软骨黏液样纤维瘤、骨纤维结构不良、皮样肿瘤、错构瘤及血管平滑肌瘤等良性肿瘤；或如血管外皮细胞瘤、视神经/下丘脑胶质瘤及骨巨细胞瘤等局部侵袭性肿瘤；或如生殖细胞肿瘤、原发性中枢神经系统淋巴瘤、脑转移瘤及软骨肉瘤等恶性肿瘤。伽玛刀可用于治疗上述小到中等大小的鞍区良性肿瘤，边缘剂量通常使用12～14 Gy；对于鞍区侵袭性生长的肿瘤或恶性肿瘤，伽玛刀也可在常规放射治疗后肿瘤复发的背景下进行局部补量，边缘剂量根据肿瘤性质、体积及既往放射治疗情况等个体化确定。

三、伽玛刀治疗鞍区肿瘤的放射性不良反应

视路结构、海绵窦内神经血管和垂体腺，是伽玛刀治疗鞍区肿瘤过程中可能会发生放射性不良反应的最重要结构。伽玛刀后发生放射性不良反应的风险受多种因素的影响，包括照射剂量、大分割照射时剂量、分割方案和高剂量照射下正常组织的受照体积等。表25－5总结了基于临床观察和文献综述的鞍区重要结构（危及器官）的剂量耐受数据和临床风险评估。伽玛刀治疗过程中视觉通路受照剂量<8～10 Gy，辐射诱发视神经损伤病变的风险低于1%。也有报道10～12 Gy的视路最大点接触剂量对视觉通路的放射性损伤风险仍然很低。对于体积较大或累及视路的鞍区肿瘤，伽玛刀大分割照射比单次分割照射能相对提高视路结构的放射耐受性，视路接受最大剂量20 Gy分割3次或25 Gy分割5次的照射，与视路接受低于8～10 Gy的单次照射有类似的低风险。鞍区的

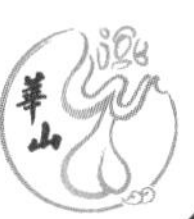

表 25-5　伽玛刀治疗后鞍区正常组织的耐受剂量限值

危及器官	伽玛刀治疗方案	耐受剂量(不良反应发生率)	放射性不良反应表现
视路(视神经/视束)	单次分割	D_{max}<10 Gy(<1%)	视路放射性损伤，视力下降、视野缺损
	3 次分割	D_{max}<20 Gy(6.7 Gy/fx)(<1%)	
	5 次分割	D_{max}<25 Gy(5 Gy/fx)(<1%)	
脑干	单次分割	D_{max}<12.5 Gy(<5%)	脑干放射性水肿或坏死
	3 次分割	D_{max}18 Gy(6 Gy/fx)体积<1 mL(<3%)	
	5 次分割	D_{max}26 Gy(5.2 Gy/fx)体积<1 mL(<3%)	
垂体腺	单次分割	D_{max}<15 Gy(5 年 10%～40%)	垂体功能低下
颈内动脉	单次分割	D_{max}<20～23 Gy(<1%)	血管闭塞

注：D_{max}（maximum dose），最大剂量；fx（fractions），照射次数

其他脑神经如动眼、滑车或展神经能承受相对更高的照射剂量，尽管最大耐受剂量未知，有报道用 18～20 Gy 照射海绵窦脑神经的放射性不良反应发生率低于 4%。

伽玛刀治疗鞍区肿瘤的另一个主要放射性不良反应是延迟发生的垂体功能低下。多项研究显示，正常垂体腺和远端漏斗部的辐射剂量与垂体功能低下的发生有关。目前，一般主张垂体腺平均受照剂量应尽可能在 15 Gy 以下，垂体柄平均受照剂量应在 12 Gy 以下。对于紧邻甚至完全包裹垂体腺或垂体柄的鞍区肿瘤，大分割伽玛刀治疗似乎是有效且安全的治疗选择，但需要多中心大型的长期随访研究，以确认其有效性和安全性。伽玛刀治疗鞍区肿瘤的其他并发症，如放射性脑坏死、继发肿瘤、脑血管病变和神经认知功能下降等，少有研究。

四、“金垂体”观点

1）伽玛刀放射外科治疗鞍区肿瘤具有广泛的适应证，可应用于术后残留或复发的良性或某些恶性鞍区肿瘤，也可作为有手术禁忌证患者的首选治疗。

2）总体而言，伽玛刀治疗鞍区肿瘤的局部控制率较高，放射性不

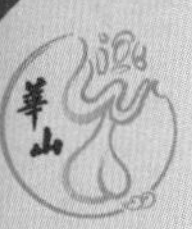

良反应的发生率较低。可根据临床具体情况灵活采用多种治疗策略和模式，包括经典的单次照射（边缘剂量 12～35 Gy）、大分割分次照射（总剂量 21～25 Gy，分割成 3～5 次每日照射）以及剂量或区域分割分期照射（一般分为 2 期，剂量分割时根据肿瘤良恶性每期照射 8～12 Gy，区域分割时每期边缘剂量可参考单次分割照射）。

3）接受伽玛刀治疗后，患者需进行规范化随访：影像学检查为第 1 年每 6 个月随访一次，此后 1 年随访一次，持续 5 年，再之后每 2 年随访一次。在肿瘤达到稳定状态后，影像学随访间隔可以延长；另需根据个体情况，由专科医师制定眼科和内分泌科随访计划。

（撰写者：吴瀚峰、汤旭群；审校者：潘　力）

参考文献

[1] 吴瀚峰，潘力，戴嘉中，等．垂体无功能腺瘤 Perfexion 系统放射外科治疗后疗效半定量评定的初步研究[J]. 肿瘤预防与治疗，2020，33(3)：258－261.

[2] 陈晶晶，汤旭群，潘力，等．伽玛刀治疗海绵窦海绵状血管瘤的长期随访研究[J]. 中国微侵袭神经外科杂志，2019，24(10)：433－436.

[3] ABELOOS L, LEVIVIER M, DEVRIENDT D, et al. Internal carotid occlusion following gamma knife radiosurgery for cavernous sinus meningioma [J]. Stereotact Funct Neurosurg, 2007, 85: 303－306.

[4] AKYOLDAS G, HERGUNSEL O B, YILMAZ M, et al. Gamma knife radiosurgery for anterior clinoid process meningiomas: a series of 61 consecutive patients [J]. World Neurosurg, 2020, 133: e529－e534.

[5] ALBANO L, LOSA M, NADIN F, et al. Safety and efficacy of multisession gamma knife radiosurgery for residual or recurrent pituitary adenomas [J]. Endocrine, 2019, 64: 639－647.

[6] AMICHETTI M, AMELIO D, MINNITI G. Radiosurgery with photons or protons for benign and malignant tumours of the skull base: a review [J]. Radiat Oncol, 2012, 7: 210.

[7] BENTZEN S M, CONSTINE L S, DEASY J O, et al. Quantitative Analyses of Normal Tissue Effects in the Clinic (QUANTEC): an introduction to the scientific issues [J]. Int J Radiat Oncol Biol Phys, 2010, 76: S3－9.

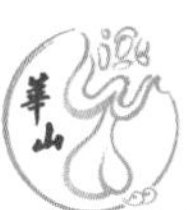

[8] CHEN Y, LI Z F, ZHANG F X, et al. Gamma knife surgery for patients with volumetric classification of nonfunctioning pituitary adenomas: a systematic review and meta-analysis [J]. Eur J Endocrinol, 2013,169:487-495.

[9] COHEN-INBAR O, LEE C C, MOUSAVI S H, et al. Stereotactic radiosurgery for intracranial hemangiopericytomas: a multicenter study [J]. J Neurosurg, 2017,126:744-754.

[10] COHEN-INBAR O, TATA A, MOOSA S, et al. Stereotactic radiosurgery in the treatment of parasellar meningiomas: long-term volumetric evaluation [J]. J Neurosurg, 2018,128:362-372.

[11] CORDEIRO D, XU Z, MEHTA G U, et al. Hypopituitarism after gamma knife radiosurgery for pituitary adenomas: a multicenter, international study [J]. J Neurosurg, 2018, JNS18509.

[12] DING D, MEHTA G U, PATIBANDLA M R, et al. Stereotactic radiosurgery for acromegaly: an international multicenter retrospective cohort study [J]. Neurosurgery, 2019,84:717-725.

[13] EL-SHEHABY A M, REDA W A, ABDEL KARIM K M, et al. Single-session Gamma knife radiosurgery for optic pathway/hypothalamic gliomas [J]. J Neurosurg, 2016,125:50-57.

[14] HASEGAWA T, ISHII D, KIDA Y, et al. Gamma knife surgery for skull base chordomas and chondrosarcomas [J]. J Neurosurg, 2007, 107: 752-757.

[15] HASEGAWA T, KATO T, IIZUKA H, et al. Long-term results for trigeminal schwannomas treated with gamma knife surgery [J]. Int J Radiat Oncol Biol Phys, 2013,87:1115-1121.

[16] IRONSIDE N, CHEN C J, LEE C C, et al. Outcomes of pituitary radiation for Cushing's disease [J]. Endocrinol Metab Clin North Am, 2018,47:349-365.

[17] KANO H, IQBAL F O, SHEEHAN J, et al. Stereotactic radiosurgery for chordoma: a report from the North American gamma knife consortium [J]. Neurosurgery, 2011,68:379-389.

[18] KANO H, NIRANJAN A, LUNSFORD L D. Radiosurgery for chordoma and chondrosarcoma [J]. Prog Neurol Surg, 2019,34:207-214.

[19] KOTECHA R, SAHGAL A, RUBENS M, et al. Stereotactic radiosurgery for non-functioning pituitary adenomas: meta-analysis and international stereotactic

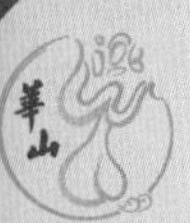

radiosurgery society practice opinion [J]. Neuro Oncol, 2020,22:318 - 332.

[20] LANDOLT A M, HALLER D, LOMAX N, et al. Octreotide may act as a radioprotective agent in acromegaly [J]. J Clin Endocrinol Metab, 2000,85: 1287 - 1289.

[21] LEAVITT J A, STAFFORD S L, LINK M J, et al. Long-term evaluation of radiation-induced optic neuropathy after single-fraction stereotactic radiosurgery [J]. Int J Radiat Oncol Biol Phys, 2013,87:524 - 527.

[22] LEE C C, CHEN C J, YEN C P, et al. Whole-sellar stereotactic radiosurgery for functioning pituitary adenomas [J]. Neurosurgery, 2014,75:227 - 237.

[23] LEE C C, VANCE M L, XU Z, et al. Stereotactic radiosurgery for acromegaly [J]. J Clin Endocrinol Metab, 2014,99:1273 - 1281.

[24] LEE C C, YANG H C, CHEN C J, et al. Gamma knife surgery for craniopharyngioma: report on a 20-year experience [J]. J Neurosurg, 2014, 121:167 - 178.

[25] LIU A, WANG Z, SUN S, et al. Gamma knife radiosurgery for residual skull base chordomas [J]. Neurol Res, 2008,30:557 - 561.

[26] LOSA M, PIERI V, BAILO M, et al. Single fraction and multisession gamma knife radiosurgery for craniopharyngioma [J]. Pituitary, 2018,21:499 - 506.

[27] MARCHETTI M, BIANCHI S, PINZI V, et al. Multisession radiosurgery for sellar and parasellar benign meningiomas: long-term tumor growth control and visual outcome[J]. Neurosurgery, 2016,78:638 - 646.

[28] MAREK J, JEZKOVA J, HANA V, et al. Is it possible to avoid hypopituitarism after irradiation of pituitary adenomas by the Leksell gamma knife? [J]. Eur J Endocrinol, 2011,164:169 - 178.

[29] MAYO C, YORKE E, MERCHANT T E. Radiation associated brainstem injury [J]. Int J Radiat Oncol Biol Phys, 2010,76:S36 - 41.

[30] MCTYRE E, HELIS C A, FARRIS M, et al. Emerging indications for fractionated gamma knife radiosurgery [J]. Neurosurgery, 2017, 80: 210 - 216.

[31] MILANO M T, GRIMM J, SOLTYS S G, et al. Single- and multi-fraction stereotactic radiosurgery dose tolerances of the optic pathways [J]. Int J Radiat Oncol Biol Phys, 2021,110:87 - 99.

[32] PARK K J, KANO H, IYER A, et al. Gamma knife stereotactic radiosurgery

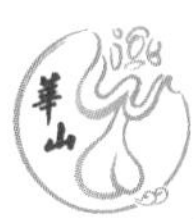

for cavernous sinus meningioma: long-term follow-up in 200 patients [J]. J Neurosurg, 2018:1-10.

[33] REGIS J, LAGMARI M, CARRON R, et al. Safety and efficacy of gamma knife radiosurgery in hypothalamic hamartomas with severe epilepsies: a prospective trial in 48 patients and review of the literature [J]. Epilepsia, 2017, 58:60-71.

[34] SHEEHAN J P, STARKE R M, KANO H, et al. Gamma knife radiosurgery for sellar and parasellar meningiomas: a multicenter study [J]. J Neurosurg, 2014,120:1268-1277.

[35] SINGH R, DIDWANIA P, LEHRER E J, et al. Stereotactic radiosurgery for acromegaly: an international systematic review and meta-analysis of clinical outcomes [J]. J Neurooncol, 2020,148:401-418.

[36] TANG X, WU H, WANG B, et al. A new classification and clinical results of gamma knife radiosurgery for cavernous sinus hemangiomas: a report of 53 cases [J]. Acta Neurochir (Wien), 2015,157:961-969.

[37] VASQUEZ J A, FONNEGRA J R, DIEZ J C, et al. Treatment of epidermoid tumors with gamma knife radiosurgery: case series [J]. Surg Neurol Int, 2016,7:S116-120.

[38] VULPE H, SAVE A V, XU Y, et al. Frameless stereotactic radiosurgery on the gamma knife icon: early experience from 100 patients [J]. Neurosurgery, 2020,86:509-516.

[39] WEST J L, SOIKE MH, RENFROW J J, et al. Successful application of stereotactic radiosurgery for multiply recurrent Rathke's cleft cysts [J]. J Neurosurg, 2019,132:832-836.

第 26 章
鞍区肿瘤的射波刀治疗规范

一、概述

放射治疗是利用电离辐射杀伤肿瘤细胞或其他病灶的“无创伤”治疗手段。2000 年后，以图像引导为基础的分次立体定向放射外科治疗技术开始被渐渐认可，由此出现了技术上的革新。射波刀（cyberknife）是分次放射外科技术的代表，其技术核心在于少分次、高剂量、精准性及保功能。射波刀在鞍区肿瘤的全程治疗中扮演着十分重要的角色。主要体现在：对无法手术患者的替代治疗、术后残留病灶的补充治疗及复发病灶的挽救治疗。本章节就鞍区肿瘤的射波刀治疗规范进行总结，并结合最新的国内外指南共识以及华山“金垂体”中心临床诊疗实践，对已确立和更新的射波刀治疗鞍区肿瘤的适应证、治疗策略、技术要点、疗效结果、相关的放射不良反应和并发症等分别进行阐述。

射波刀是新型的全身立体定向放射外科治疗设备，可以实施单次放射外科治疗（stereotactic radiosurgery，SRS）和分次放射外科治疗（hypo-fractionated stereotactic radiosurgery，HSRS）。其优势体现在：①采用大分割短疗程，通常 1～5 次，在 1 周内完成治疗，大大节省了患者住院时间；②每次使用的分割剂量较高，治疗效果不受肿瘤本身组织病理放射敏感性差异的限制，故特别适合放射抵抗的肿瘤；③可以实行非共面、几十个甚至上百个照射野的聚焦照射，产生的剂量分布形状在三维形态上与肿瘤形状精确吻合，而肿瘤靶区之外的等剂量曲线像洋葱皮一样快速跌落，可以在给予肿瘤高剂量照射的同时更好地保护视神经或视交叉、下丘脑及垂体等正常组织；④具有高精度图像引导功能，治疗期间可以进行实时的靶区追踪，及时纠正误差，实施精准照射。因此，射波刀特别适用于体积较大、紧邻/压迫视神经或视交叉或下丘脑等重要结构的鞍区肿瘤的治疗。

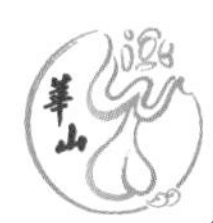

二、射波刀治疗鞍区肿瘤的适应证、疗效和技术要点

（一）治疗实践操作流程

1. 体位固定 制作一无创的网眼热缩面罩，用于固定头部，防止头部移动。

2. 模拟定位 采用仰卧位，面罩固定，CT 扫描从头顶部开始（头顶外 1 cm），一直扫描到下颌骨以下，扫描层厚为 1～1.25 mm。MRI 扫描通常使用 T_1WI、T_2WI、Flair 及增强序列。

3. 治疗计划设计 融合 CT 和 MRI 图像，勾画肿瘤和重要器官，由物理师按照病灶的性质、部位和病灶周围是否有重要结构，选择准直器的大小、射线强度、靶区范围、剂量分布、治疗剂量和其他参数，制定治疗计划。

4. 实施治疗 实时拍摄颅骨正交 X 线图像，与 CT 扫描获得的颅骨数字重建图像（digitally reconstructed radiography，DRR）进行自动比对，通过移动治疗床，进行摆位。在治疗过程中实时跟踪，进行误差纠正。每次治疗时间为 30～50 min。

（二）鞍区肿瘤治疗管理要点

1. 适应证 射波刀治疗鞍区肿瘤适应证包括：肿瘤无法手术切除或患者拒绝手术的首选治疗；术后残留病灶需根据患者特征、疾病范围、病理学高危因素和影像学表现，进行术后辅助治疗或补救治疗；术后复发肿瘤；曾接受过不同形式放射治疗后再次复发的肿瘤。

2. 治疗前评估 在射波刀治疗之前，患者应进行全面的神经系统、眼科和神经内分泌功能评估。对于之前接受过不同形式放射治疗的患者，应对之前的治疗记录和附近危及器官的剂量进行全面评估。

3. 计划制定

（1）模拟定位

进行薄层 CT 扫描，上界为头顶部外 1 cm，下界为下颌骨下缘，扫描层厚为1～1.25 mm；进行MRI扫描，使用增强T_1WI（通常使用压脂增强）、T_2WI、T_2 Flair序列；必须进行图像融合。

（2）靶区勾画

大体肿瘤体积（GTV）是指影像学上显示的肿瘤强化区域。临床肿瘤靶体积（CTV）是指肿瘤及周边可能受侵犯的区域。良性肿瘤边界清晰，GTV一般不外扩。因此，在射波刀治疗鞍区良性肿瘤时，GTV＝CTV；恶性肿瘤需根据组织学分类及分级需适当外扩。计划靶体积（PTV）是指设计放疗计划时，因考虑照射中器官运动和摆位中靶位置及靶体积的变化而扩大的照射范围，通常是CTV外扩1～2 mm。射波刀治疗鞍区良性肿瘤时通常GTV＝CTV＝PTV。个别中心将GTV外扩1 mm得到PTV。

（3）危及器官勾画

危及器官包括眼球、晶状体、下丘脑、残余垂体、视神经和视交叉、脑干及皮肤。通常在MRI图像上勾画这些危及器官。当肿瘤压迫视交叉或视束时、或肿瘤包绕视束时，优先勾画出危及器官，然后再勾画肿瘤。

（4）处方剂量

处方剂量必须满足附近危及器官的约束条件（详见《英国立体定向放射治疗正常组织限量共识》及《AAPM TG101报告》），必要时可牺牲靶区覆盖。为了便于比较治疗剂量，需引入放射生物线性二次方程（linear quadratic formulation，LQ）模型的等效生物剂量（biological equivalent dose，BED）概念。假设鞍区良性肿瘤$\alpha/\beta=3$，常规放疗30次，每次照射2 Gy，肿瘤处方剂量60 Gy时BED为100 Gy。视神经、视交叉和视束常规放疗保守耐受剂量为50 Gy，BED为83 Gy；如果是55 Gy，BED为91 Gy。例如，射波刀照射24 Gy/3次（每次8 Gy，照射3次），BED为88 Gy。

（5）危及器官的耐受剂量

AAPM TG101报告将17.4 Gy/3次、25 Gy/5次作为视神经、视交

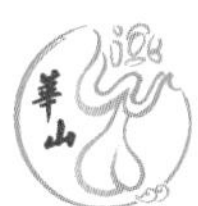

叉和视束最大剂量点的耐受剂量。视神经的耐受剂量除了最大剂量点，还与视神经所接受的照射范围有关。在“金垂体”射波刀中心，遵守视神经、视交叉和视束的耐受剂量：12.0 Gy/2 次、14.1 Gy/3 次、15.6 Gy/4 次及 17.0 Gy/5 次，相当于单次 9 Gy（BED 36 Gy）；垂体柄的耐受剂量：20.4 Gy/2 次、24.3 Gy/3 次、27.4 Gy/4 次及 30.0 Gy/5 次，相当于单次 15 Gy（BED 90 Gy）；脑干的耐受剂量：17.6 Gy/2 次、21 Gy/3 次、23.6 Gy/4 次及 25.5 Gy/5 次，相当于单次 13 Gy（BED 70 Gy）。

4. 治疗后随访 接受射波刀治疗的患者应接受常规临床随访，包括眼科和神经内分泌检查，以及影像学检查。每次随访时需行肿瘤大小或体积评估，同时对不良反应进行评估分级并进行记录。

（三）治疗后不良反应

鞍区肿瘤接受射波刀治疗后最常见的不良反应是垂体功能减退。约 30%的患者在接受射波刀治疗后会出现各种形式的垂体功能减退，通常涉及垂体前叶轴，也可涉及垂体后叶轴或极少数患者会发生泛垂体功能减退。垂体功能减退与射波刀治疗剂量相关，当肿瘤体积≤4.0 cm^3 时，5 年内新增垂体功能减退的发生率为 18%，而病变较大者为 58%。此外，垂体功能减退的风险与正常垂体的治疗前状态、先前治疗的类型和时间、正常垂体接受的剂量、垂体柄接受的剂量以及内分泌随访评估期的严格性和随访时间长度有关。若发生垂体功能减退，需进行相应的激素替代治疗，详见第 24 章“垂体功能减退症的诊疗规范”。

第 2 种常见的不良反应是脑神经损伤。第Ⅱ、Ⅲ、Ⅳ、Ⅴ和Ⅵ脑神经位于鞍旁或鞍上区域，进行放射外科治疗有脑神经损伤风险。改进适形性、采用更陡的剂量梯度和剂量雕刻技术将有助于降低脑神经损伤风险。

其他罕见的不良反应包括邻近软组织放射性坏死、颈内动脉狭窄以及辐射诱发的继发性恶性肿瘤等。

（四）各种鞍区肿瘤的疗效和技术要点

鞍区肿瘤术后残留病灶的射波刀治疗时机通常为手术后3～6个月（部分高危病理类型肿瘤治疗时间可适当提前）。此时，肿瘤已经皱缩，肿瘤与视神经关系更加清晰，有利于治疗计划的设计。一些高龄患者或有手术禁忌证者，虽然肿瘤靠近视神经，但是仍可采取分次射波刀治疗。

1. 临床无功能垂体腺瘤 射波刀治疗临床无功能垂体腺瘤术后残留病灶具有控制效果好、不良反应轻的优点，肿瘤的5年局部控制率为95%～98%。单次治疗适用于体积<10 cm³，且与视路有一定间距（≥2 mm）的肿瘤。计划靶区全覆盖，单次视神经剂量可控制在8～10 Gy以下时，建议使用14～16 Gy的处方剂量。分次治疗适用于肿瘤体积>10 cm³或肿瘤紧贴或压迫视路，计划靶区全覆盖时，单次视神经剂量无法控制在8～10 Gy以下，常用剂量方案为21 Gy/3次、24 Gy/4次及25 Gy/5次。

2. 功能性垂体腺瘤 射波刀治疗功能性垂体腺瘤的目标为控制激素水平异常，改善临床症状；缩小或控制肿瘤生长；保护正常垂体功能。肿瘤的局部控制率与照射剂量呈正相关。功能性垂体腺瘤包括生长激素（GH）、促肾上腺皮质激素（ACTH）及泌乳素（PRL）垂体腺瘤，射波刀治疗后其内分泌恢复正常的总体比例为20%～60%。

生长激素垂体腺瘤所需的处方剂量较高。Iwata等报道肿瘤的5年控制率为96%，GH降低到正常者仅占18%；Sala报道了Stanford大学治疗22例患者，中位随访43.2月，肿瘤局部控制率为100%，所有患者的IGF-1水平均下降，9例（40.9%）获得生化完全缓解，4例（18.1%）在药物辅助治疗下获得生化缓解。当照射BED为160 Gy以上时，可基本达到生化缓解。“金垂体”射波刀中心处方剂量为31.2 Gy/4次（BED 112 Gy）、26.1 Gy/3次～34 Gy/3次（BED 101～154 Gy）、22 Gy/2次（BED 102.7 Gy）。在视路接受安全剂量的情况

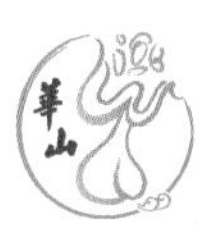

下，应尽量提高肿瘤的照射剂量，才能获得生化缓解。GH 恢复正常的患者，肢端肥大症状改善，其伴随的高血压、糖尿病等合并症也可缓解控制。

促肾上腺皮质激素垂体腺瘤通常体积较小，往往需要更高的处方剂量。Stanford 大学采用射波刀治疗 7 例患者，4 例接受 1 次照射，2 例接受 5 次照射，1 例接受 3 次照射，平均 BED 131 Gy，75％的患者获得生化缓解。“金垂体”射波刀中心曾治疗 1 例该类型肿瘤，照射剂量为 19 Gy/2 次，患者获得完全的生化缓解。

泌乳素垂体腺瘤行射波刀治疗的病例报道较少。“金垂体”射波刀中心曾治疗手术后残留的耐药泌乳素垂体腺瘤患者 10 例，中位随访 36 个月；肿瘤局部控制率为 100％，所有患者 PRL 水平均有所下降，其中 3 例降至正常水平，7 例在药物辅助治疗下降至正常水平。

3. 鞍区脑膜瘤　手术是鞍区脑膜瘤的主要治疗手段。肿瘤的生长部位、组织病理学分级分类和手术切除率是其主要的预后因素。辅助放疗可改善不典型或恶性脑膜瘤的局部控制。常规放疗 54 Gy（1.8～2.0 Gy/次）是次全切除或复发肿瘤的常用治疗选择，可改善局部控制。单次放射外科（SRS）或分次放射外科治疗（HSRS）也是一种可行的选择。当病变位于海绵窦、体积较大或紧贴视神经/视交叉时，分次照射具有肿瘤控制效果好，并且能更好地保护视神经的优势。

鞍区脑膜瘤通常进展缓慢。对于直径＜3 cm、局限于海绵窦、远离视路和脑干的患者，初始进行放射外科治疗也是一种可行的选择；对于直径＞3 cm、紧贴或压迫视路的脑膜瘤，建议先行根治性手术切除或减压，然后再进行放射外科治疗。Ⅰ级脑膜瘤初始治疗或复发后再治疗的局部控制率为 97％，Ⅱ级脑膜瘤为 50％，Ⅲ级脑膜瘤为 17％。射波刀作为部分鞍区脑膜瘤的初始治疗或残留病灶的辅助治疗，显示出良好的效果，与常规放射治疗和手术治疗具有相同的局部控制率。

直径＜2 cm 的病灶可采用射波刀单次治疗，处方剂量在 12～16 Gy，5 年肿瘤控制率在 90％～95％。在边缘剂量＜14 Gy 时，并发症

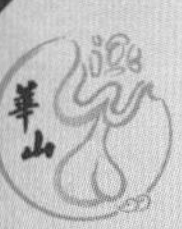

的发生率低于5%，表现为暂时性或永久性的脑神经功能障碍，但均比常规放射治疗少见。直径>2cm或病灶靠近关键部位的病灶可采用分次治疗，如靠近视交叉、视神经或脑干的病灶。剂量方案往往取决于周围正常组织的耐受剂量，常为21 Gy/3次或25 Gy/5次。分次治疗的5年肿瘤局部控制率与单次治疗相仿，且脑神经不良反应的发生率较低，癫痫、颈内动脉闭塞和垂体功能减退等并发症很少有报道（少于1%～2%）。

鞍区脑膜瘤接受射波刀治疗后，肿瘤体积通常比较稳定，5年和10年局部控制率分别为95%和90%，且在2年内也很少出现缩小。如果出现不可预测的肿瘤反应，我们建议重新复查MRI，结合临床表现，必要时可通过活体组织检查重新明确病理学诊断。目前，最佳随访策略尚存在争议。接受射波刀治疗后，我们要求患者常规接受临床随访，包括眼科、神经内分泌以及影像学检查：第1年每6个月随访1次，此后1年随访一次持续5年，再之后每2年随访1次。在肿瘤达到稳定状态后，影像学随访间隔可以延长。

4. 颅咽管瘤 射波刀治疗颅咽管瘤的病例数量相对较少，但其优势在于采用分次照射，提高了视神经、视交叉的耐受剂量，故可降低视力受损的发生率，肿瘤长期控制效果好。

射波刀单次治疗多用于肿瘤体积<2 cm^3、病灶距离视神经/视交叉超过3 mm、视力未受影响的患者，常用剂量为13 Gy/次；对于肿瘤体积较大、紧邻视路和多囊性病变的患者，应首选分次治疗。分次照射剂量取决于肿瘤体积及病灶周围正常组织耐受剂量，常用的分割方案为：13 Gy/2次～25 Gy/5次。3年肿瘤局控率为85%～100%。Ohhashi报告了射波刀治疗颅咽管瘤的长期结果，照射剂量20～25.5 Gy/4～8次，治疗后随访时间61～109个月（平均80个月），肿瘤的长期控制率为94%，患者视力均未受影响。“金垂体”射波刀中心曾治疗手术后复发的难治性颅咽管瘤70例，15例患者为2次术后复发，肿瘤与视神经/视交叉分界不清，采取先常规放疗10次（20 Gy/10次）、然后射波刀局

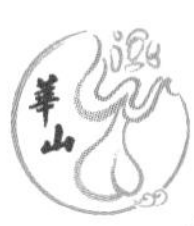

部加量治疗 4～5 次、每次照射 3.5～5 Gy 的治疗策略。这种联合放疗的优势在于视神经耐受放疗剂量高，肿瘤接受的剂量高，长期控制效果好。对少数颅咽管瘤我们也采取间隔 6 个月，分两阶段射波刀治疗的策略（第 1 阶段 16 Gy/4 次，第 2 阶段 16 Gy/4 次），目的是为了提高肿瘤照射剂量，降低视神经和下视丘的不良反应。

颅咽管瘤患者接受射波刀治疗后，发生视力下降的比例约为 2%。约 10%患者复查时发现肿瘤囊变部分增大，需要穿刺抽吸囊液减压。

5. 海绵窦海绵状血管瘤 海绵窦海绵状血管瘤（cavernous sinus cavernous hemangiomas，CSCHs）是颅内一种起病隐匿和生长缓慢的良性肿瘤，亚洲人好发，中年女性多见。手术能够明确病理学诊断，有彻底切除肿瘤的可能。但由于肿瘤血供极丰富，累及海绵窦内重要的神经血管结构，术中严重出血和术后并发症的发生率较高。文献报道 CSCHs 的手术全切率仅 30%～44%，术后脑神经受损率高，近期并发症率可达 70%。

不同于海绵窦的其他良性肿瘤（如脑膜瘤和神经鞘瘤等），CSCHs 对于射线更加敏感。目前，越来越多的医疗中心已将立体定向放射外科作为 CSCHs 的首选治疗。但由于放射外科治疗无法像手术一样获得病理，所以 CSCHs 治疗前的影像学诊断尤显重要。华山医院神经外科毛颖等在一项 CSCHs 的 MRI 影像诊断标准试验提案中指出，T_2 加权像极高信号、信号均一、哑铃状和侵犯鞍区等 4 个特征作为 CSCHs 影像诊断标准的敏感度、特异度和准确度分别达到 87.5%，96.3%和 94.7%。“金垂体”射波刀中心研究了 ^{18}F-FDG PET-CT 对 CSCHs 的诊断价值，通过对手术病理学证实的 CSCHs 患者做 ^{18}F-FDG PET-CT 检查发现病灶 FDG 代谢缺损，其标准比摄取值（standardized uptake value，SUV）低于正常脑组织。^{18}F-FDG PET-CT 有望成为鉴别 CSCHs 和其他海绵窦肿瘤如脑膜瘤（病灶 SUV 值高于正常脑组织）等的一种新方法。

我们对文献报道的 59 例接受放射外科治疗的 CSCHs 进行了荟萃分析，单次治疗边缘剂量通常为 12～14 Gy，肿瘤局部控制率为 100%，

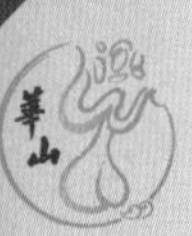

放射线相关的视神经并发症发生率<2%。分次照射适用于体积偏大或贴近视神经的病灶，处方剂量常为 21 Gy/3 次或 18～22 Gy/4 次。治疗技巧是使用较低等剂量曲线，将高剂量区集中在肿瘤内和肿瘤底部。

我们的经验提示大型和巨大型 CSCHs，接受射波刀 20～22 Gy/3～4 次照射后，肿瘤缩小明显，症状显著改善。治疗后 1 年，肿瘤体积平均缩小 70%，之后随着随访时间的延长，肿瘤仍会缓慢缩小。5 年肿瘤控制率达 99%。1/3 患者肿瘤体积缩小可达 95%以上，基本消失。由于良好的安全性和有效性，放射外科治疗可替代手术作为 CSCHs 的首选治疗方式。

6. 脊索瘤　脊索瘤是一种相对罕见、生长缓慢的原发性骨肿瘤，起源于胚胎残余的脊索。占颅内肿瘤的比例不到 1%。25%～40%肿瘤发生在颅底区域，以斜坡最为常见。该肿瘤局部具有侵袭性，复发率高，预后相对较差。

目前，脊索瘤的最佳治疗模式是手术全切除肿瘤后，进行高剂量的质子照射。然而实现完全切除非常困难。此外，由于肿瘤体积大、浸润范围广，以及邻近关键正常组织（如脑干和脑神经），放射治疗剂量受到极大限制。常规放疗剂量为 55～66 Gy，并显示出明显的剂量-效应关系。放射外科也显示出类似的效果，在边缘剂量>15 Gy 时治疗效果更好。荷电粒子，如质子或碳离子，由于其射线能量高和照射肿瘤内的 Bragg 效应，可能更具优势。然而对于几种放疗模式的比较，目前尚缺乏随机试验的长期结果数据。

术后直径<3 cm 的残留病灶可采用射波刀单次治疗，剂量为 17～20 Gy。Pamir 等建议如果术后残留肿瘤体积<30 cm^3，首次手术治疗后可及时进行放射外科治疗；对于体积偏大或紧贴重要器官的病灶，可采用分次治疗。Vasudevan 等报道 20 例经组织病理学诊断为脊索瘤（$n=16$）或软骨肉瘤（$n=4$）的患者，接受射波刀治疗，中位剂量为 37.5 Gy（范围：25～40 Gy）/5 次，中位随访 28 个月，总生存期和局部无复发生存期均为 90%。9 名患者（45%）报道了 1～3 级急性毒性，

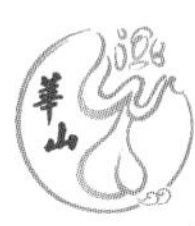

2 名患者（10%）经历了 4、5 级晚期毒性。研究提示射波刀分次治疗是脊索瘤有效的辅助或挽救治疗方式。

三、“金垂体”观点

1）射波刀放射外科治疗鞍区肿瘤具有广泛的适应证，可应用于术后残留或复发的鞍区肿瘤，也可作为有手术禁忌证或不愿手术患者的首选治疗。

2）总体而言，射波刀治疗鞍区肿瘤的局部控制率较高，放射性不良反应的发生率较低。

3）可根据临床具体情况灵活采用多种治疗策略：对于肿瘤体积小、距离重要结构如视神经/视交叉和脑干具有一定间距的病灶，可采用单次照射；对于肿瘤体积大，紧贴或压迫重要结构的病灶，需采用分次照射策略。

4）接受射波刀治疗后，患者需进行规范化随访：影像学检查为第 1 年每 6 个月随访 1 次，此后 1 年随访 1 次持续 5 年，再之后每 2 年随访一次。在肿瘤达到稳定状态后，影像学随访间隔可以延长；另需根据个体情况，由专科医师制订眼科和内分泌科随访计划。

（撰写者：王　鑫、王恩敏；审校者：王恩敏）

参考文献

[1] ADLER JR Jr, GIBBS I C, PUATAWEEPONG P, et al. Visual field preservation after multisession cyberknife radiosurgery for perioptic lesions [J]. Neurosurgery, 2006,59(2):244 - 254.

[2] BENEDICT S H, YENICE K M, FOLLOWILL D, et al. Stereotactic body radiation therapy: the report of AAPM Task Group 101 [J]. Med Phys, 2010,37:4078 - 4101.

[3] CHIBBARO S, CEBULA H, GANAU M, et al. Multidisciplinary management of an intra-sellar cavernous hemangioma: case report and review of the literature [J]. J Clin Neurosci, 2018,52:135 - 138.

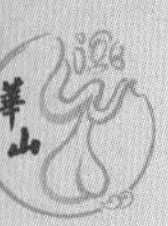

[4] CONTI A, PONTORIERO A, GHETTI I, et al. Benefits of image-guided stereotactic hypofractionated radiation therapy as adjuvant treatment of craniopharyngiomas [J]. Childs Nerv Sys, 2019,35:53 - 61.

[5] DING C, SAW C B, TIMMERMAN R D. Cyberknife stereotactic radiosurgery and radiation therapy treatment planning system [J]. Med Dosim, 2018,43:129 - 140.

[6] FATIMA N, MEOLA A, POLLOM E L, et al. Stereotactic radiosurgery versus stereotactic radiotherapy in the management of intracranial meningiomas: a systematic review and meta-analysis [J]. Neurosurg Focus, 2019,46:E2.

[7] GHEORGHIU M L, FLESERIU M. Stereotactic radiation therapy in pituitary adenomas, is it better than conventional radiotion therapy ? [J]. Acta Endocrinol (Buchar), 2017,13:476 - 490.

[8] GOLDBRUNNER R, MINNITI G, PREUSSER M, et al. EANO guidelines for the diagnosis and treatment of meningiomas [J]. Lancet Oncol, 2016,7:e383 - 391.

[9] HANNA G G, MURRAY L, PATEL R, et al. UK Consensus on Normal Tissue Dose Constraints for Stereotactic Radiotherapy [J]. Clin Oncol (R Coll Radiol), 2018,30:5 - 14.

[10] HE K, CHEN L, ZHU W, et al. Magnetic resonance standard for cavernous sinus hemangiomas: proposal for a diagnostic test [J]. Eur Neurol, 2014,72:116 - 124.

[11] HINIKER S M, MODLIN L A, CHOI C Y, et al. Dose-response modeling of the visual pathway tolerance to single-fraction and hypofractionated stereotactic radiosurgery [J]. Semin Radiat Oncol, 2016,26:97 - 104.

[12] IWATA H, SATO K, NOMURA R, et al. Long-term results of hypofractionated stereotactic radiotherapy with CyberKnife for growth hormone-secreting pituitary adenoma: evaluation by the Cortina consensus [J]. J Neurooncol, 2016,128:267 - 275.

[13] IWATA H, TATEWAKI K, INOUE M, et al. Single and hypofractionated stereotactic radiotherapy with CyberKnife for craniopharyngioma [J]. J Neuro-Oncol, 2012,106:571 - 577.

[14] KOCHER M, TREUER H, HOEVELS M, et al. Endocrine and visual function after fractionated stereotactic radiotherapy of perioptic tumors [J].

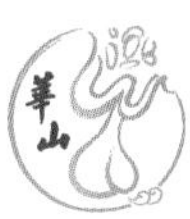

Strahlenther Onkol, 2013,189:137 - 141.

[15] KOTECHA R, SAHGAL A, RUBENS M, et al. Stereotactic radiosurgery for non-functioning pituitary adenomas: meta-analysis and International Stereotactic Radiosurgery Society practice opinion [J]. Neuro Oncol, 2020,22:318 - 332.

[16] LEE M, KALANI M Y, CHESHIER S, et al. Radiation therapy and CyberKnife radiosurgery in the management of craniopharyngiomas [J]. Neurosurg Focus, 2008,24:E4 - 10.

[17] LEHRER E J, PRABHU A V, SINDHU K K, et al. Proton and heavy particle intracranial radiosurgery [J]. Biomedicines, 2021,3;9:31 - 57.

[18] LI S, SHEN L. Radiobiology of stereotactic ablative radiotherapy (SABR): perspectives of clinical oncologists [J]. J Cancer, 2020,11:5056 - 5068.

[19] MANABE Y, MURAI T, OGINO H, et al. CyberKnife stereotactic radiosurgery and hypofractionated stereotactic radiotherapy as first-line treatments for imaging-diagnosed intracranial meningiomas [J]. Neurol Med Chir (Tokyo),2017,57:627 - 633.

[20] MARCHETTI M, BIANCHI S, PINZI V, et al. Multisession radiosurgery for sellar and parasellar benign meningiomas: long-term tumor growth control and visual outcome [J]. Neurosurgery, 2016,78:638 - 646.

[21] MINNITI G, OSTI M F, NIYAZI M. Target delineation and optimal radiosurgical dose for pituitary tumors [J]. Radiat Oncol, 2016,11:135 - 148.

[22] MOORE J M, SALA E, AMORIN A, et al. CyberKnife radiosurgery in the multimodal management of patients with Cushing disease [J]. World Neurosurg, 2018,112:e425 - 430.

[23] NGUYEN E K, NGUYEN T K, BOLDT G, et al. Hypofractionated stereotactic radiotherapy for intracranial meningioma: a systematic review [J]. Neurooncol Pract, 2019,6:346 - 353.

[24] OHHASHI G, MIYAZAKI S, IKEDA H, et al. Postoperative long-term outcomes of patient with craniopharyngioma based on cyberknife treatment [J]. Cureus, 2020,12:e7207 - 7215.

[25] PAMIR M N, OZDUMAN K. Tumor-biology and current treatment of skull-base chordomas [J]. Adv Tech Stand Neurosurg, 2008,33:35 - 129.

[26] PUATAWEEPONG P, DHANACHAI M, HANSASUTA A, et al. Clinical outcomes of perioptic tumors treated with hypofractionated stereotactic

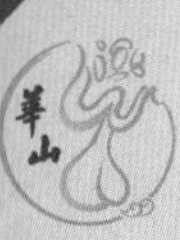

radiotherapy using CyberKnife stereotactic radiosurgery [J]. J Neurooncol, 2018,139:679-688.

[27] SALA E, MOORE J M, AMORIN A, et al. CyberKnife robotic radiosurgery in the multimodal management of acromegaly patients with invasive macroadenoma: a single center's experience [J]. J Neurooncol, 2018, 138: 291-298.

[28] SHIBAMOTO Y, MIYAKAWA A, OTSUKA S, et al. Radiobiology of hypofractionated stereotactic radiotherapy: what are the optimal fractionation schedules? [J] J Radiat Res, 2016,57:i76-82.

[29] VASUDEVAN H N, RALEIGH D R, JOHNSON J, et al. Management of chordoma and chondrosarcoma with fractionated stereotactic radiotherapy [J]. Front Surg, 2017,4:35-42.

[30] WANG X, LIU X, MEI G, et al. Phase Ⅱ study to assess the efficacy of hypofractionated stereotactic radiotherapy in patients with large cavernous sinus hemangiomas [J]. Int J Radiat Oncol Biol Phys, 2012,83:e223-230.

[31] WANG X, MEI G, LIU X, et al. The role of stereotactic radiosurgery in cavernous sinus hemangiomas: a systematic review and meta-analysis [J]. J Neurooncol, 2012,107:239-245.

[32] WANG X, ZHU H, KNISELY J, et al. Hypofractionated stereotactic radiosurgery: a new treatment strategy for giant cavernous sinus hemangiomas [J]. J Neurosurg, 2018,128:60-67.

第 27 章 鞍区肿瘤的常规放射治疗规范

一、概述

放射治疗是通过给予肿瘤一定剂量的照射，并尽量减少肿瘤周围正常组织的受照剂量，以达到控制肿瘤生长、延长生存期和提高生活质量的目的。随着放疗技术和计算机技术的快速发展，常规放疗技术取得了突飞猛进的发展，出现了三维适形放射治疗（3D Conformal Radiotherapy，3D-CRT）、调强放射治疗（intensity modulated radiation therapy，IMRT）、容积旋转调强放射治疗（volumetric intensity modulated arc therapy，VMAT）、影像引导放射治疗（image guide radiation therapy，IGRT）和立体定向放射治疗（stereotactic radiotherapy，SRT）等放疗技术，为肿瘤的精准放射治疗提供了更多选择。鞍区位置特殊，毗邻许多重要的神经和血管组织，尤其垂体是非常重要的内分泌器官，故鞍区肿瘤的手术难度较大，不少肿瘤术后需接受辅助放疗以提高疗效。

二、鞍区肿瘤常规放疗的适应证、疗效和技术要点

（一）适应证和疗效

1. 垂体腺瘤 主要针对多次术后复发且药物治疗无效的难治性垂体腺瘤，采用放射治疗可提高肿瘤局部控制率。文献报道采用手术联合术后辅助放疗，临床无功能垂体腺瘤和功能性垂体腺瘤的 10 年局部控制率分别达 90％和 60％～80％以上。有 40％～60％的肢端肥大症患者接受放射治疗 5～10 年后生长激素（GH）和胰岛素样生长因子（IGH-1）水平可恢复正常，GH 水平在治疗后 2 年降至放疗前的 50％，IGF-1 水平在治疗后 5 年降至放疗前的 50％，约 1/3 的泌乳素垂体腺瘤患者在放疗 5～10 年后泌乳素恢复正常。

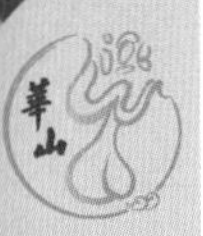

2. 颅咽管瘤 手术无法全切除或多次术后仍复发的颅咽管瘤，推荐术后放疗。文献报道采用手术联合术后辅助放疗，5 年局部控制率和总生存率分别达到 85%～95%和 90～100%。

3. 鞍区脑膜瘤 次全切除、无法手术或复发性的Ⅰ级脑膜瘤；Ⅱ级和Ⅲ级脑膜瘤术后，推荐放射治疗。放射治疗Ⅰ级脑膜瘤，其 5～10 年的局部控制率可达 85%～95%。Ⅱ级脑膜瘤术后辅助放疗，5 年无进展生存率可达 30%～100%。Ⅲ级脑膜瘤术后辅助放疗，5 年无进展生存率可达 29%～80%。

4. 鞍区脊索瘤 对于手术无法全切除的脊索瘤，推荐术后放射治疗，文献报道 5 年局控率 50%～76%。

5. 鞍区生殖细胞肿瘤 详见第 15 章“鞍区生殖细胞肿瘤的诊疗规范”。

鞍区肿瘤的常规放疗禁忌证包括：严重的心、肝、肾功能不全者；肿瘤压迫导致视力视野受损而未实施视神经减压者；肿瘤突入第三脑室导致室间孔阻塞，引发颅内压增高未得到有效控制者；术后伤口不愈合、合并感染或有活动性颅内出血者。

（二）技术要点

1. 放疗前准备 鞍区肿瘤患者常伴有内分泌功能异常和视力视野改变，以及其他相关脑神经功能受损症状。因此，患者放疗前需完善常规体格检查，并完成实验室检查包括血常规、肝肾功能、电解质、血糖、心电图、激素、视力视野和脑神经功能检查。放疗前需完成头颅增强 MRI 和头颅定位 CT 检查。头颅 MRI 检查应包含 T_1W、T_2W、Flair 和增强序列，部分位置（如累及眼眶或海绵窦旁）的肿瘤建议行压脂序列扫描。MRI 扫描范围包含整个鞍区肿瘤，尽可能采用薄层扫描。头颅定位 CT 采用薄层扫描，层厚 1～2 mm，扫描范围从颅顶到第 3 颈椎上缘。如患者无法行头颅 MRI 增强扫描，则需行头颅 CT 增强扫描。体位固定方式一般采用仰卧位，并根据患者舒适度选择头枕，根据患者头型

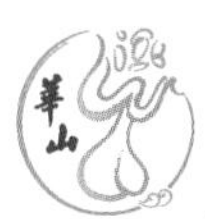

制作面罩固定头部，然后再行定位 CT 扫描。

2. 靶区勾画 在放射治疗计划系统（radiotherapy treatment planning system，TPS）上进行定位 CT 图像和 MRI 图像的配准融合，根据融合后的图像进行靶区勾画。大体肿瘤体积（GTV）包含 MRI 上所有可见病灶。对于非侵袭性肿瘤，临床靶体积（CTV）可不外扩，CTV 与 GTV 一致；对于侵袭性或者浸润性肿瘤，GTV 一般外扩 3～5 mm 为 CTV，以包含潜在的微小浸润病灶。根据每个医院获取的摆位误差情况，可在 CTV 外扩 3～5 mm 即为计划靶体积（PTV）。危及器官（OARs）包含垂体、视交叉、视神经、眼睛、晶状体、海马、脑干和耳蜗等结构。

3. 放疗剂量 采用三维适形或调强放射治疗时，放疗计划设计时需充分考虑肿瘤与危及器官的关系，合理布野，既要尽量满足 95% PTV 达到 100%处方剂量，又要使危及器官受照剂量低于限制剂量。鞍区肿瘤的常规放疗处方剂量一般是 45～60 Gy/25～33 Fx，并根据病变位置、年龄、病理类型、内分泌代谢损伤程度、视力视野变化和手术切除程度等因素进行调整，如临床无功能垂体腺瘤一般推荐处方剂量为 45～54 Gy/25～30 Fx，单次 1.8 Gy；功能性垂体腺瘤一般推荐处方剂量 50～60 Gy/25～30 Fx，单次 1.8～2 Gy。对于颅咽管瘤，推荐处方剂量为 50～55 Gy/25～33 Fx，单次 1.8～2 Gy。对于Ⅰ级脑膜瘤，推荐处方剂量为 50～55 Gy/25～33 Fx，单次 1.8～2 Gy，Ⅱ级或Ⅲ级脑膜瘤，推荐处方剂量为 54～60 Gy/27～33 Fx，单次 1.8～2 Gy。对于脊索瘤，推荐处方剂量为 60～66 Gy/30～33 Fx，单次 2 Gy。

三、鞍区肿瘤常规放疗的不良反应

在精准放疗时代，得益于放疗技术的进步，尤其是调强放疗和影像引导放疗的应用，使得放疗靶区周围的正常组织受照剂量明显降低。但鞍区有重要的垂体、视交叉、视神经及脑干等危及器官，这些 OARs 不可避免地会受到一定剂量的照射，尤其是邻近 OARs 或累及范围较大的肿瘤，可能引起一些潜在的晚期放疗不良反应，如垂体功能减退、视力或视野改变、下丘脑反应等，文献报道30%～50%垂体腺瘤患者接受常规放疗5年后发生垂体功能下降，放疗引起的放射性视神经疾病如视力下降和视野缺损的发生率大概是0～6%，不良反应的发生主要跟放疗总剂量、分割剂量及患者基线视力下降和视野缺损有关。总剂量低于50 Gy单次剂量1.8～2 Gy发生不良反应的概率低于2%。因此，治疗后须定期随访内分泌和代谢功能以及视力视野检查，并及时给予对症处理。

四、“金垂体”观点

1）对于术后残留、呈侵袭性生长或多次术后复发的鞍区肿瘤，通过精准的常规放疗，可以抑制肿瘤生长，提高综合疗效，并减少肿瘤周围正常组织接受放射剂量，明显减少放射所致的急性和晚期不良反应。

2）鞍区肿瘤在放疗前需特别关注垂体前后叶功能和视神经功能状况，在放疗中运用多模态影像精准勾画靶区和危及器官。

3）鞍区肿瘤常规放疗结束后需进行规范化随访。影像学检查建议放疗结束后3个月复查，之后3年内每半年复查，3年后每年复查，肿瘤稳定后延长复查间隔时间，如出现不适则及时复查；另需根据个体情况，由专科医师制订眼科和内分泌科随访计划。

4）针对各类复杂难治的鞍区肿瘤，如多次反复手术的垂体腺瘤突入脑室后肿瘤细胞随脑脊液播散、侵袭性垂体腺瘤向下侵犯鼻咽部、鞍膈脑膜瘤颅外侵犯和转移（如肺转移），需进一步制订个体化的综合诊疗方案：除治疗原发病灶外，还需对肿瘤播散病灶进行照射；针对侵犯鼻咽部肿瘤，需相应扩大照射范围；针对远处转移病灶，需联合多学科诊疗（如手术、化疗及靶向药物等）。

疑难病例诊疗分享（图27-1）：男性，32岁。2005年3月因视力下降在外院手术，术后病理：嫌色细胞性垂体腺瘤。之后8年期间因肿瘤多次复发经历了5次手术、1次伽玛刀治疗。2013年4月肿瘤复发再次手术，术后至我科行放疗（图27-1A、B），当时患者右眼已失明，

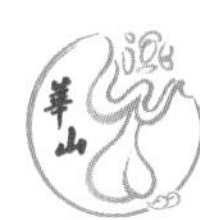

左眼光感几乎消失。放疗结束后患者左眼视力恢复到0.3。2016年，复查发现颅内多发转移灶，未治疗；2017年，MRI检查发现病灶较前增大增多，并出现脊髓播散，经活体组织检查病理证实是垂体癌，于是在我科行姑息性全脑全脊髓放疗加局部加量放疗（图27-1C～E)。2020年9月复查MRI显示病灶稳定（图27-1F、G)。目前，患者能正常工作，视力基本同前。

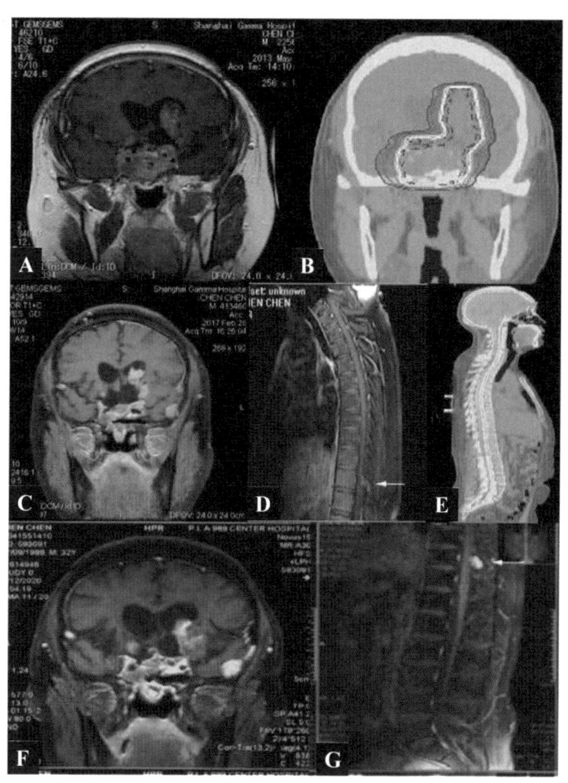

图27-1 复杂病例放射治疗前后图

A. 2013年肿瘤复发术后MRI（冠状面)；B. 2013年肿瘤复发术后放疗靶区示意图；C. 2016年垂体MRI显示颅内复发病灶增大增多（冠状面)；D. 2016年脊髓MRI发现椎管内出现转移灶（胸髓)；E. 2016年全脑全脊髓放疗靶区示意图；F. 2020年9月头颅MRI显示颅内病灶稳定；G. 2020年9月脊髓MRI显示脊髓转移灶稳定

（撰写者：梁丽萍；审校者：盛晓芳、汪　洋）

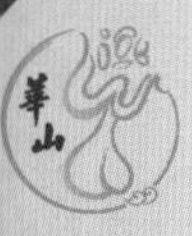

参考文献

[1] COMBS S E, BAUMERT B G, BENDSZUS M, et al. ESTRO ACROP guideline for target volume delineation of skull base tumors [J]. Radiother Oncol, 2021, 156:80.

[2] DIAL B L, KERR D L, LAZARIDES A L, et al. The role of radiotherapy for chordoma patients managed with surgery: analysis of the national cancer database [J]. Spine (Phila Pa 1976), 2020,45, E742 - E751.

[3] HARRABI S B, ADEBERG S, WELZEL T, et al. Long term results after fractionated stereotactic radiotherapy (FSRT) in patients with craniopharyngioma: maximal tumor control with minimal side effects [J]. Radiat Oncol, 2014,9:203.

[4] HWANG K L, HWANG W L, BUSSIERE M R, et al. The role of radiotherapy in the management of high-grade meningiomas [J]. Chin Clin Oncol, 2017,6(Suppl 1):S5.

[5] KAUR G, SAYEGH E T, LARSON A, et al. Adjuvant radiotherapy for atypical and malignant meningiomas: a systematic review [J]. Neuro Oncol, 2014,16:628 - 636.

[6] KREMENEVSKI N, SCHLAFFER S M, CORAS R, et al. Skull base chordomas and chondrosarcomas [J]. Neuroendocrinology, 2020,110:836 - 847.

[7] LEE C C, TRIFILETTI D M, SAHGAL A, et al. Stereotactic radiosurgery for benign (World Health Organization Grade Ⅰ) cavernous sinus meningiomas-international stereotactic radiosurgery society (ISRS) practice guideline: a systematic review [J]. Neurosurgery, 2018,83:1128 - 1142.

[8] MINNITI G, AMICHETTI M, ENRICI R M. Radiotherapy and radiosurgery for benign skull base meningiomas [J]. Radiat Oncol, 2009,4:42.

[9] MINNITI G, FLICKINGER J, TOLU B, et al. Management of nonfunctioning pituitary tumors: radiotherapy [J]. Pituitary, 2018,21:154 - 161.

[10] MINNITI G, FLICKINGER J. The risk/benefit ratio of radiotherapy in pituitary tumors [J]. Best Pract Res Clin Endocrinol Metab, 2019, 33:101269.

[11] MINNITI G, SARAN F, TRAISH D, et al. Fractionated stereotactic conformal radiotherapy following conservative surgery in the control of craniopharyngi-

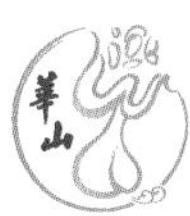

omas[J]. Radiother Oncol, 2007,82:90-95.

[12] SCHEICK S, AMDUR R J, KIRWAN J M, et al. Long-term outcome after fractionated radiotherapy for pituitary adenoma: the curse of the secretory tumor [J]. Am J Clin Oncol, 2016,39:49-54.

[13] SHEEHAN J, LEE C C, BODACH M E, et al. Congress of neurological surgeons systematic review and evidence-based guideline for the management of patients with residual or recurrent nonfunctioning pituitary adenomas [J]. Neurosurgery, 2016,79:E539-540.

[14] SUGHRUE M E, SANAI N, SHANGARI G, et al. Outcome and survival following primary and repeat surgery for World Health Organization Grade Ⅲ meningiomas [J]. J Neurosurg, 2010,113:202-209.

[15] WEBER D C, ARES C, VILLA S, et al. Adjuvant postoperative high-dose radiotherapy for atypical and malignant meningioma: a phase-Ⅱ parallel non-randomized and observation study (EORTC 22042-26042)[J]. Radiother Oncol, 2018,128:260-265.

第 28 章 鞍区肿瘤围手术期的护理规范

一、概述

“金垂体”中心的建立基于多学科团队（MDT）的理念，鞍区肿瘤亚专科护理团队在该 MDT 团队中承担着评估、协调、沟通、技术性专业护理、治疗一体化、患者及家属的情感支持等角色。

二、术前评估及护理

（一）专科评估及护理

1. 心理评估及护理 由于激素水平的改变，患者可出现体貌改变、睡眠障碍、乏力等状况，患者常感到自卑、焦虑，严重者产生抑郁。应充分评估患者的心理及社会支持状况，交谈时注意隐私保护，避免激惹患者情绪的言行，帮助患者分析不良心理因素的原因，共同配合情绪管理。

2. 营养评估及护理

1）评估体重指数（body mass index，BMI）、血脂、血糖、尿酸等。对于存在代谢紊乱者，应制订相应的饮食方案，宜以低脂、高蛋白、富含维生素的易消化食物为主。

2）术前 6 h 内禁食固体饮食，术前 2 h 内禁水。

3. 鼻腔评估及护理

1）评估鼻黏膜有无出血等。为预防内镜手术后鼻腔黏膜出血、鼻腔结痂、鼻腔通气障碍、炎症黏连等，术前 1 d 剪鼻毛，清洁鼻腔。另予抗生素和呋麻滴鼻液滴鼻，每日 4 次，每次 4 滴，两种滴鼻液术前 3 天（至少术前 1 d）开始交替使用。

2）术前 3 d 开始经口呼吸锻炼，使患者逐渐适应术后因鼻腔纱条填

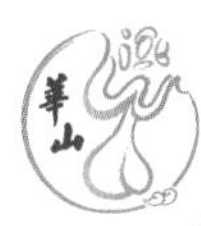

塞造成的经鼻呼吸困难。

4. 疼痛评估及护理

1）肿瘤可引起头部疼痛等，可运用数字法及面部表情法评估患者疼痛程度，记录疼痛部位及性质等。

2）注意有无颅高压症状，严密观察生命体征、意识、瞳孔等，启用早期预警评分表（modified early warning score，MEWS）预见病情变化，及时联系医生对症处理。

3）可采取非药物疗法来缓解疼痛，包括理疗、分散注意力、放松、想象及音乐疗法等。

5. 视力、视野评估及护理 评估患者有无视力下降、视野缺损，评估患者跌倒危险等级。维护病房环境安全，做好防跌倒及坠床等意外伤害的宣教及措施。

6. 静脉血栓栓塞症的风险评估及护理 静脉血栓栓塞症（VTE）包括肺血栓栓塞症（PTE）和深静脉血栓形成（DVT）。部分患者因长时间卧床、血容量不足、血液高凝等高危因素，易出现VTE，尤其以库欣病患者多见。需对高风险患者实施标准化护理方案，具体措施包括嘱患者戒烟，进食低脂、富含纤维素的饮食，按需适量饮水，保持大便通畅，避免下肢静脉输液，尽早定时做下肢的主动和被动运动，必要时穿弹力袜。如患者出现下肢肿胀、疼痛、浅静脉怒张等症状，需怀疑双下肢深静脉血栓，及时通知医师行进一步检查，并遵嘱制动，抬高患肢，切忌按摩患肢以免血栓脱落；如患者出现胸闷、胸痛、呼吸困难、咳嗽、咯血、发绀甚至休克等表现，需怀疑肺栓塞，应立即监测血氧饱和度并通知医生进一步处理。

7. 术前准备及访视 术前1 d遵医嘱完成各项术前准备，与手术室护士共同术前访视及评估，根据患者有无基础疾病、年龄、社会支持等方面因素制定个性化手术护理方案。

8. 手术确认 手术当天与手术室护士共同按照手术确认单逐项检查确认。

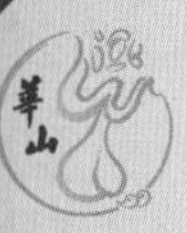

（二）专病精准评估及护理

内分泌功能试验是诊治鞍区疾病的重要一环。功能试验一般需反复多次采血，护士应根据患者的年龄、文化程度和对疾病的认知状态对其进行个体评估，采取多元化的方式进行针对性的宣教。除口头告知外，“金垂体”中心目前采用的宣教方式包括播放功能试验相关的教育视频、发放温馨提示卡（正面为功能试验的目的及方法，反面为采血时间提醒）等，使患者及家属了解功能试验的必要性、重要性及注意事项。

1. 肢端肥大症

1）高糖抑制试验是判断生长激素（GH）是否高分泌的“金标准”，用于肢端肥大症的诊断和治疗后随访。告知患者试验前 1 d 避免摄入浓茶、咖啡等刺激性饮料，不吸烟，避免剧烈运动和情绪波动；上述因素会兴奋交感神经，并引起升糖激素释放增加，如糖皮质激素的分泌增加可升高血糖。试验前晚 22 时起禁食，晨 6 时抽取空腹血，之后服用 75 g 葡萄糖（50%葡萄糖 150 ml 加入 100 ml 饮用水中，或水合葡萄糖粉 82.5 g 加入 200 ml 饮用水中），5 min 内服完，过快可能会引起恶心、呕吐等不适。于服用第 1 口糖水开始计时，在服糖后 30 min、1、2、3 h 准时采血。试验期间禁食、禁水。明确高血糖的患者可使用 100 g 馒头餐替代葡萄糖水。

2）患者常伴有高血压、肥厚性心肌病、心功能不全、呼吸睡眠暂停综合征、糖尿病等，须配合医师评估和监测心肺功能（有条件者建议使用遥测心电监护）、血氧饱和度、血压及血糖等。

3）在术前对患者生活质量进行评估，“金垂体”中心采用肢端肥大症生活质量量表 AcroQoL 和 SF-36 生活质量调查表，根据评估情况为患者提供针对性的临床护理。

4）肢端肥大症/巨人症患者身材高大、体型魁梧，在普通病床上得不到良好的休息。为此，“金垂体”中心设计发明了一种可调节的多功能病床（专利号：ZL 2020 2 1712175.2，图 28－1），可根据患者身高拉伸床体长度，床架左右两侧设置折叠式护栏，既提高了患者的舒适度，亦可保障护理安全。

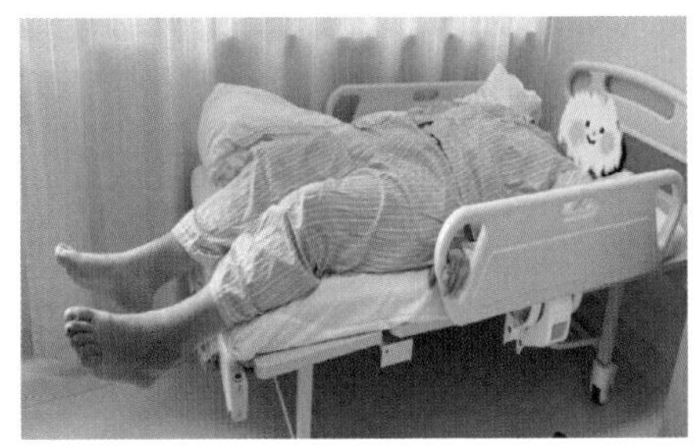
A. 普通病床

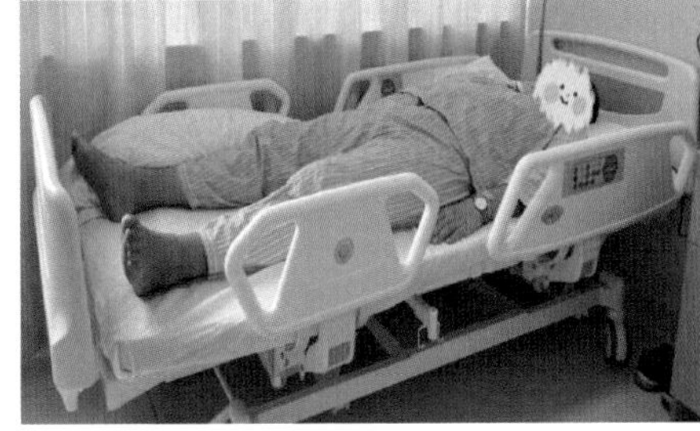
B. 改良病床

图 28-1 可调节的多功能病床

2. **库欣病**

1）地塞米松抑制试验是筛查和诊断库欣病的重要功能试验，包括小剂量地塞米松抑制试验和大剂量地塞米松抑制试验，前者用于筛查皮质醇增多症，后者可协助定位及病因诊断。试验前须告知患者和家属进行该功能试验的流程、必要性和重要性，并询问患者 1 周内有无服用干扰地塞米松吸收和代谢的药物，如雌激素、避孕药、抗癫痫药、中枢兴奋或抑制剂等。严格遵照医嘱协助患者按时服药，保证剂量准确、发药入口。整个试验过程中患者血压、血糖可能会有波动，嘱患者不必紧张。在留取尿液过程中嘱患者适量饮水，正确记录尿量，使 24 h 尿量保持 1 000～2 500 ml 较为合适。第 1 次留取尿标本前，在留样桶中预先加入硼酸防腐剂。女性宜避开月经期。

2）岩下窦静脉采血是目前诊断库欣病的“金标准”。检查前需禁食、禁水 6 h，检查后双下肢制动 2 h。每小时需观察双下肢穿刺点有无出血或皮下血肿及双下肢皮温、足背动脉搏动等情况，连续 6 次。嘱患者尽早活动，并加强监测，观察有无下肢肿痛、胸闷、气急等症状，以尽早发现 VTE；观察有无意识、瞳孔变化，有无头痛、恶心、呕吐等症状，以尽早发现蛛网膜下腔出血等并发症。

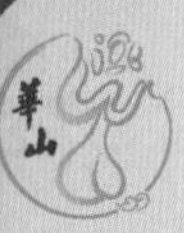

3）由于患者血皮质醇水平增高，易发生高血压、低钾血症和高凝状态，需配合医生及时掌握患者心肺功能、血氧饱和度、血压、电解质和凝血功能等检查结果。

3. 其他功能试验

（1）口服葡萄糖耐量试验

用于评估糖代谢、胰岛功能，操作及注意事项同上述生长激素高糖抑制试验。

（2）奥曲肽抑制试验

用于评估患者对长效生长抑素类似物的敏感性。告知患者试验前一天晚上22时起禁食，早晨8时空腹抽血后给予奥曲肽0.1 mg皮下注射，注射后每小时抽血测生长激素，连续6次。第1次抽血后嘱患者正常进食。患者在试验过程可能出现腹痛、腹泻等不良反应，应及时通知医生对症处理。嘱患者饮食清淡、保持出入液量平衡，必要时遵嘱使用止泻剂。

（3）小剂量促肾上腺皮质激素兴奋试验

用于评估患者的肾上腺轴功能。患者无须空腹，优选上午进行。将ACTH 25单位加入5%葡萄糖溶液250 ml，稀释并充分摇匀使药物完全溶解，静置半小时。先对患者采血1次，用以测定基础血皮质醇，然后抽取稀释的ACTH 1 ml（0.1单位）静脉注射，并在注射后30、60 min于对侧上肢采血测皮质醇。注意采血和注射应分别在左、右侧肢体进行，勿在同侧肢体进行。

（4）戈那瑞林兴奋试验

用于评估性腺轴功能。一般在上午进行，患者无须空腹。先对患者采血1次，用以测定基础LH和FSH；再将LHRH 100 μg溶于5 ml生理盐水，静脉注射，分别于注射后15、30、60、90和120 min采血，测定LH和FSH。切记不可在注射药物侧上肢采血。

（5）禁水加压试验

用于诊断尿崩症。试验前告知患者和家属进行该功能试验的必要性

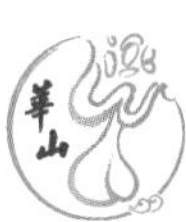

和重要性，获得患者和家属的理解和配合。试验前评估患者是否有尿潴留，存在尿潴留者予以留置导尿。整个试验全程要求患者严格禁水，开始禁水时间根据患者尿量而定，轻者可从试验前一天晚上22时开始，重者可从当天早晨6时开始。试验全程需陪护患者。观察并记录尿量、体重、血压、心率以及是否有脱水表现。如患者出现情绪波动，要及时安抚，做好心理护理，必要时通知医生进行处理。儿童需要家长的陪伴和监督鼓励，以保证试验顺利进行。

（6）胰岛素耐受试验

是评估肾上腺轴和生长激素是否缺乏的“金标准”。嘱患者空腹8～14 h后保持卧位，试验前先对患者采血1次，测基础血糖、皮质醇和GH，再遵嘱另一侧上肢静脉推注胰岛素，并用100 ml生理盐水维持静脉通路，在胰岛素注射后15、30、45、60、90和120 min采血测血糖、皮质醇和GH；同步用快速血糖仪测定指末血糖，切记不可在采血侧上肢进行静脉注射胰岛素。试验过程中医护全程监护，备齐抢救物品在床旁。一旦低血糖诱发成功，立即嘱患者进食纠正低血糖，严重者需经静脉推注50%葡萄糖注射液20 ml。

4. 临床无功能垂体大腺瘤、颅咽管瘤和鞍区生殖细胞肿瘤 评估患者内分泌激素水平，明确有无面色苍白、乏力、纳差等垂体前叶功能低下的症状；观察患者有无多尿、电解质紊乱等垂体后叶功能低下的症状，须监测出入液量、尿比重和电解质。

三、手术管理

（一）手术访视

1. 术前访视 手术前1 d与病区护士共同访视患者，了解患者病情、生活习惯，根据患者及整体情况，列出个性化护理要点，建立良好的护患关系；向患者讲解鞍区手术的常规流程、手术体位、手术室环境介绍及术前准备须知、术中配合要点等；采用图文并茂的宣传册向患者进行术前宣教；经鼻蝶手术的患者无须剃发，长发者手术当日扎麻花辫

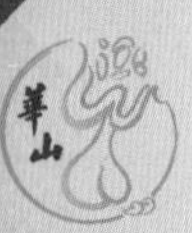

盘入手术帽内即可。

2. 术后访视 手术次日，手术室护士前往监护室与患者进行交流；同时结合手术体位对患者皮肤进行观察和评估，了解患者手术过程中的感受以进行持续质量改进。

（二）安全核查、详细交接班

做好各部门间的安全交接，对患者的姓名、住院号、病史情况、手术标记、皮肤情况、手术带药及导管等信息进行严谨、详细的交接班，确保护理安全。手术室安全核查由麻醉医生、主刀医生及巡回护士三方共同进行。

（三）手术护理要点

1. 开颅鞍区手术

1）麻醉后，给予患者双眼贴眼贴膜，双外耳道塞干棉球保护，避免消毒液流入眼和耳内，并留置导尿管。

2）巡回护士和洗手护士 2 人，需对整台手术器械、缝针等物品进行“二人四遍”法清点，即手术开始前、关闭体腔前、关闭体腔后及缝合皮肤后。

3）如术中有交接班、手术切口涉及 2 个及以上部位或者腔隙，关闭每个腔隙时，均应清点手术器械、脑棉、缝针等物品。

4）双人逐项清点原则：清点物品时洗手护士与巡回护士应共同按顺序逐项清点。

5）同步唱点原则：洗手护士及巡回护士同时清晰说出清点物品的名称、数目、完整性。每清点一项物品，巡回护士应即刻将物品的名称和数目准确记录于物品清点记录单上。

6）原位清点原则：第 1 次清点及术中追加需清点的无菌物品时，洗手护士和巡回护士即刻清点无误后方可使用。

7）手术切口内应尽量使用带显影标记的敷料，清点纱布、纱条、脑棉、纱布垫时应将其展开，并检查完整性及显影标记。

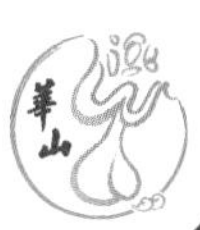

8）手术前巡回护士应提前开启检查外科电设备，确认其正常运行做好相应记录。

9）手术台上液体标签清晰、无误；一种药液未标记之前另一种药液不得上手术台。

2. 经鼻内镜鞍区手术

1）麻醉后，给予患者双眼贴眼贴膜，双外耳道塞干棉球保护，避免消毒液流入眼和耳内，并留置导尿管。肩下垫一个小方枕，患者头后仰15°且同时偏右15°，床头抬高30°，减轻鼻黏膜渗血和静脉窦出血。

2）清点原则同前。

3）交接班制度同前。

4）使用碘仿纱条时应记录数量，并告知巡回护士记录在护理记录单内。

5）术中取脂肪时单独准备小的器械包、敷料包，由巡回护士协助打开。应注意经蝶手术为二类切口，台上所用器械不可用于取脂肪。取下的脂肪、筋膜、肌肉组织选择无菌容器保存，防止二次污染。

6）术前、术后医师和洗手护士需要检查内镜设备，包括镜头、摄像头及导光束是否有异常情况。

3. 经鼻和开颅联合入路鞍区手术

（1）两者需分开合理布局

如图28-2、28-3所示。

1）经鼻内镜手术：内镜台车、显示屏等设备均置于患者左侧；麻醉机、电凝机器、两路吸引器置于手术床的尾端；手术器械台1个，置于患者的右侧。

2）开颅手术：如开颅采用内镜，内镜台车、气动臂及其底座置于主刀医生左侧，悬臂式显示屏面向主刀医师；如开颅采用显微镜，则将显微镜置于主刀医师左后方摆放，电凝机器置于主刀医生左侧；吸引器置于手术床的尾端；手术器械台2个，置于主刀医师右侧。

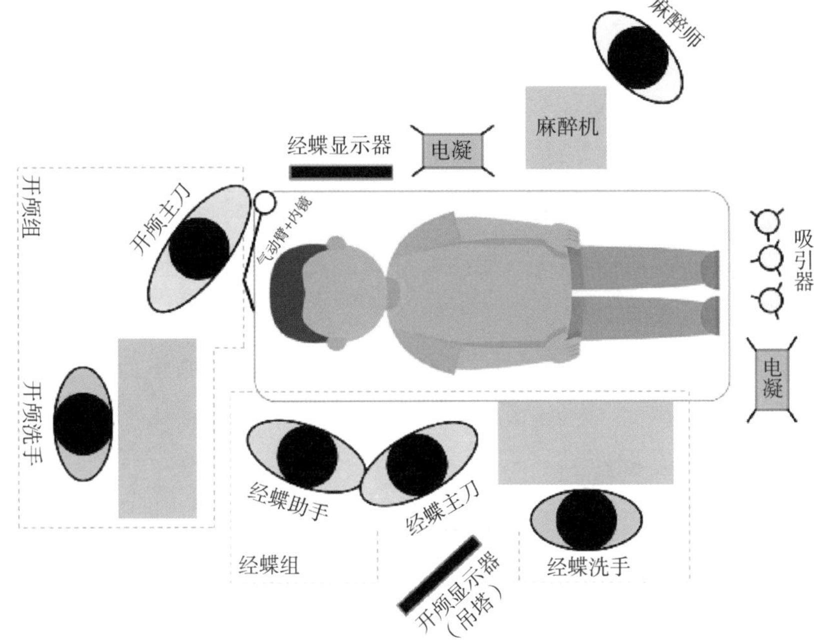

内镜开颅+内镜经蝶

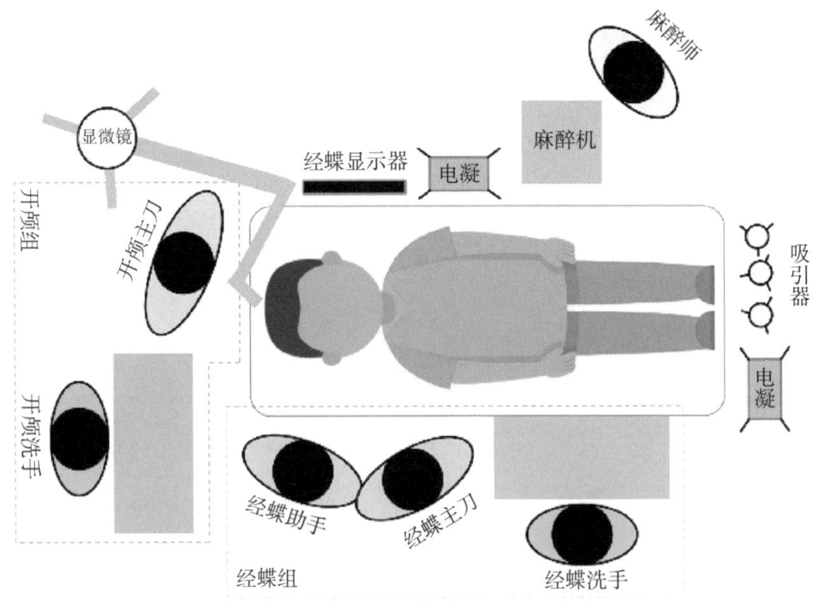

显微镜开颅+内镜经蝶

图 28-2　经鼻和开颅联合入路鞍区手术布局示意图

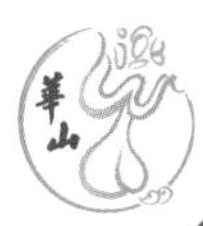

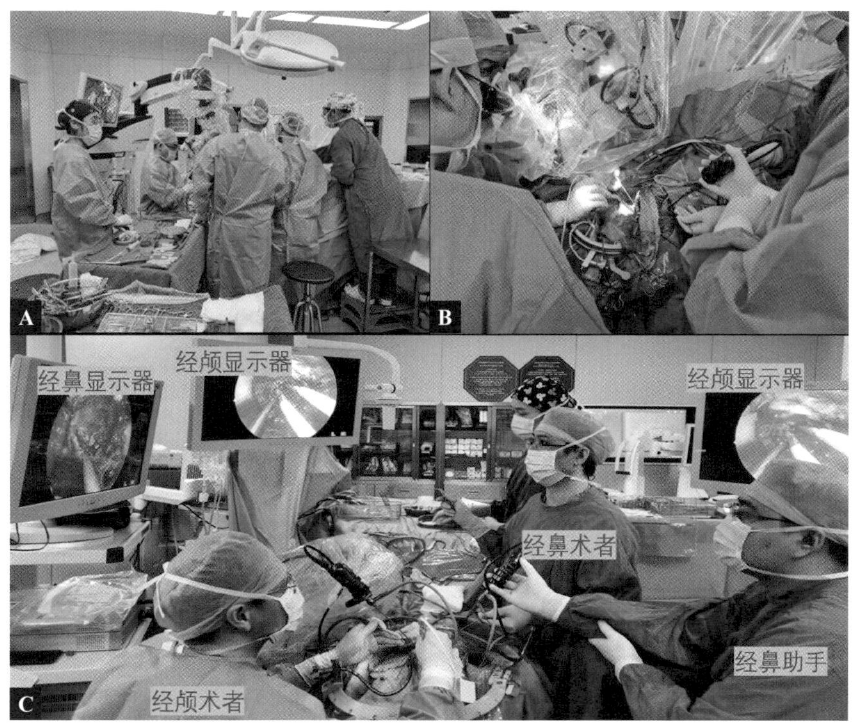

图 28-3 经鼻和开颅联合入路鞍区肿瘤手术布局实况图实况图

A, B. 显微镜开颅、内镜经鼻手术布局；C. 内镜开颅、内镜经鼻手术布局

（2）人员安排

洗手护士 2 名（经鼻内镜手术区域 1 名，开颅手术区域 1 名），巡回护士 1 名。

（3）手术配合要点

1）开颅手术为一类切口手术，经鼻内镜手术为二类切口手术；故分别设置不同的洗手器械台，两个区域的手术器械及手术物品等不可混用。

2）两组器械台上的手术相关物品（器械、脑棉及纱条等），需严格按照“二人四遍”法分开清点，方法同前，并分别记于护理记录单上。

（四）内镜设备和器械操作要点及保养

1）使用者需接受专业培训，掌握基本操作方法、性能、注意事项

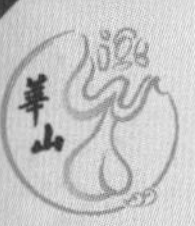

及保养方法。

2）连接视频线等操作应于摄像主机关闭状态下进行。摄像电缆线成环绕状态下伸开时，切忌生拉硬拽，应把弯曲部分逐渐拉直后固定。

3）冷光源使用时亮度应从小到大逐渐调节，使用后应将亮度调至0档，以防使用时亮度突然过强而损坏灯泡。

4）使用后待仪器冷却，用含有75%酒精的湿纱布擦拭仪器表面，去除污物。

5）摄像头和内镜镜头术后用保护套保护，存于专用器械盒内保存，防止相互碰撞；镜头在术前和使用后，必须及时检查内镜的完好性。

6）导光束必须盘成圆圈存放，需圆形盘绕，其直径＞10 cm，无锐角。粗暴操作可使导光束纤维断裂，使光线传输受影响。

7）内镜器械在术前、术后都必须检查其完整性，轻拿轻放，放置在有卡扣的器械框内保存或内设软垫，以防碰撞损坏器械。内镜手术对精密器械要求极高，洗手护士应仔细检查器械的功能，尤其是操作钳的旋转功能、闭合功能以及带锁器械的开、解锁功能，发现器械功能不佳时应及时更换。

8）主要灭菌方式：高温高压灭菌、低温等离子灭菌、环氧乙烷灭菌。

（五）智慧化手术管理

华山医院虹桥院区手术中心（图28－4）运用智能化手段对内镜一体化手术室实施精细化管理。对每台鞍区手术所需用的设备安装“身份证”和定位标签，根据手术需要，随时就近调配所需设备，减少手术等待时间和接台时间，提高手术效率。设备的使用率和维修情况为分析鞍区手术所需的设备成本提供有效的数据。

经鼻和开颅联合入路鞍区肿瘤手术所需的高值耗材如脑膜等，安装RFID-UDI标签后，存储于内镜一体化手术室的嵌入式智能储物柜内，通过扫描读取RFID芯片，精准自动记录耗材的领取、使用和记账的全

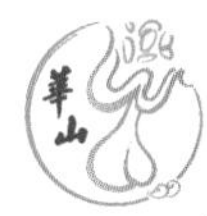

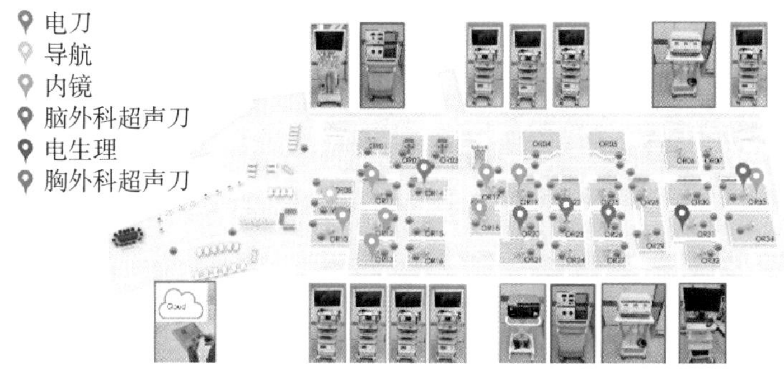

A. 华山医院设备定位实时平面图

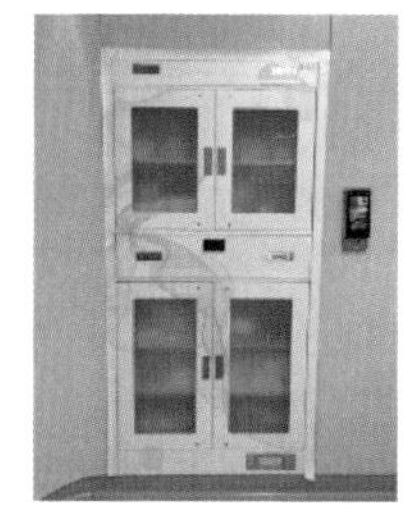
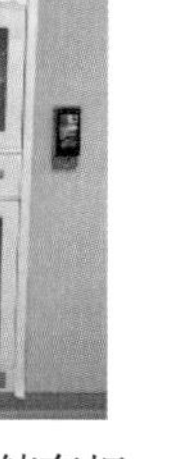
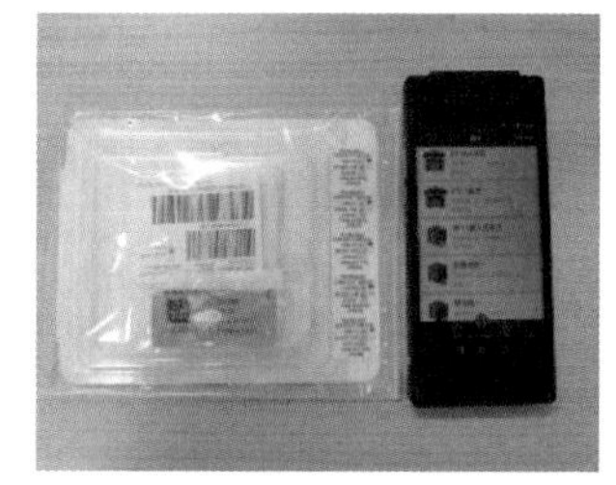

内镜耗材智能储存柜　　　　RFID芯片读取，无感操作

B. 高值耗材的智能化管理

图 28-4　智慧手术室管理

过程，并自动盘点数量、自动检查有效期，真正做到一物一码、全程追溯，实现单品级高值耗材关联手术患者自动记录匹配。

内镜一体化手术室可实时与华山医院内镜解剖中心实现 4K 超高清影像信号的传输，实现双向的音频交流，同时具备手术转播示教功能，满足现代医学教育和学术交流的需求。手术室配备蓝光环境氛围系统，使手术室环境静谧而充满科技感。一方面能缓解手术的紧张氛围，另一方面能降低医生疲劳感。蓝光模式可根据手术进程开启或关闭，提供更大的灵活性，满足不同科室手术的需求。

四、术后护理

（一）病情评估

1）术后当天入重症监护室监护 24 h，各部门护士间就患者情况做好

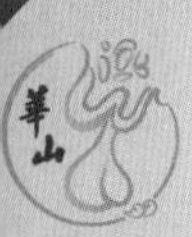

交接。

2）严密监测生命体征、意识、瞳孔、血氧饱和度的变化，注意患者视觉功能的变化，若出现视力下降、视野缺损加重，应高度警惕是否出现术区出血或脑血管痉挛等情况，及时通知医师，做好急诊 CT 检查及手术的准备。

3）生长激素垂体腺瘤：术前有高血压、心功能减退的患者需密切观察心率、血压的变化，术后生长激素的快速降低可导致血压下降，需及时调整降压药物的使用。对术前合并糖尿病的患者需监测血糖变化，调整降糖药的用量，避免低血糖。术前有睡眠呼吸暂停综合征患者，术后睡眠中需进行呼吸及血氧监测，严密观察患者意识、口唇及甲床颜色、呼吸频率、血氧饱和度，必要时床旁备吸痰装置，重点观察患者有无呼吸道梗阻或因手术部位出血导致呼吸道阻塞，及时清理呼吸道分泌物，保证呼吸通畅。

4）库欣病：密切监测心率、血压和意识的变化，警惕肾上腺危象发生。如患者出现心率＞160 次/分，血压下降，或合并高热、恶心、呕吐、意识障碍等，提示肾上腺危象可能，应及时通知医师进行处理。库欣病患者多存在高凝状态，易发生深静脉血栓，甚至出现严重肺栓塞导致患者死亡。术后 1 d 指导患者在床上进行踝泵运动：患者平卧于床上，尽量大角度地勾起足尖，然后缓慢下压。以踝关节为中心，做旋转运动，每个动作维持 3 s，在最大位置保持 5～10 s，每日 3～4 次，每个动作 20～30 组，双腿可交替或同时进行。在病情允许下，鼓励患者尽早下床活动。目前，“金垂体”团队正在开展库欣病术后下肢加压泵预防血栓的研究，给予患者一天两次下肢加压泵治疗，每次 30 min，其疗效尚待观察。

5）观察手术伤口情况：有负压引流管者，须保持引流通畅，若引流液为鲜红、黏稠，要怀疑活动性出血，应及时通知医生。经鼻蝶手术患者术后 24～48 h 由医生拔除鼻腔填塞的膨胀海绵，拔除前后均应观察鼻腔是否有大量的渗血或渗液，若有广泛性渗液且为鲜红、黏稠，要怀

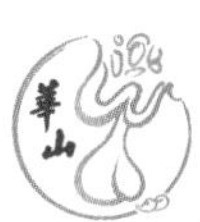

疑活动性出血；若渗液呈水样，应考虑脑脊液漏可能，上述情况均应及时通知医生。

6）严密观察患者尿量和颜色的变化：询问口渴程度、饮水量。准确记录每小时尿量及 24 h 出入量，必要时监测中心静脉压（central venous pressure，CVP）。

7）内分泌功能评估：患者术后易发生垂体前后叶功能低下，故对血激素水平的监测至关重要。尤其是库欣病患者，术后早期可因血皮质醇水平急剧下降，出现纳差、恶心、胸闷、气促及全身酸痛等激素撤退的症状，予以持续低流量吸氧并尽快通知医师补充激素。库欣病患者术后 48 h 内每 6 h 监测血皮质醇 1 次。肢端肥大症患者术后 3 d 内每日监测血生长激素。

（二）卧位

1）开颅手术与经眶手术患者，如无特殊禁忌证，术后抬高床头 15°～30°，以促进颅内静脉回流，降低颅内压。

2）经鼻蝶手术患者，术后带枕平卧或床头抬高 30°；如术中有脑脊液漏或术后留置腰大池引流者，需遵嘱平卧 5～7 d。

（三）饮食护理

术后 6 h，如患者清醒、无剧烈呕吐，即可尝试给水，摄水量以解除口渴感为度。次日逐渐由流质过渡到半流质、普食。

（四）并发症的护理

1. 鼻部并发症及脑脊液鼻漏

1）内镜手术鼻腔并发症多为鼻腔结痂、鼻腔通气障碍、嗅觉减退或丧失、炎症黏连及鼻腔清洁功能受损、鼻出血等，一般术后 2 周内最为严重，3～6 个月明显缓解和恢复。术后若出现鼻塞、流涕、少许鼻腔渗血及味、嗅觉减退，属于鼻腔手术后常见的暂时性现象，一般都能自行恢复，需对患者进行术前宣教。

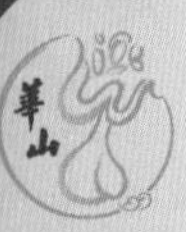

2）术后 24～48 h 医师取出鼻腔填塞纱条后，遵嘱予 2%呋麻滴鼻液、左氧氟沙星滴眼液和复方薄荷脑滴鼻液滴注双侧鼻腔，剂量及次数根据医嘱。

3）注意观察鼻腔渗血、渗液情况。若患者鼻腔内有无色透明无黏性的液体流出或者自述鼻咽部有渗液感，需警惕脑脊液漏的可能，嘱患者取平卧位休息，根据医嘱进行体位管理并及时与医生联系。保持口鼻腔清洁，严禁堵塞、冲洗鼻腔，避免用力咳嗽、擤鼻涕、排便等，禁止从鼻腔吸痰，插胃管须在医生直视下进行操作。腰穿引流者，按医嘱做好相应护理，防止引流过度或逆行感染。

2. 尿崩症

1）术中对下丘脑、垂体柄和垂体后叶的牵拉及损伤均会导致不同程度的尿崩。垂体腺瘤术后尿崩症大多数呈一过性，术后 1 周内可逐渐恢复，约 10%可持续 2 周以上，永久性尿崩症少见；颅咽管瘤患者术后常表现为持续性尿崩。若患者出现烦渴、尿量增多（尿量>250 ml/h 连续 2 h）、尿比重降低（尿比重<1.005 及尿色变浅）时，应及时报告医生。

2）轻度尿崩，无须药物治疗，嘱患者多饮水，量出为入，保持出入量平衡；中、重度尿崩，遵嘱给予口服或注射去氨加压素控制尿量。少部分颅咽管瘤患者会出现渴感消失性尿崩，应对此进行严格的容量管理，精准调节出入量。

3. 体温调节失常　下视丘受损可引起中枢性高热（39～40℃），表现为躯干体表高热，呼吸、脉搏增快，白细胞计数正常，使用一般退热剂无效等特点，应给予物理降温措施。患者行降温毯体温控制治疗时，应做好相应护理。

4. 水电解质紊乱　多为抗利尿激素分泌不当综合征（SIADH）及尿崩所致，少数由术后患者进食过少所致。术后须常规监测出入液量、血电解质、血渗透压及尿渗透压。

1）SIADH 系抗利尿激素分泌过多所致低钠血症。可表现为恶心、呕吐、胸闷不适，尿量不增加，CVP 正常或升高。治疗应限制液体摄

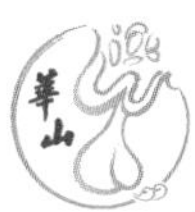

入，同时补钠。

2）脑性盐耗综合征表现为低血钠、CVP降低，治疗需补水、补钠。注意血钠升高不宜过快，以免引起脱髓鞘综合征。

3）对高钠血症的患者，按医嘱每天分次饮用或鼻饲蒸馏水，准确记录出入液量。

4）对于血钠异常的患儿，还需注意观察有无合并低血钙引起的局部或全身肌肉抽搐，且与癫痫相区分。

5. 垂体功能减退

1）术后出现垂体功能减退，需特别关注肾上腺皮质功能减退症状。应密切关注患者有无乏力、倦怠和精神萎靡等，严重者可出现意识障碍、血压下降、脉搏细速，或合并高热、恶心、呕吐等垂体危象，需立即通知医师。

2）术后激素替代治疗的目的是使外源性激素尽可能模拟人体生理变化，给药时间的选择尽可能使激素水平的波动符合生理周期，以减少不良反应，同时观察有无应激性溃疡的发生。按医嘱应用制酸剂预防应激性溃疡，并增加优质蛋白饮食，以减少激素的蛋白分解作用所致营养不良。

6. 其他 除上述常见并发症外，颅咽管瘤患者术后由于下丘脑损伤及血钠紊乱等可能出现癫痫。库欣病患者因高皮质醇血症，易出现高凝状态，极易发生深静脉血栓，甚至肺栓塞。库欣病和肢端肥大症患者术前常合并糖尿病，需使用降糖药甚至胰岛素控制血糖；而术后由于皮质醇和生长激素水平快速下降可导致血糖明显降低，需要监测血糖以及时减少降糖药物的剂量，甚至停药。护士需根据患者个体情况，配合多学科团队的诊疗，给予针对性预防及护理。

（五）开颅经鼻联合入路手术患者的护理

术后留置腰大池引流管，可抬高床头15°，以使颅内压降至最低。术后48 h内严密观察负压引流管引流情况，以及鼻腔是否有大量的渗血或渗液。其余护理规范可综合参考开颅手术和经鼻手术后的护理。

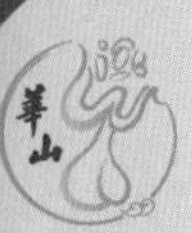

五、全程康复指导和医学人文关怀

鞍区肿瘤全程综合诊疗是践行多学科融合诊疗的最佳模板之一。诊疗模式的改变，对护理工作也提出了多学科融合和多元化管理的要求。专科护士需与融合团队的相关学科开展合作，为患者提供更全面的全程康复指导及健康宣教。例如，针对泌乳素垂体腺瘤患者，需联合生殖医学科，对其生育需求进行评估和指导；针对肢端肥大症患者，由于其易并发心肌肥厚、高血压、睡眠呼吸暂停综合征等心肺疾病，需联合心内科、呼吸科做好血压和猝死风险管理，并指导患者提高其自我管理能力；针对库欣病患者，由于其围手术期易并发深静脉血栓甚至肺栓塞，需联合呼吸科和血管外科做好血栓的预防、筛查、治疗和随访工作，同时联合内分泌科做好血糖管理工作。

由于患者受教育程度和认知功能存在差异，因此在多学科融合的基础上，多元化的健康宣教管理模式同样也很重要。针对各类鞍区肿瘤的宣教手册、融合医学和艺术的沉浸式科普教育、多媒体宣教片等，相较于传统宣教模式更利于提高患者对医疗专业知识的接受度，从而提高其自我管理能力。华山“金垂体”中心还创新性地采用芳香疗法和音乐疗法来舒缓患者的负面情绪，从而改善其就医体验。此外，根据不同的病种，分门别类地建立患者微信群、病友俱乐部等互动平台，为患者提供一站式的用药指导、营养康复和心理疏导等服务，更有利于提升护理服务质量、打造护理服务品牌，从而获得更好的社会效益。

六、“金垂体”观点

1）亚专科护理团队是鞍区肿瘤多学科融合诊疗体系中不可或缺的重要成员，全程参与疾病的诊疗、随访和健康管理。

2）基于多学科融合诊疗模式的综合护理，要求护理团队积极参与多学科联合查房及相关的诊疗活动，全面了解患者的诊疗方案，以制订相应的个体化综合护理措施；同时也要求护理团队不断学习各临床学科

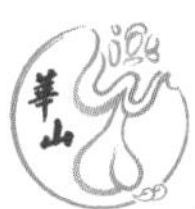

的专科知识，探索总结出最佳的护理方案。

（撰写者：殷志雯、顾　静、陈晓琛、任　琳；审校者：赖　兰、张　铮、金煜峰、庄　鹓；总审校：郎黎薇）

参考文献

[1] 王雪飞，于洁，刘媛媛，等．鞍区肿瘤术后合并中枢性尿崩症患者的临床特点及护理对策[J]. 中国肿瘤临床与康复，2018，25(02)：253－256.

[2] 中华医学会内分泌学分会，中华医学会神经外科学分会与中国垂体腺瘤协助组．中国肢端肥大症诊治指南[J]. 中国实用内科杂志，2013，33(7)：519－524，529.

[3] 中国医师协会脑胶质瘤专业委员会．中国神经外科术后加速康复外科(ERAS)专家共识[J]. 中华神经外科杂志，2020，10(36)：973－983.

[4] 中国垂体腺瘤协作组．中国库欣病诊治专家共识(2015)[J]. 中华医学杂志，2016，96(11)：835－840.

[5] 石卫琳，金煜峰，陈蓓妮，等．幕上肿瘤手术患者基于加速康复护理的术前禁食方案改良[J]. 护理学杂志，2018，33(24)：23－25

[6] 任琳，郎黎薇，叶钊，等．渐进式放松训练在经鼻蝶入路垂体腺瘤手术病人中的应用[J]. 中国微侵袭神经外科杂志，2020，25(9)：427－428.

[7] 沈明月，殷志雯，任琳，等．多学科融合精准治疗模式下垂体腺瘤患者的综合护理[J]. 护理学杂志，2020，35(24)：49－51.

[8] 陈冰心，陈超丽．针对性护理在神经内镜经鼻入路切除颅咽管瘤术后并发症中的护理效果分析[J]. 中外医疗，2020，39(21)：157－159，165.

[9] 周斌，周君．颅咽管瘤术后并发水钠代谢紊乱的循证护理[J]. 护理学杂志，2012，27(14)：27－29.

[10] 郎黎薇．神经外科亚专科护理[M]. 上海：复旦大学出版社，2016：41－54.

[11] 袁航，王昳丽，郎黎薇．高龄垂体腺瘤患者经鼻蝶窦切除术的围手术期护理分析[J]. 老年医学与保健，2019，25(01)：125－128.

[12] 郭艳．内镜下经鼻蝶窦入路垂体腺瘤切除术的手术配合[J]. 中国实用神经疾病杂志，2013，21：74－75.

[13] 郭莉．手术室护理实践指南[M]. 北京：人民卫生出版社，2020：169－172.

[14] 颅咽管瘤治疗专家共识编写委员会与中华医学会神经外科学分会小儿神经外科学组．颅咽管瘤围手术期管理中国专家共识(2017)[J]. 中华医学杂志，2018，98(1)：5－10.

附　录

手术视频索引

1．内镜下经鼻-联合右侧翼点开颅-巨大侵袭性垂体瘤切除术

2．内镜下左侧经鼻-联合右侧翼点开颅-巨大侵袭性垂体瘤切除术

3．内镜下经鼻-联合左侧翼点开颅-巨大生长激素垂体瘤切除术

4．内镜下经鼻-鞍结节入路（备开颅）巨大侵袭性无功能垂体瘤切除术

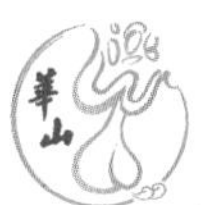

5. 内镜下经鼻-鞍结节入路鞍上颅咽管瘤切除术（1）

6. 内镜下经鼻-鞍结节入路鞍上颅咽管瘤切除术（2）

7. 内镜下经鼻-鞍结节入路鞍结节脑膜瘤切除术

8. 内镜下经鼻-鞍结节入路鞍区生殖细胞瘤活检术

9. 内镜下经鼻-斜坡入路软骨肉瘤切除术

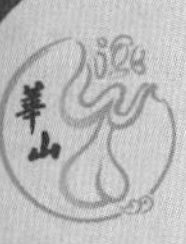

10. 内镜下经鼻-蝶入路 Rathke 囊肿切除术

11. 内镜下经鼻垂体脓肿切除术

12. 内镜下经鼻-鞍结节入路垂体柄增粗活检术

图书在版编目(CIP)数据

“金垂体”怎么做:鞍区疾病临床诊疗规范/赵曜等主编. —上海: 复旦大学出版社, 2022. 11
ISBN 978-7-309-15965-3

Ⅰ. ①金…　Ⅱ. ①赵…　Ⅲ. ①垂体疾病-诊疗　Ⅳ. ①R584

中国版本图书馆 CIP 数据核字(2021)第 194391 号

“金垂体”怎么做:鞍区疾病临床诊疗规范
赵　曜 等　主编
责任编辑/王　瀛

复旦大学出版社有限公司出版发行
上海市国权路 579 号　邮编: 200433
网址: fupnet@fudanpress.com　http://www.fudanpress.com
门市零售: 86-21-65102580　团体订购: 86-21-65104505
出版部电话: 86-21-65642845
上海丽佳制版印刷有限公司

开本 787×960　1/16　印张 21　字数 292 千
2022 年 11 月第 1 版
2022 年 11 月第 1 版第 1 次印刷

ISBN 978-7-309-15965-3/R · 1913
定价: 125.00 元